Color Atlas

The Zirconia & Silicate Ceramics

Minimal Technique for Esthetic Zirconia CAD/CAM

CAD/CAM을 통한 심미보철 제작 비법

저자 박 치 민 Edward, Chi-Min Park
(D.L.T., Master Ceramist)

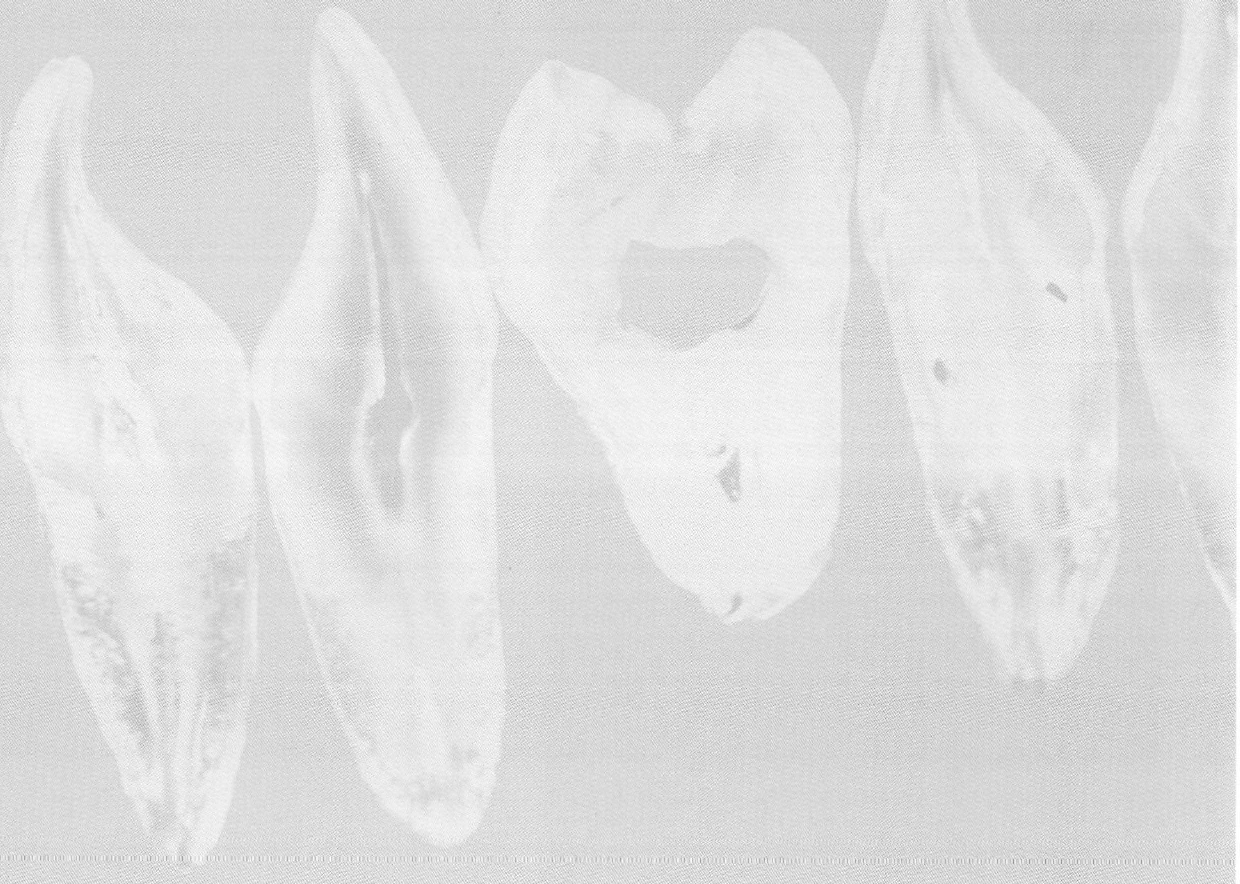

M 명문출판사

머 / 리 / 말

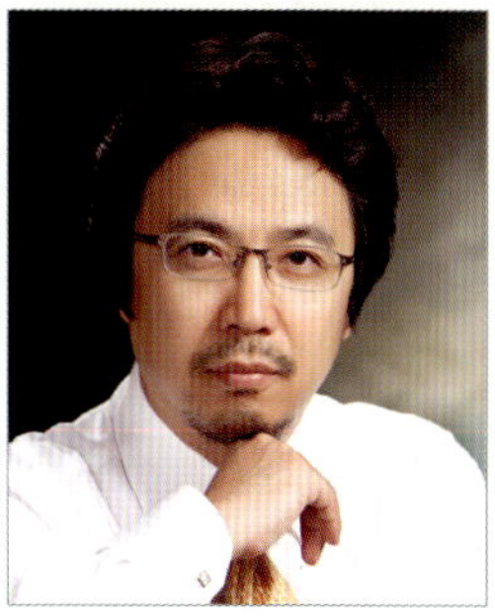

전치부 심미보철분야에서 사용되는 전통적 재료는 PFM, PFG, Resin 계열이 중심이 되는 수복재료가 사용되었다

그러나 환자의 요구도가 높아지는 현재의 심미수복분야에서는 기존의 재료는 심미적 한계를 느끼지 않을 수 없다.

이런 문제에 대해 심미성은 물론 강도, 생체친화성이 우수한 All Ceramics가 각광 받기 시작했고 특히 CAD/CAM을 이용한 심미보철분야는 최근 눈부신 발전을 이루었다.

그러나 한마디로 All Ceramics라고 하지만 그 종류는 다양하여 Pressing과 CAD/CAM을 통한 Lithium-Disilicate계열, CAD/CAM을 통한 Zirconium Oxide계열, Feldspathic Ceramic계열, Hybrid Ceramic계열 등이 있다.

이에 심미수복재료의 특성을 충분히 이해하고 적절히 사용하는 것이 무엇보다 중요하다. 그러므로 저자가 실제 사용하고 있는 CEREC CAD/CAM과 Zirkonzahn CAD/CAM의 주재료인 Zirconium Oxide Ceramics와 Silicate Ceramics를 이용한 다양한 임상증례와 올바른 사용방법 및 Troubleshootting 비법을 공개하고자 한다.

끝으로 항상 옆에서 지켜봐 주고 격려를 아끼지 않는 사랑하는 아내 이은주 그리고 바쁜 아빠를 존경하고 사랑해주는 우리 아이들 박다영, 박소영, 박건률 고맙습니다.

이 책이 나오기까지 임상자료와 조언을 주신 천안 프라임치과 임주환 박사님과 도봉예치과 이정훈 대표원장님을 비롯하여 최소정,김희자 원장님 스텝여러분들 마지막으로 명문 출판사 안영택 사장님과 편집자 분들께 이 자리를 빌어 진심으로 고마움을 표합니다. 그리고 하나님 감사합니다.

2014. 6. 30. 방학동 좁고 구석진 Dental Lab에서

Park's Dental Studio 대표 **박 치 민**

추 / 천 / 사

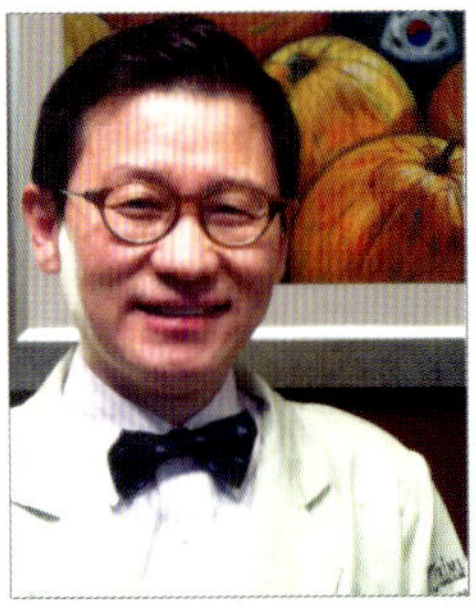

사람의 신체 일부를 새로 만들어 내는 일이란 신(神)의 영역을 탐하는 것과 같다. 즉, 도재를 사용하여 결손된 치아 전체 혹은 일부를 수복해 주는 것은 단순히 신체의 일부를 대체해주는 의미를 벗어나 생명력 있는 신체의 일부를 만들어 주는 어려운 과정이라 생각된다.

우리는 이와 같은 과정을 흔히 심미보철이란 영역으로 규정하고 특별히 더 아름다운 치아를 만들어 주는 것에만 치중하는 우를 범하고 있다. 하지만 진정한 심미보철의 기본은 반짝이고 새하얀, 단순히 예쁘기 만한 치아를 만드는 것이 아니고, 개개인이 가지고 있는 가장 자연스러운 모습을 찾아주는 것이라 할 수 있다. 그러므로 심미보철을 통한 자연치아의 수복은 신의 영역을 넘나드는 자연에 대한 도전과정이라고 할 수 있다.

박치민 소장님과 함께 심미적이고 자연스런 보철물을 만들기 위해 머리를 맞대고 고심한지가 벌써 20여년이 훌쩍 넘어버렸다. 그러나 아직도 심미보철 수복과정에 많은 한계를 느끼며 오늘도 자연에 대한 도전을 계속하고 있다.

박치민 소장님은 치과기공사라기 보다는 진정한 멋과 낭만을 아는 세라믹 예술가라는 표현이 더 어울릴 것 같다. 기계적이고 단순한 조립 공정을 거쳐 만들어지는 공산품을 만드는 것이 아니고, 한땀 한땀 떠 올리는 도재 분말에 혼을 실어 자연스러움을 만들고 때로는 최상의 결과를 위해 세 번 네 번의 반복적인 제작 과정을 마다하지 않고 최선을 다하는 모습이 진정한 예술가의 그 모습과 같다고 생각된다.

이 책에는 그동안 다양한 심미보철 임상증례를 수복하면서 고심했던 과정들을 그대로 보여주고 있으며 어느 부분에서는 아쉬움을 그대로 간직하고 있다. 그러므로 이 책은, 어디에 놓아도 반짝이는 다이아몬드를 만드는 것이 아니고 냇가의 수많은 돌 틈에 끼어 드러나지 않는 자연스러움을 간직한 작은 조약돌 같은 도재보철물을 만들기 원하는 치과기공사, 치기공과 재학생은 물론 치과의사에게도 도움이 될 수 있는 필수 참고도서가 될 것으로 확신하며 이에 적극 추천하는 바이다.

2014년

치과보철학 박사 **임 주 환**

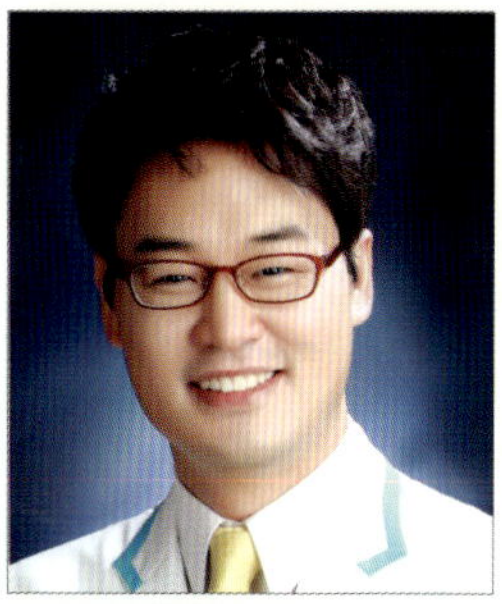

환자들의 심미에 대한 기대치가 나날이 높아지고 새로운 재료가 나오면서 기존의 방법으로 보철을 진행하던 임상가들은 큰 도전에 직면하고 있습니다. 많은 사람, 많은 시간이 소요되었던 기존의 방식에서 혼자서, 짧은 시간에 좋은 재료를 가지고 더 나은 결과를 얻을 수 있는 방향으로 변화하고 있습니다.

심미보철 분야에서 최고의 열정을 가진 박치민 소장님과 같이 일을 하면서 성공과 기쁨 그리고 실패와 좌절을 함께 맛보았습니다. 새로운 것에 늘 선구자로써 도전하는 정신을 가지고 시도해보고 개척해나가는 모습을 보면서 저 또한 도전을 받기도 했습니다. 매일 반복되는 일상에서 똑같은 방법으로 일을 하기보다는 새롭고, 효율적이며, 더 나은 방법을 연구하면서 많은 노하우가 쌓였다고 생각합니다.

다양한 케이스들 중 엄선한 주옥같은 케이스를 모아 책을 내게 된 것에 대해 같이 임상에 참여했던 일 인으로서 무한한 감동을 느낍니다. 아무쪼록 이 책이 심미보철에 대해 고민을 가지고 오늘도 임상에 임하는 많은 임상가들에게 도움이 되었으면 좋겠다는 말로써 추천사를 갈음합니다.

2014년

도봉예치과 대표원장 **이 정 훈**

CONTENTS

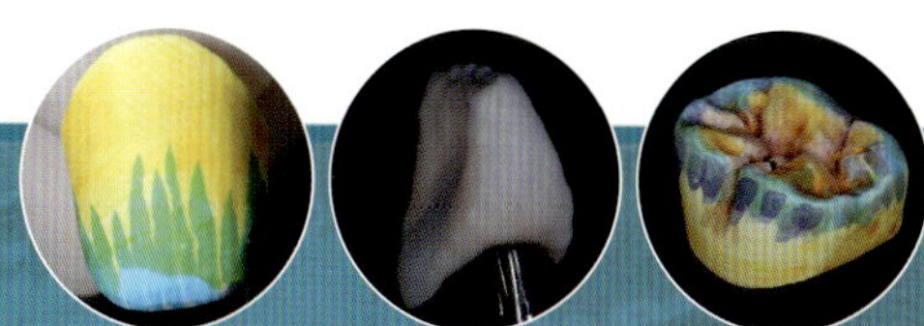

봄

여름

가을

겨울

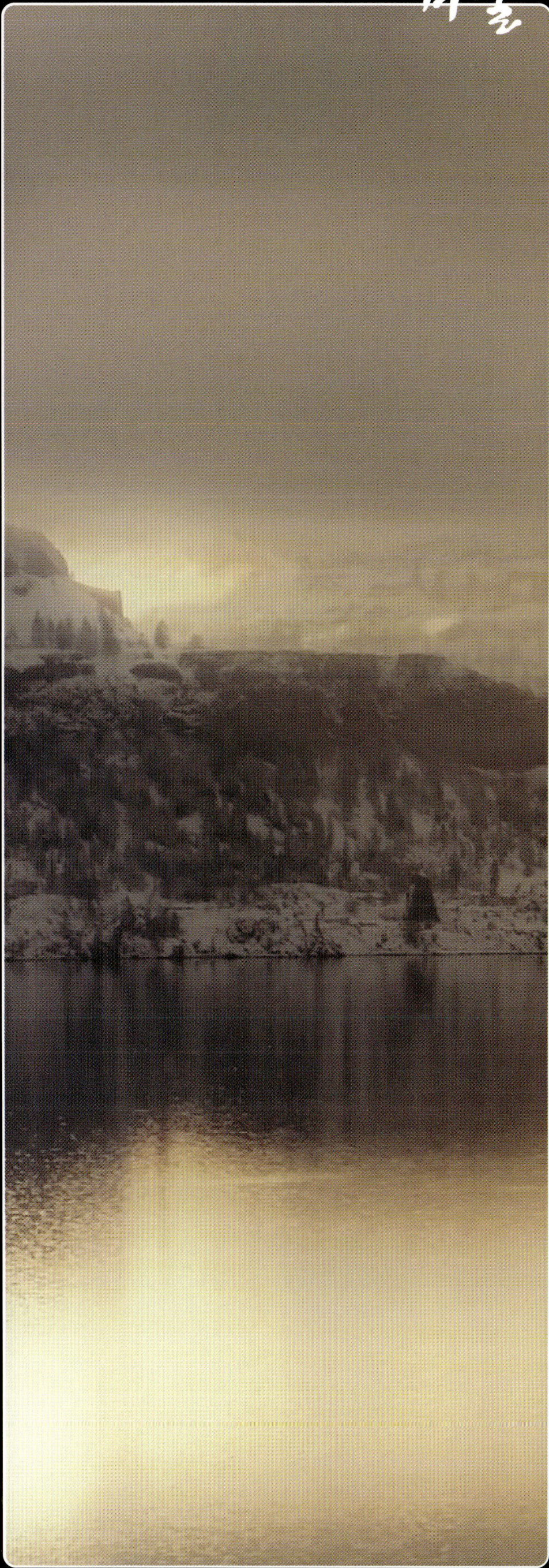

Natural Teeth

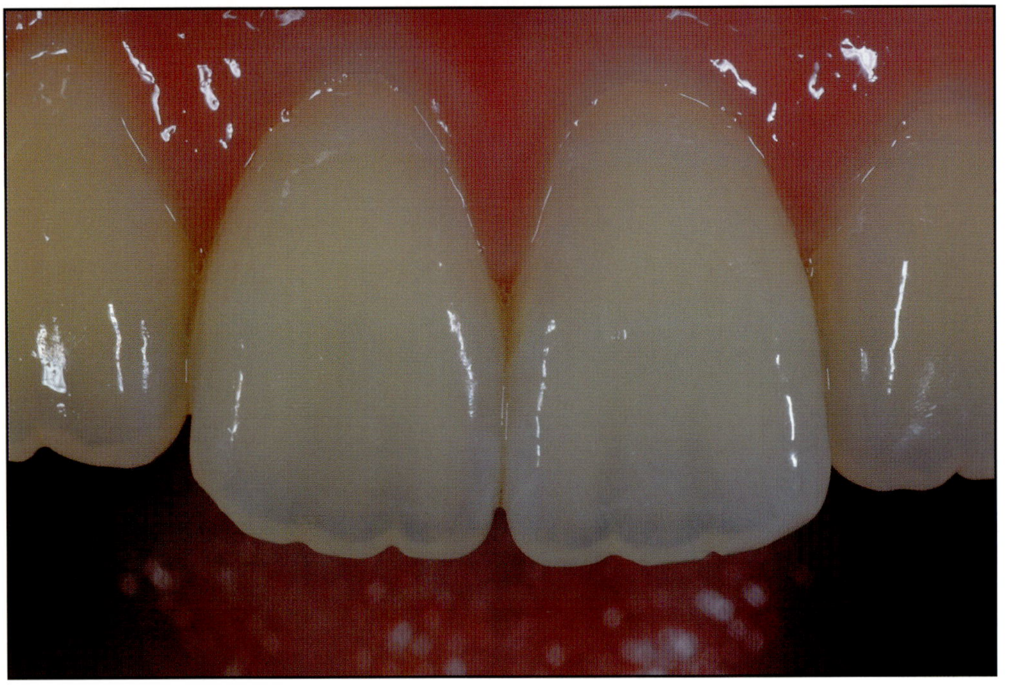

젊은층

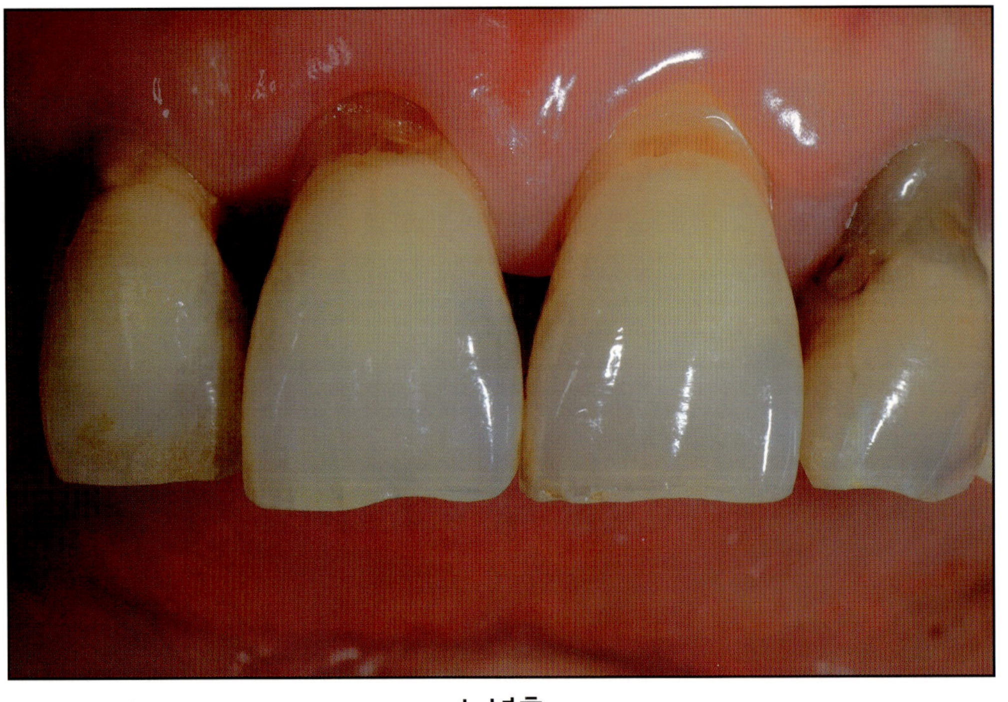

노년층

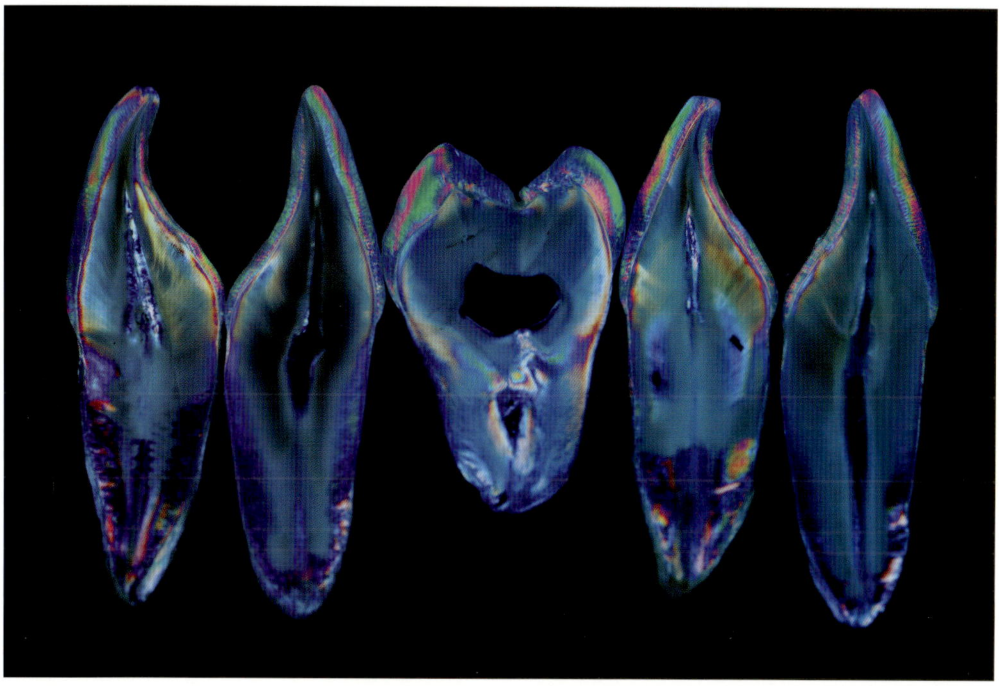

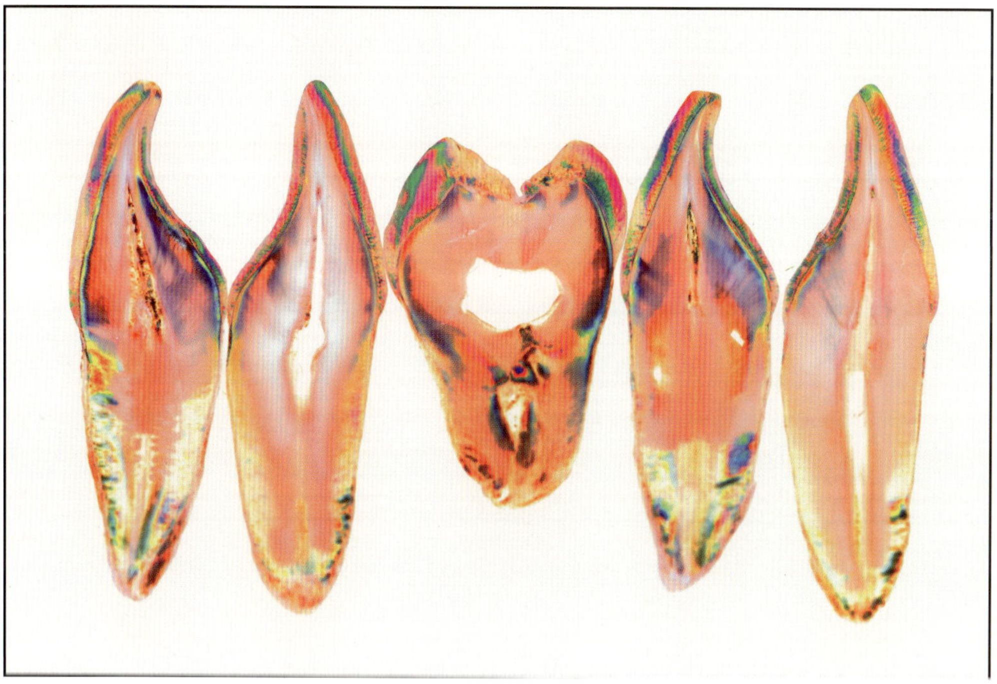

Light Dynamic

1. 자연치 형광성
2. Enamel 반사광
3. 자연치 반사광
4. 노년층 상아질 내면
5. 상아질 내면(흑백)
6. Enamel
7. Enamel 투과광
8. 자연치 투과광
9. 상아질 내면

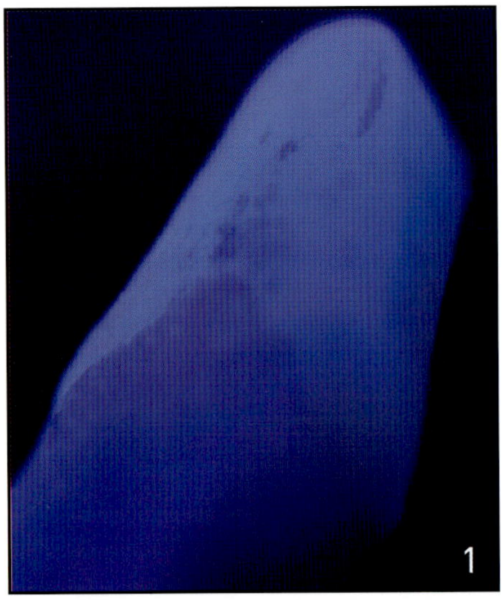
1

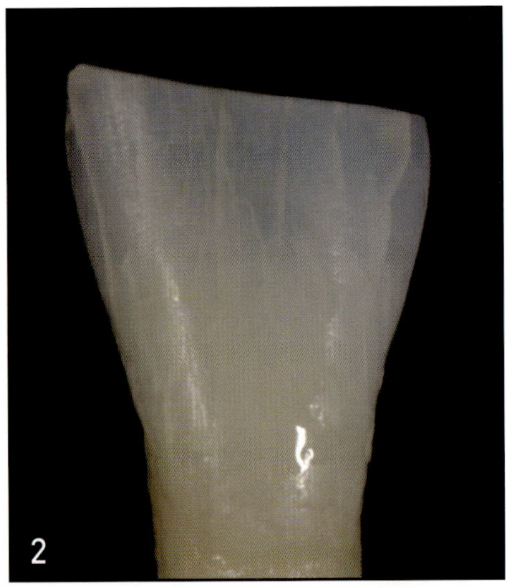
2

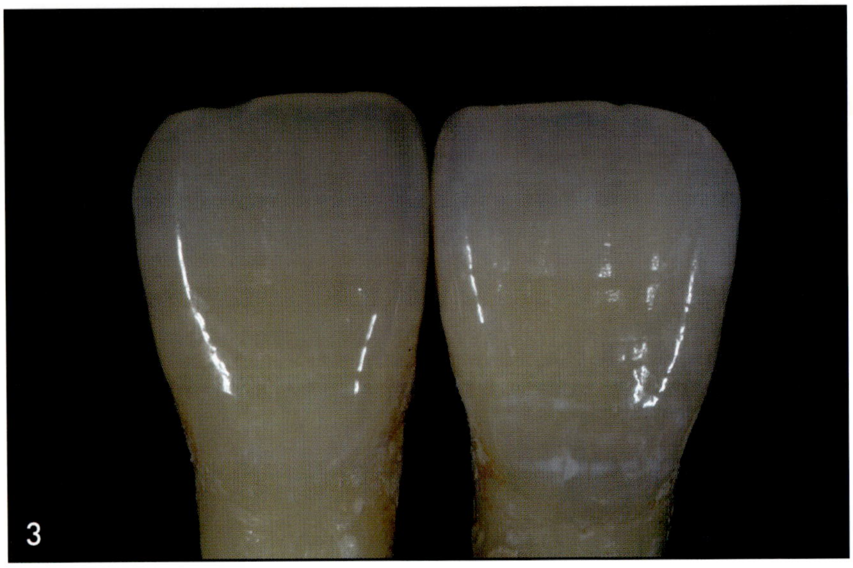
3

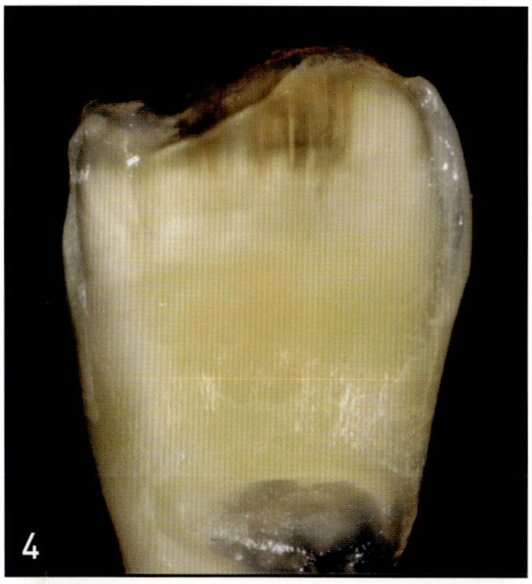
4

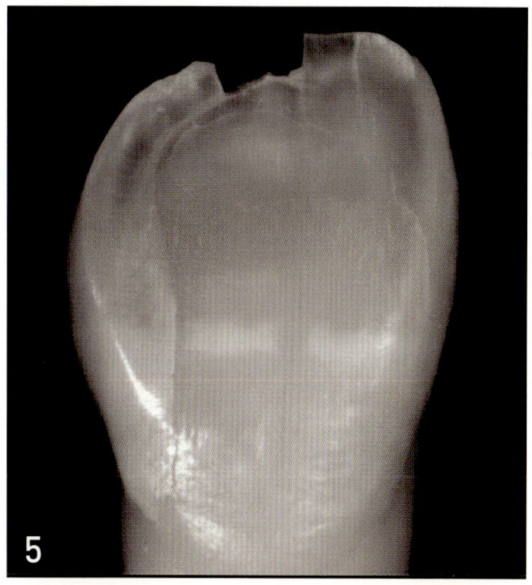
5

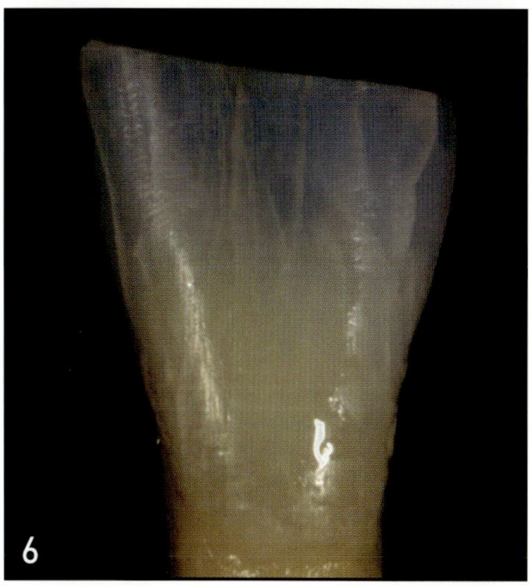
6

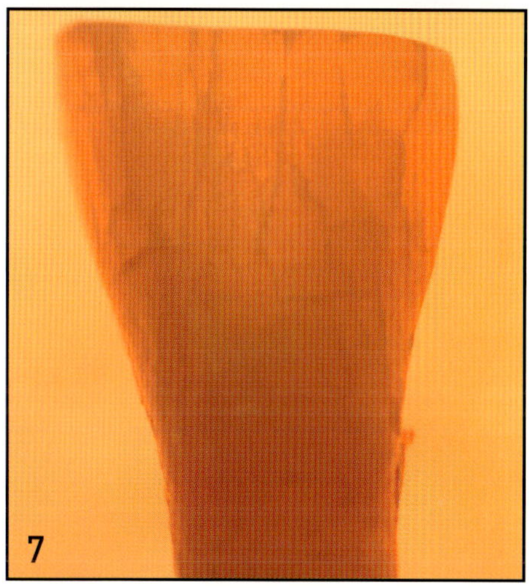
7

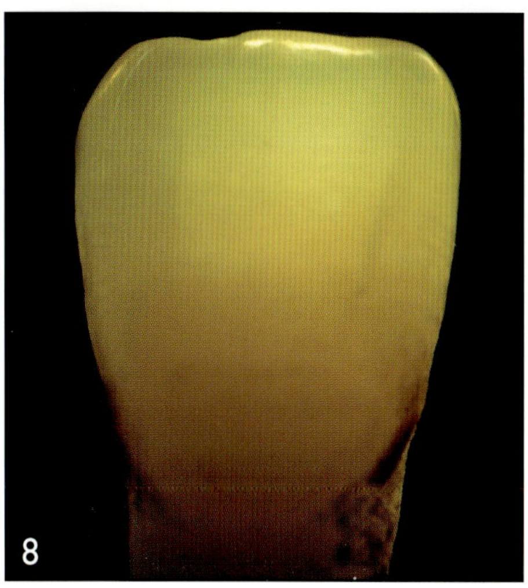
8

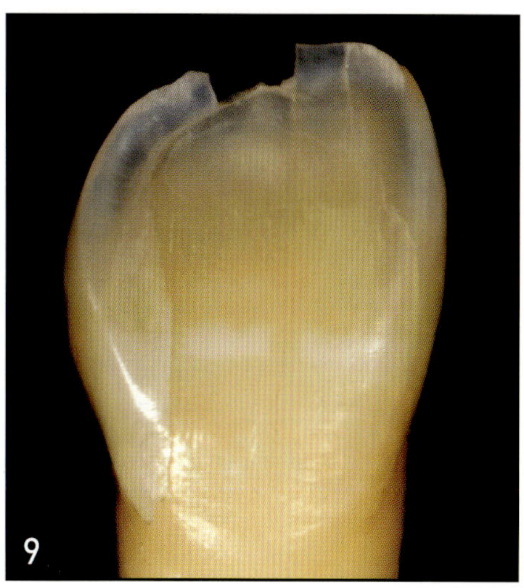
9

기존의 심미보철기법

1. 모형제작
2. Wax-up
3. 주조
4. 도재축성
5. 형태수정, Stain & Glazing

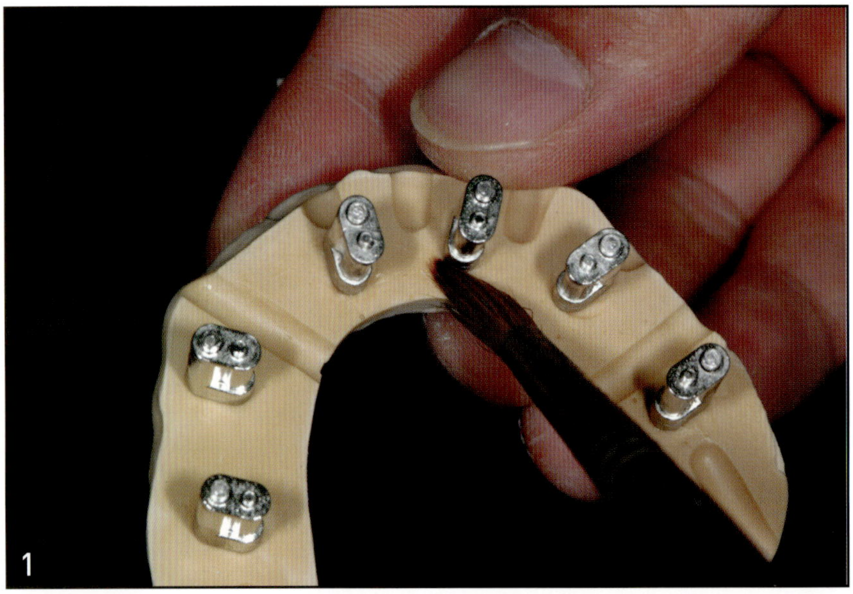

1

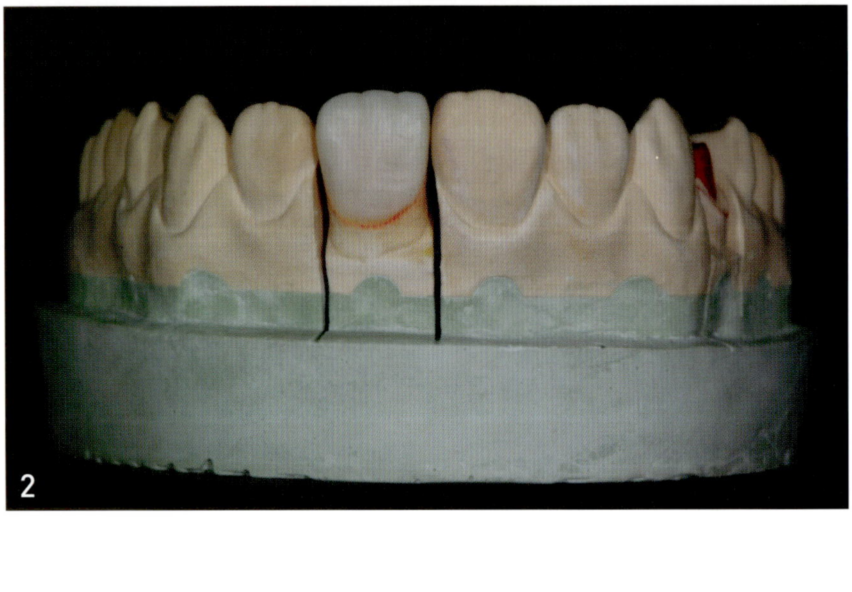

2

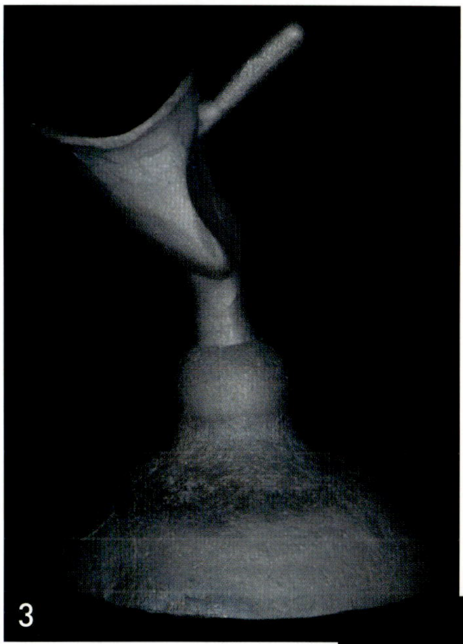

3

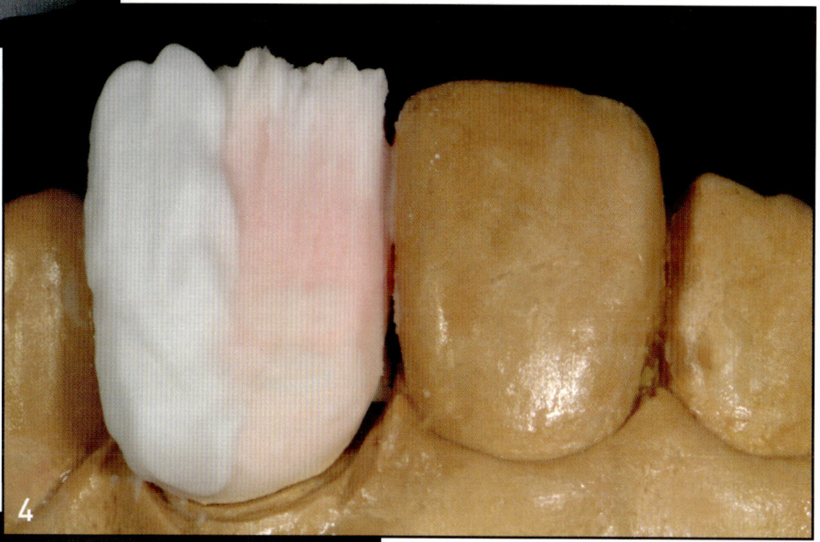

4

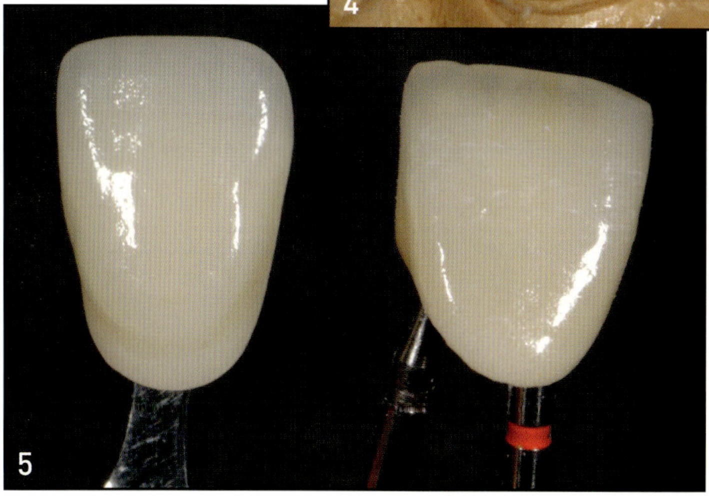

5

CEREC CAD/CAM

1. Intraoral Scanning
2. Design
3. Milling
4. Staining & Glazing

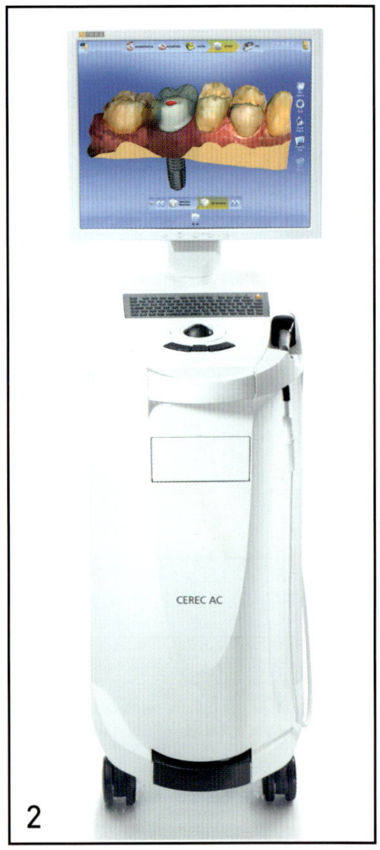

2

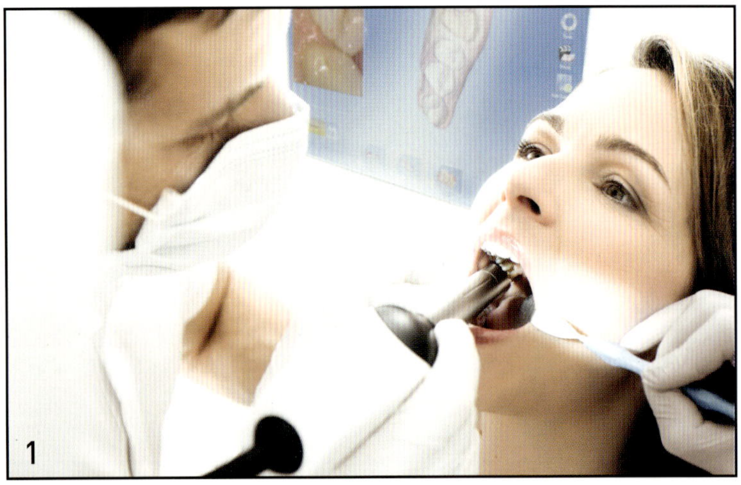
1

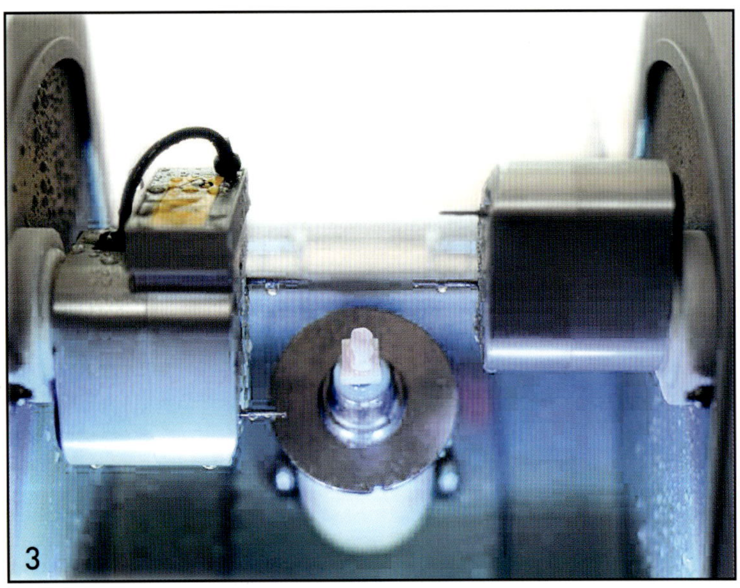
3

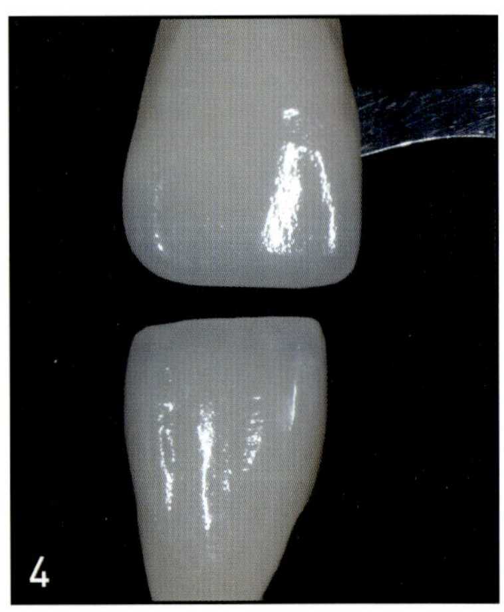
4

Zirkonzahn CAD/CAM

1. Model Scanning
2. Design
3. Block Milling
4. Stain & Glazing

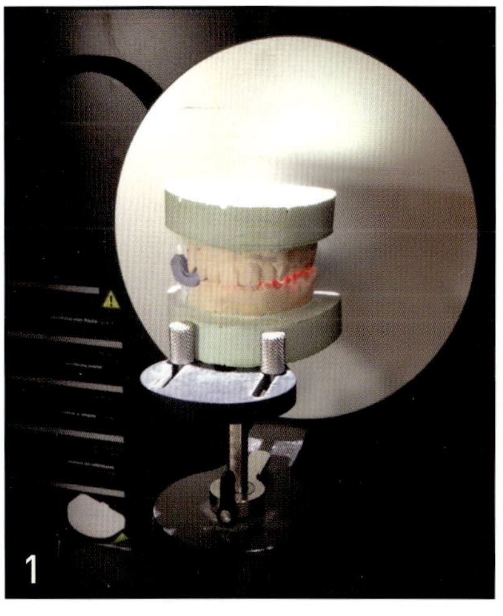

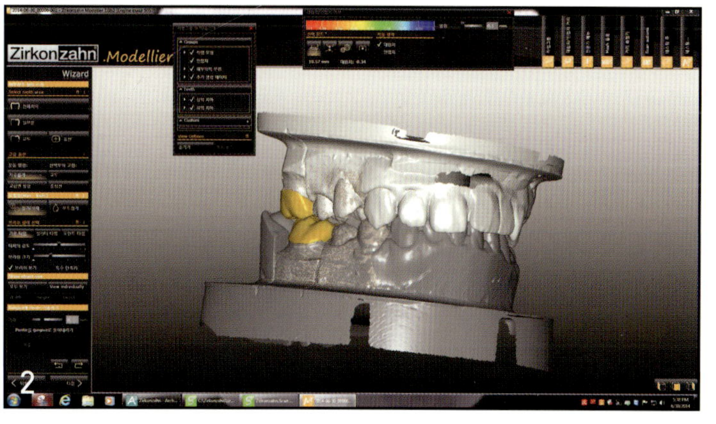

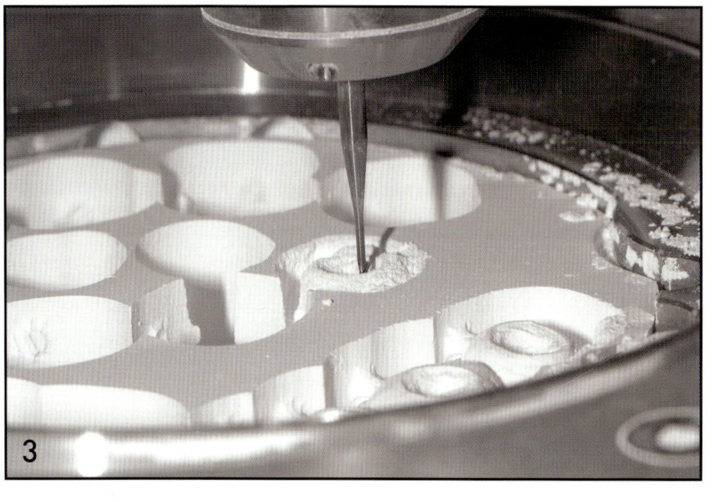

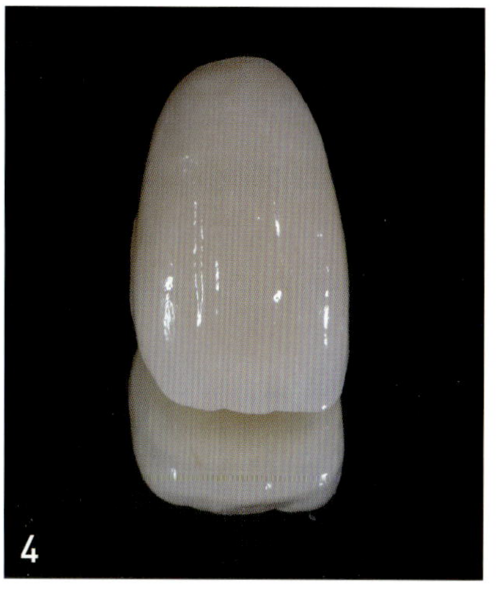

CAD/CAM의 대표적 소재

Zirconium Oxide Ceramics

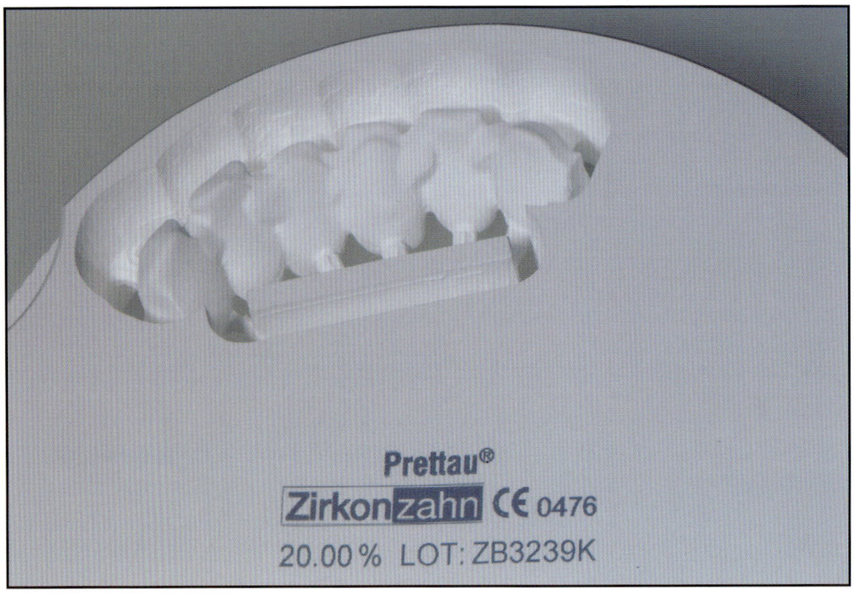

Silicate Ceramics

1. Feldspathic Ceramic
2. Lithium-Disilicate
3. Hybrid Ceramic

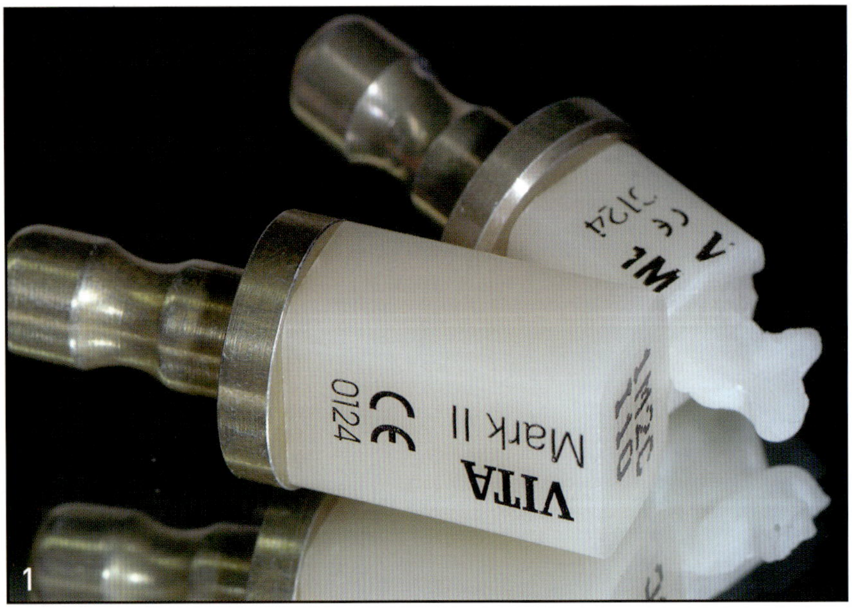

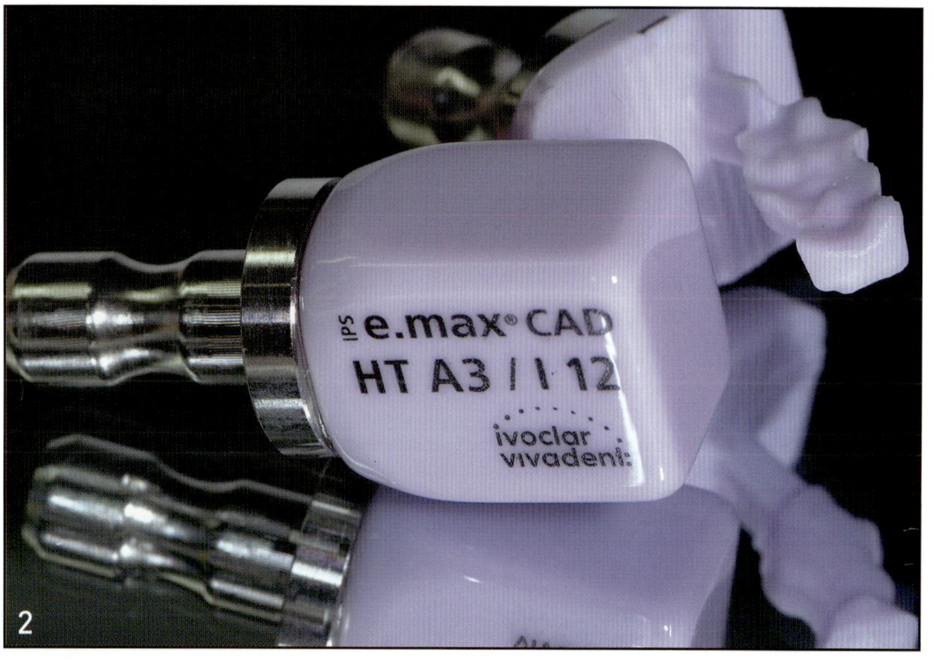
IPS e.max® CAD
HT A3 / I 12
ivoclar vivadent

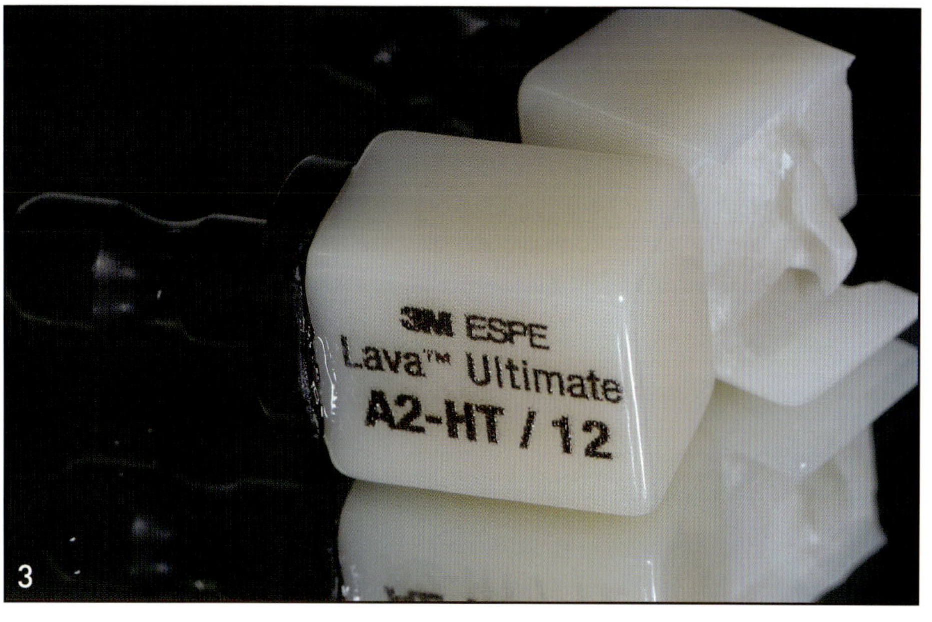
3M ESPE
Lava™ Ultimate
A2-HT / 12

Zirkonzahn ZR

1. Block milling
2. Zirkonzahn ZR Milling 후
3. Zirkonzahn ZR Sintering 후 반사광

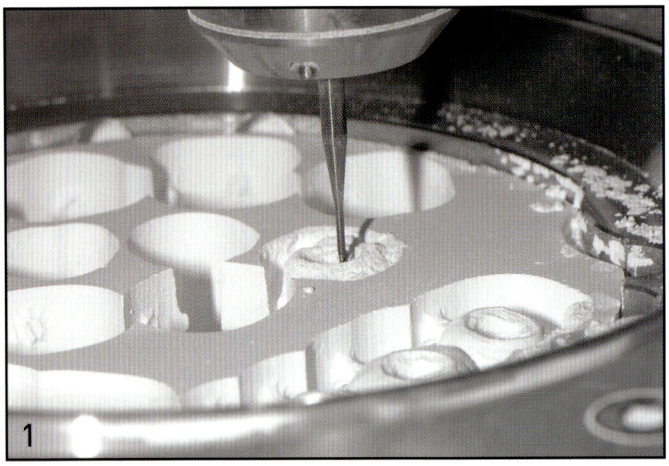

1

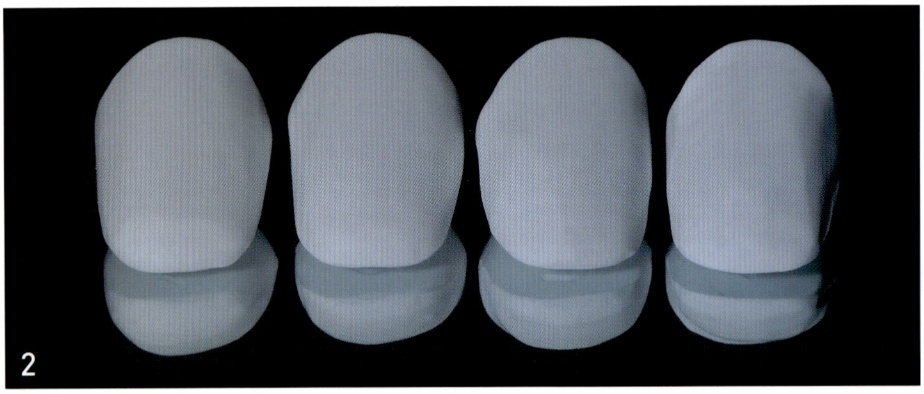

2

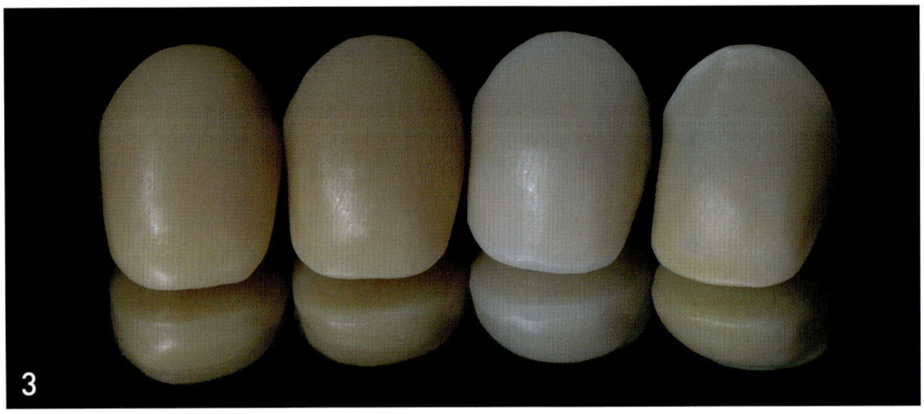

3

4. 투과광
5, 6, 7. 0.3mm, 0.6mm, 0.8mm
8. 두께에 따른 투과도 차이 1.0mm

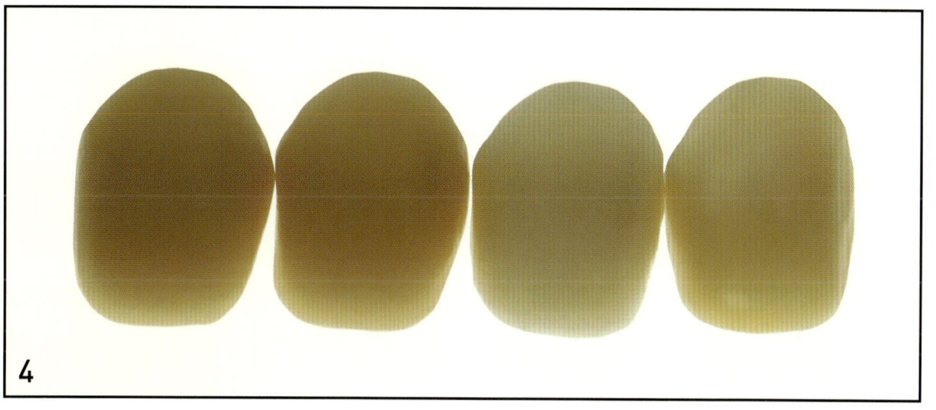
4

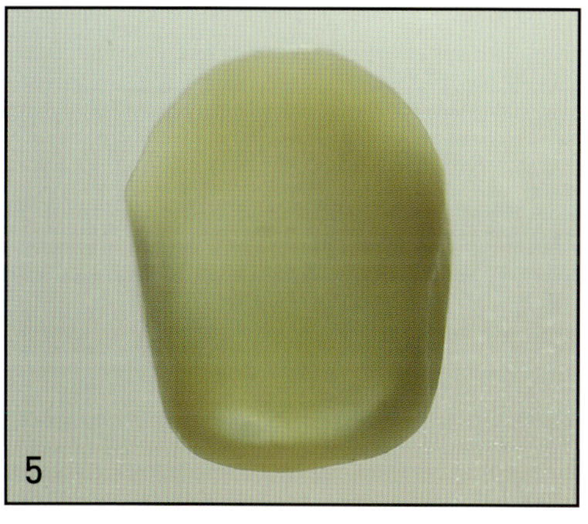
5

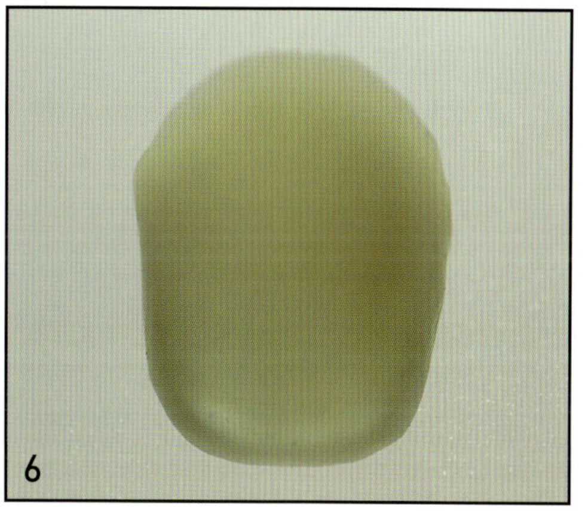
6

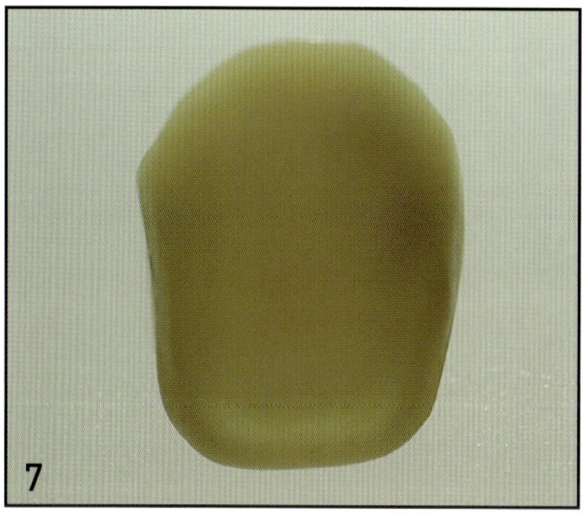
7

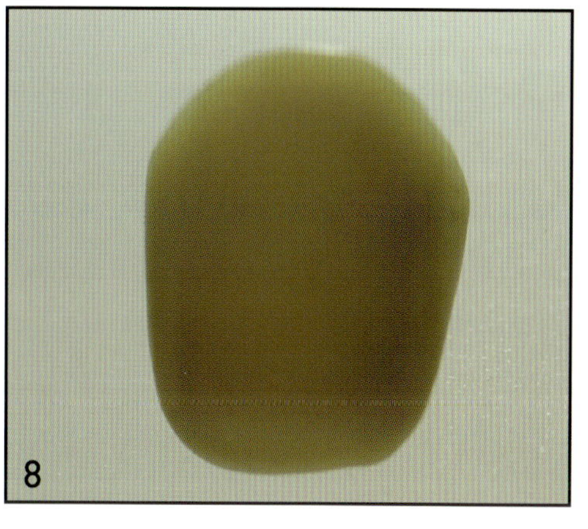
8

9. 형광성(ZR 자체는 형광성 발광이 없다.)
10. Build-Up시 형광성(전치부 Zirconia는 형광성 도재로 축성시 자연스럽다.)

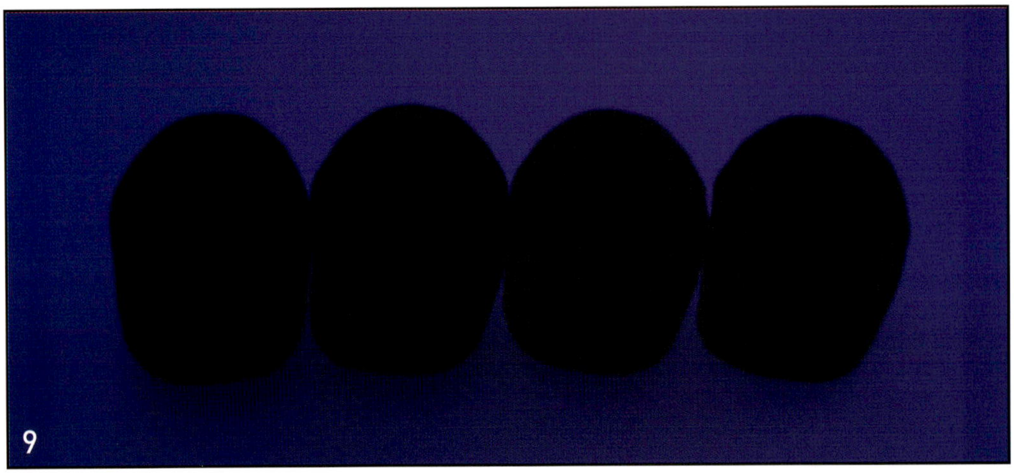

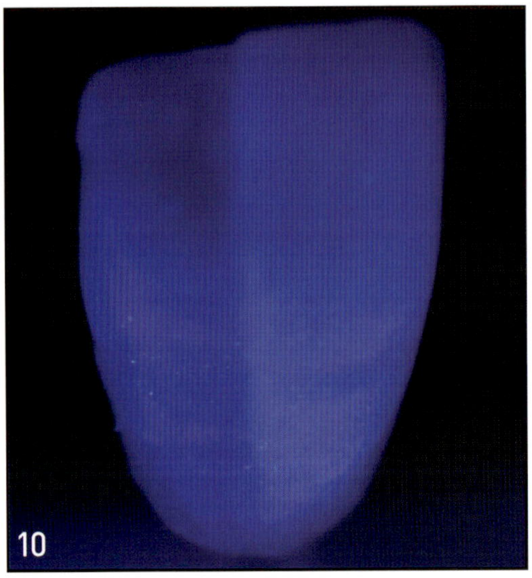

CEREC ZR

1. CEREC ZR
2. 반사광

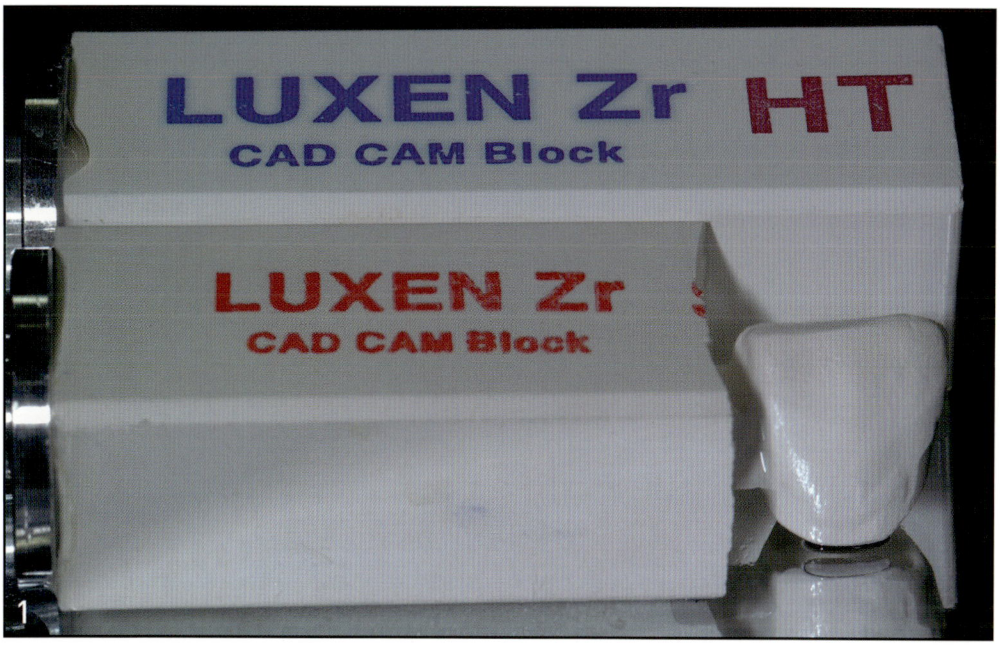

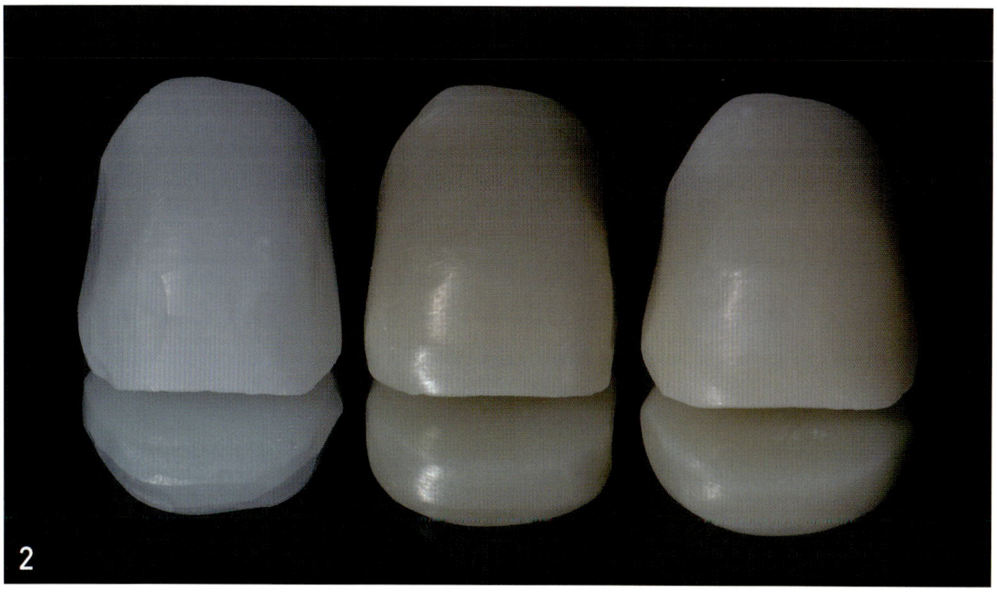

3. 투과광 – CEREC ZR
4. Shade Block 1.0mm
5. 착색 HT Block 1.0mm
6. 무착색 HT Block 1.0mm

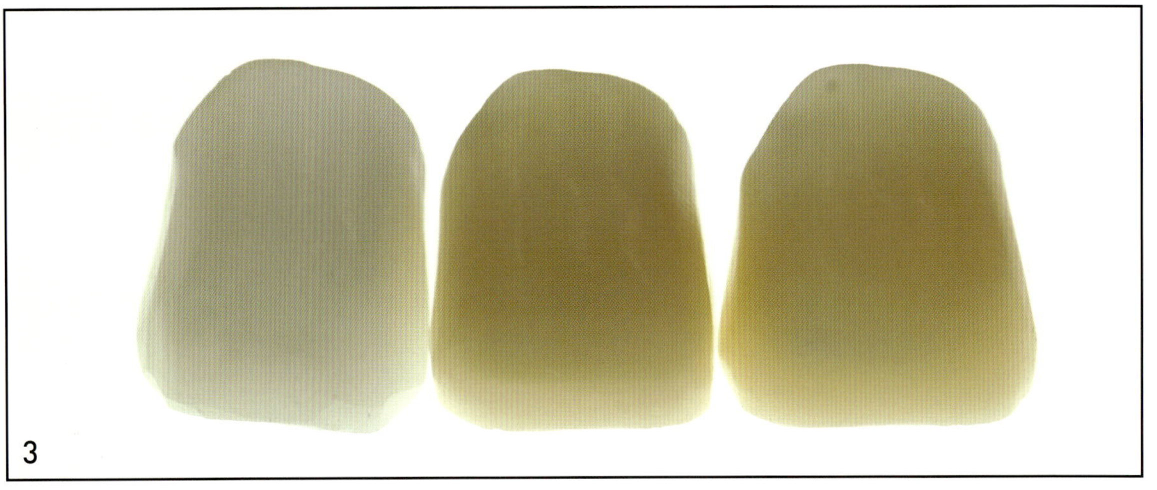

3

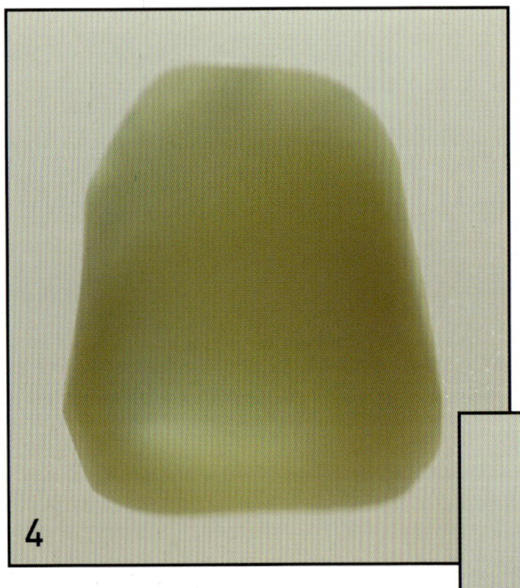

4

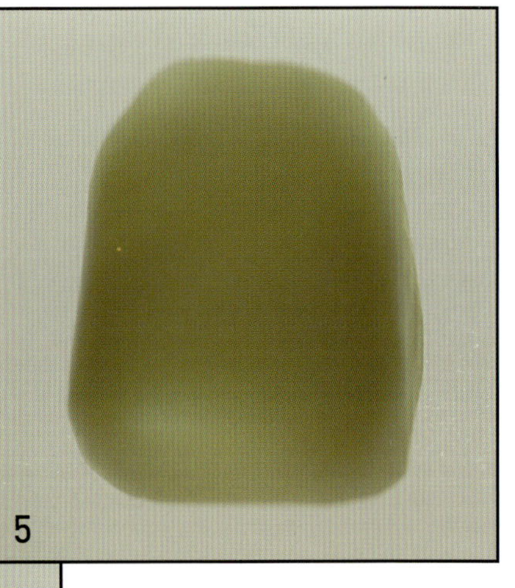

5

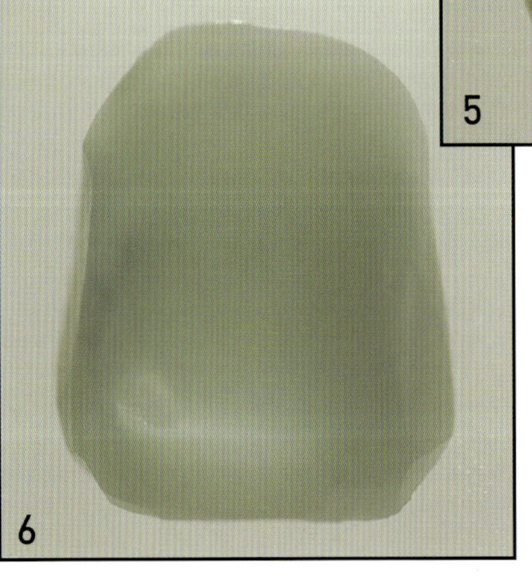

6

7. Zirconia Build-up 시 투과광
8. Zirconia Build-up 시 형광성은 양호하다.
9. 형광성(ZR 자체는 형광성 발광이 없다.)

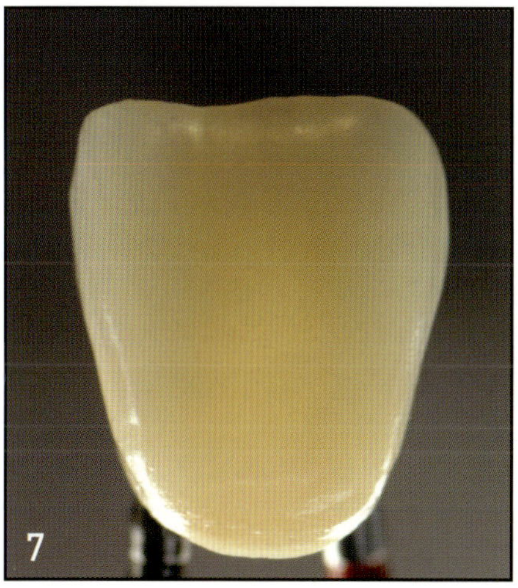
7

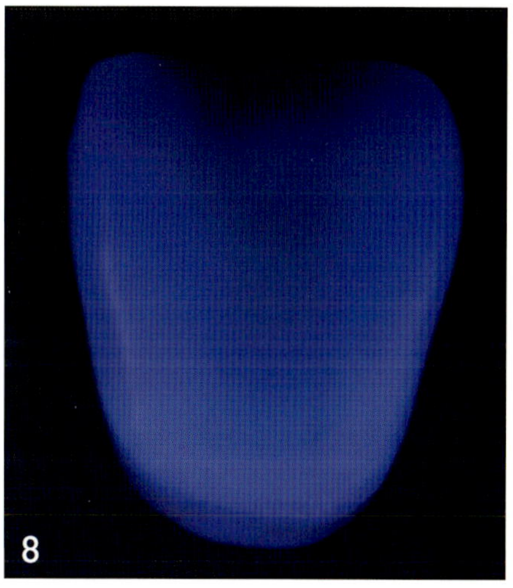
8

9

Silicate Ceramics

1. 각종 Silicate Ceramics(왼쪽부터 LT e.max CAD, HT e.max CAD, Empress CAD, VITA MarkⅡ, 3M LAVA Ultimate)
2. 형광성
3. LT. HT e.max CAD 소결 전

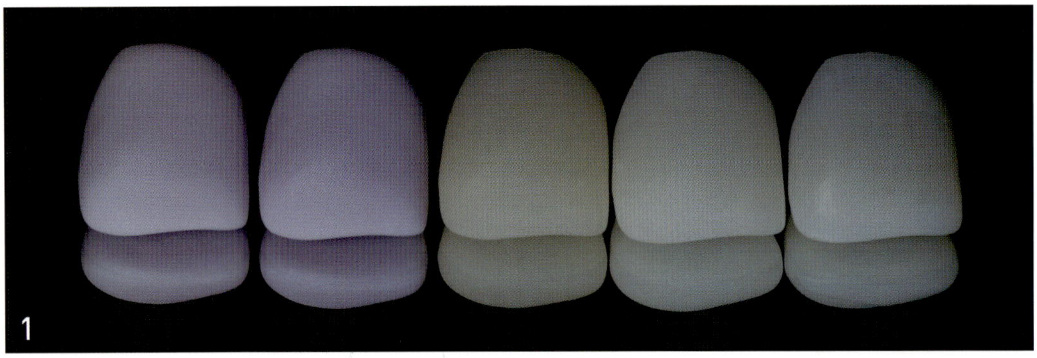

1

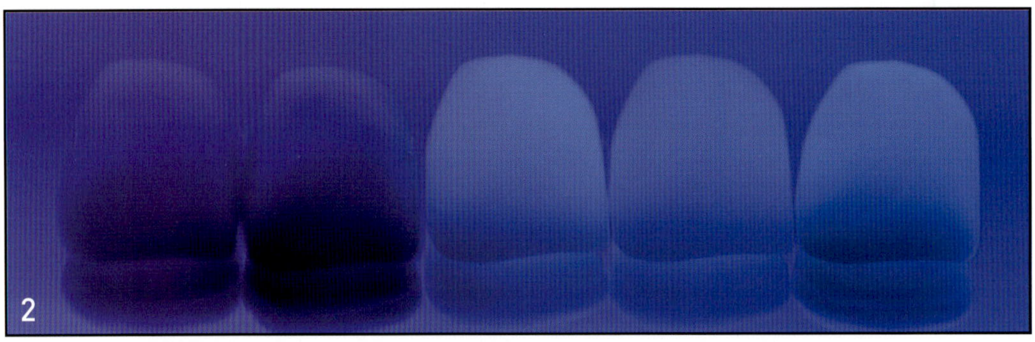

2

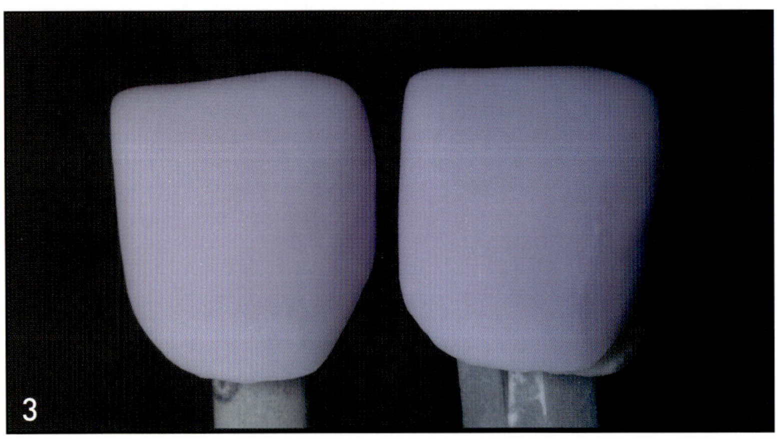

3

4. LT. HT e.max CAD 소결 후
5. LT e.max CAD
6. VITA MarkⅡ

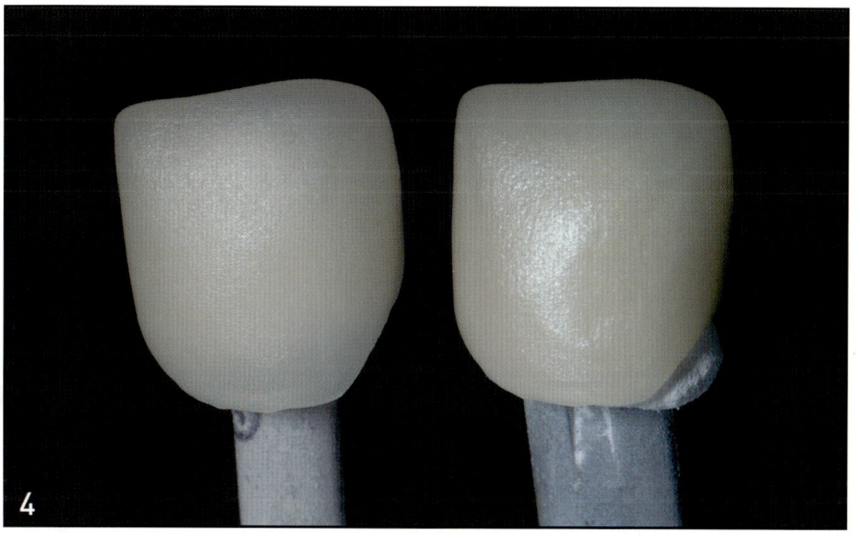

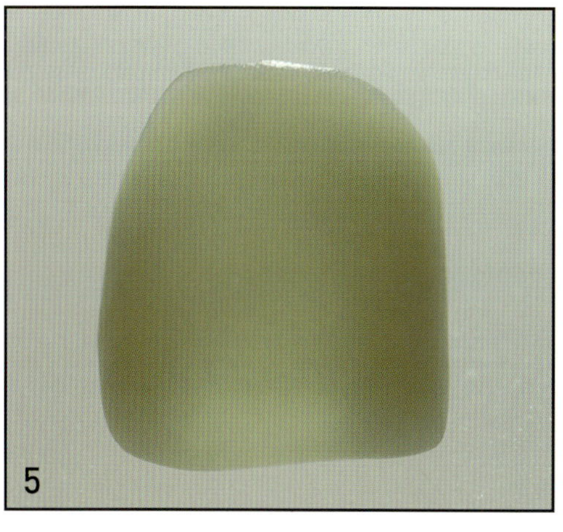

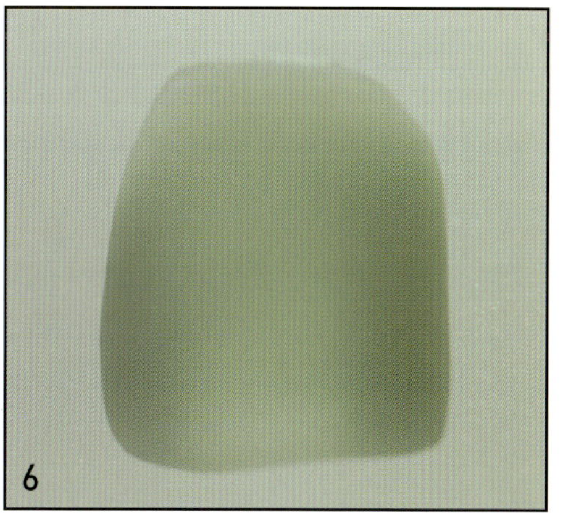

7. Empress CAD
8. HT e.max CAD
9. 3M LAVA Ultimate

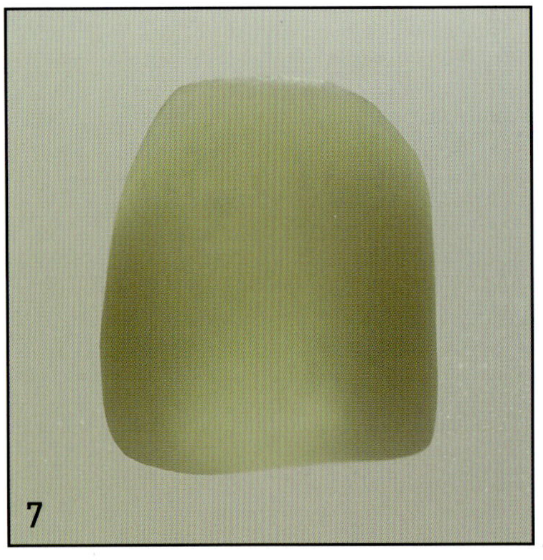

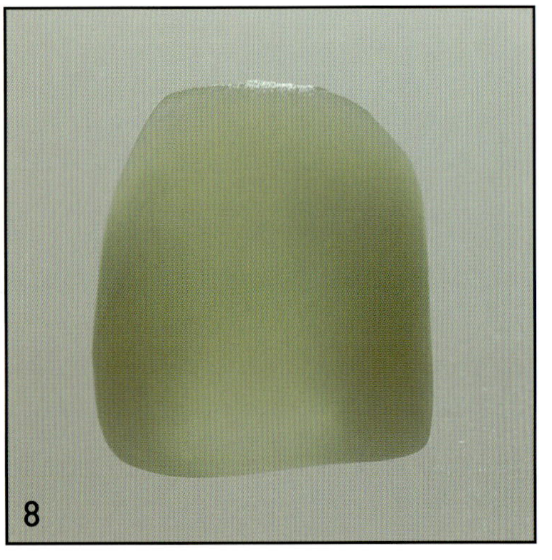

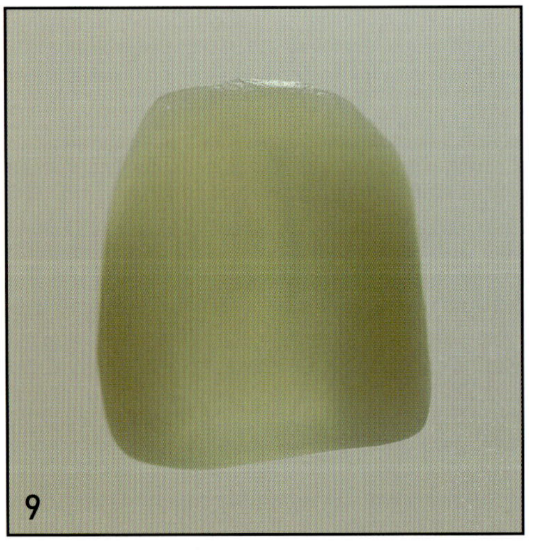

Dipping Technique

1. Dipping Technique 전
2. Dipping Technique 후
3. 적외선 Dry

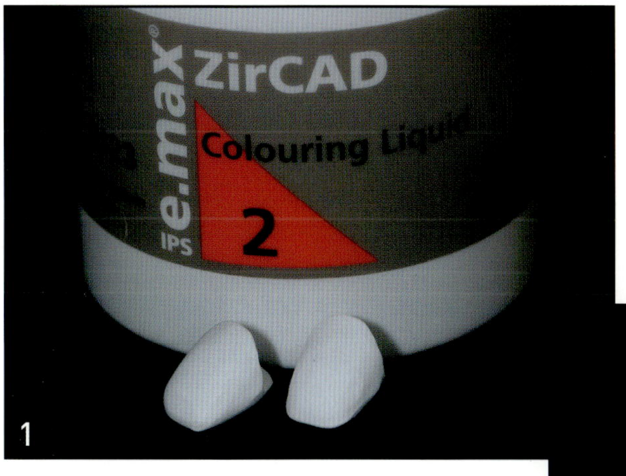

1

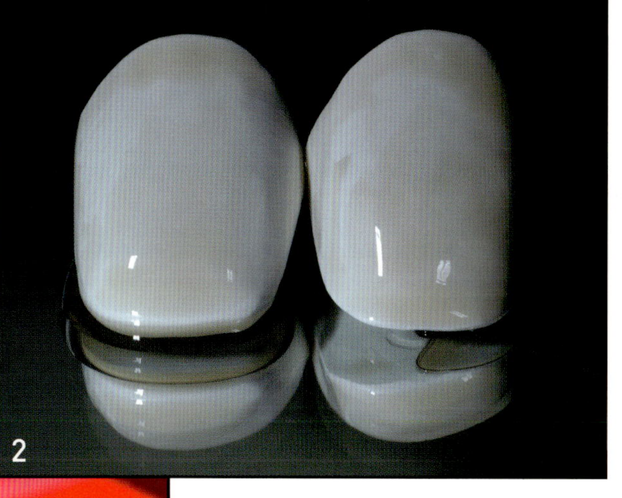

2

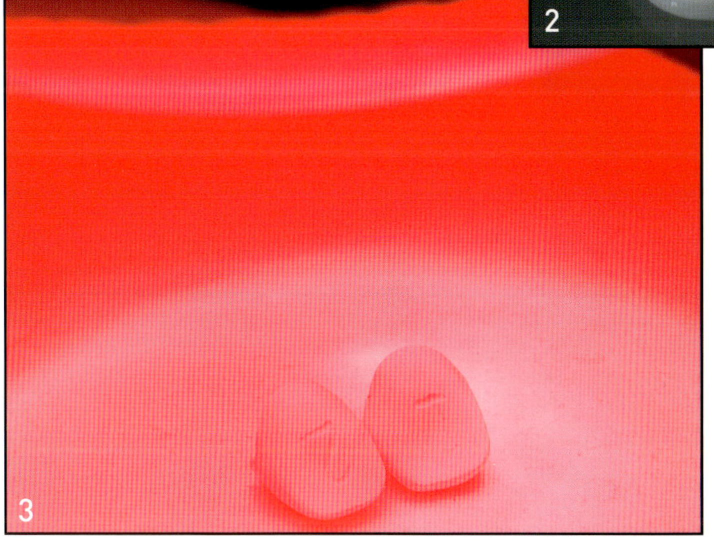

3

Brush Technique

1. Brush Technique 기본색 재현 3번 도포(절단부로 이행시 도포 횟수 감소)
2. Brush Technique 절단 투명층 재현 Blue
3. Brush Technique 절단 투명층 재현 Gley
4. Brush Technique 절단 투명층 재현 Violet

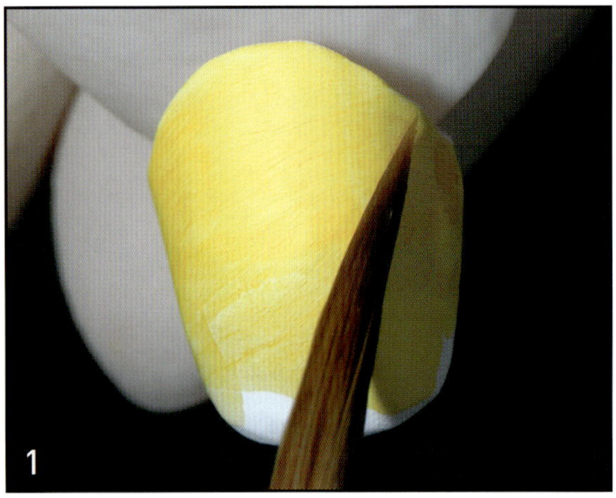

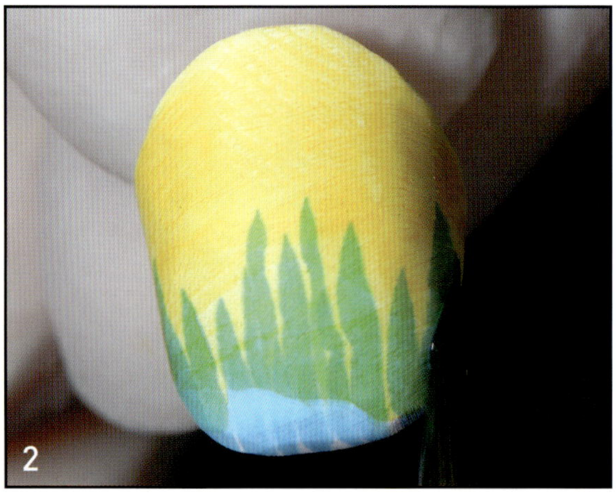

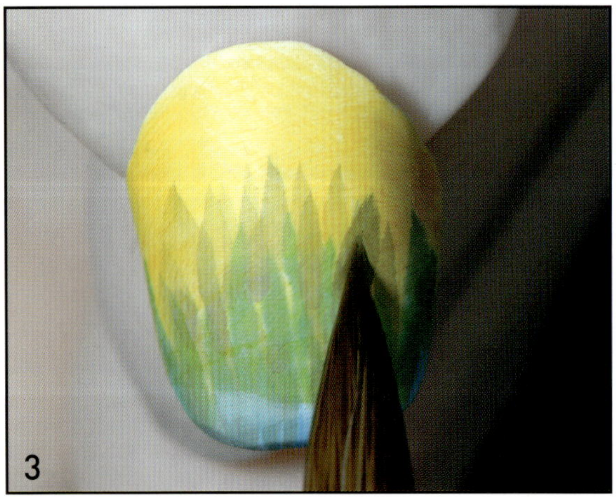

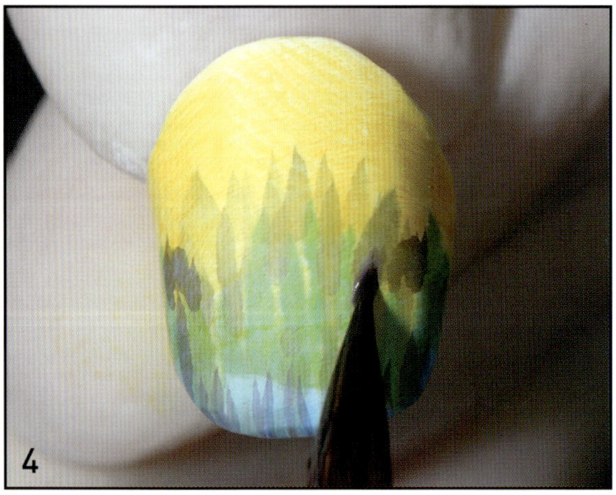

5. Brush Technique 완성(좌측 : 젊은층 재현, 우측 : 노년층 재현)
6. 적외선 Dry
7. Dipping & Brushing 후 Glazing 완성(투명감의 차이 확인)

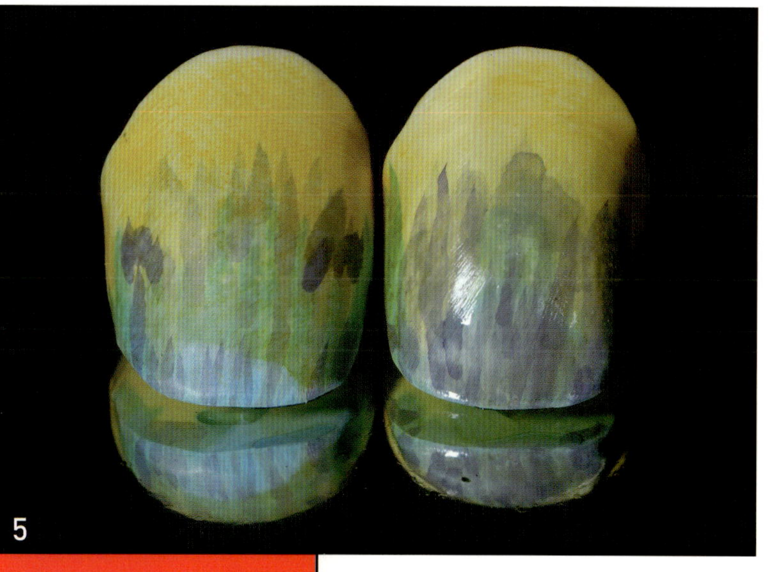
5

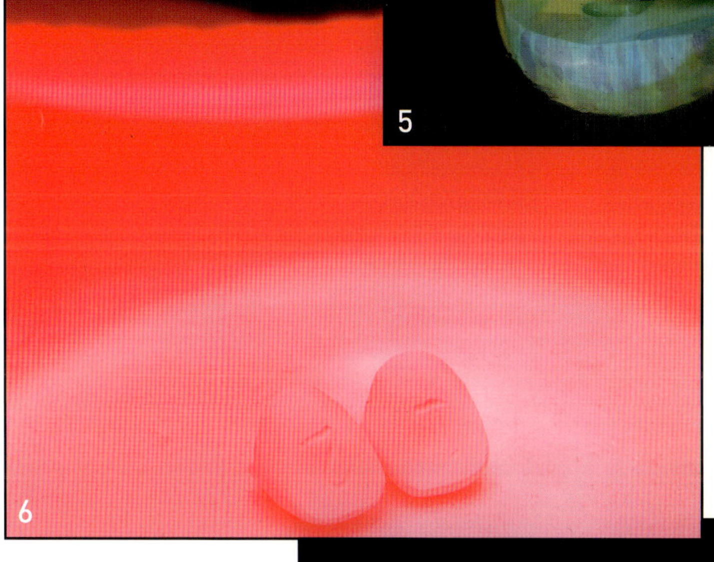
6

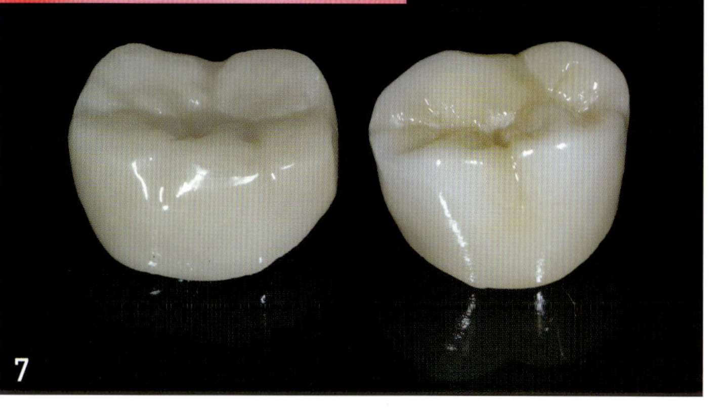
7

정상 · 변색 지대치 Zirkonzahn ZR

1. 변색 지대치 Dipping Block 1.0mm
2. 변색 지대치 Dipping Block 0.8mm
3. 변색 지대치 Blushing Block 0.6mm
4. 변색 지대치 Blushing Block 0.3mm

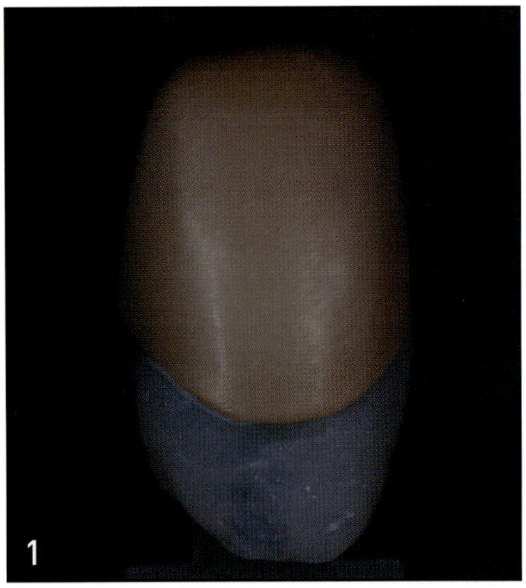

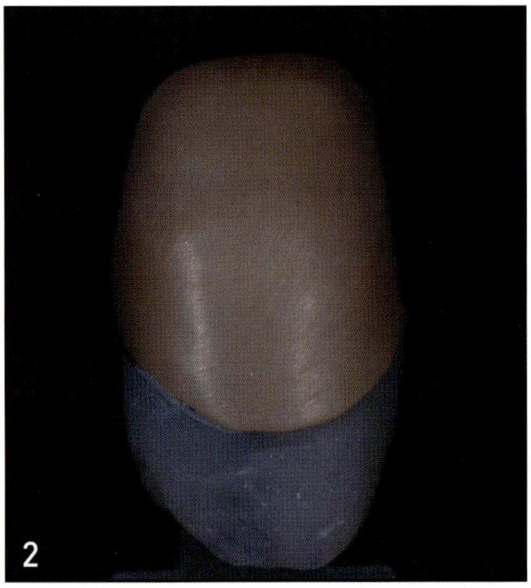

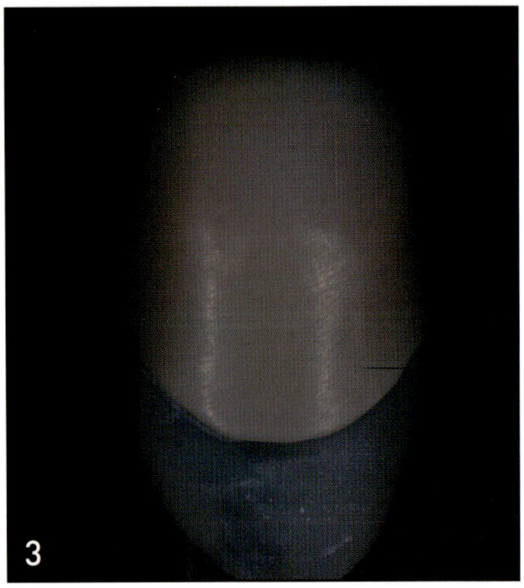

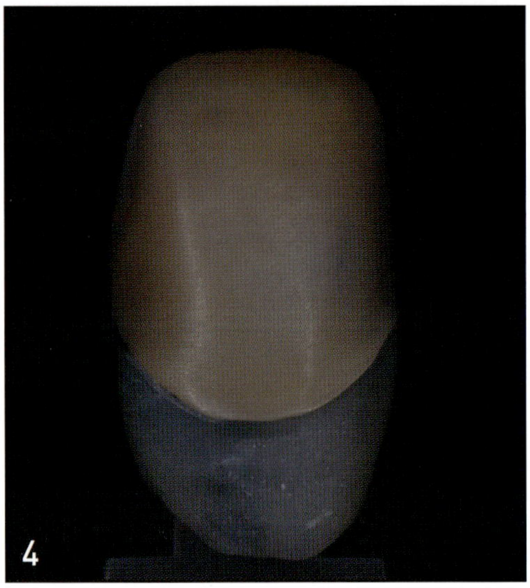

5. 정상 지대치 Dipping Block 1.0mm
6. 정상 지대치 Dipping Block 0.8mm
7. 정상 지대치 Blushing Block 0.6mm
8. 정상 지대치 Blushing Block 0.3mm

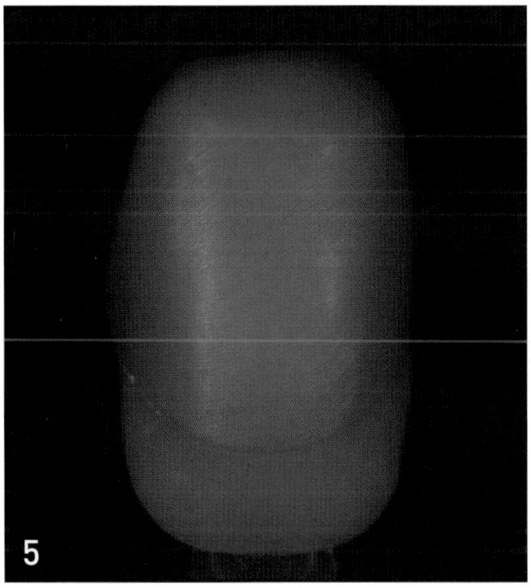
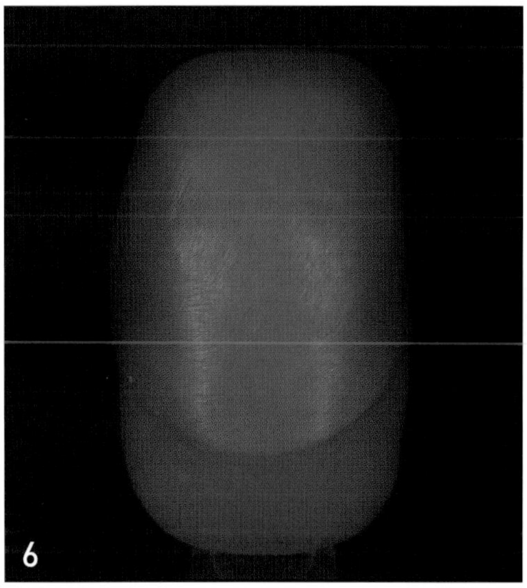
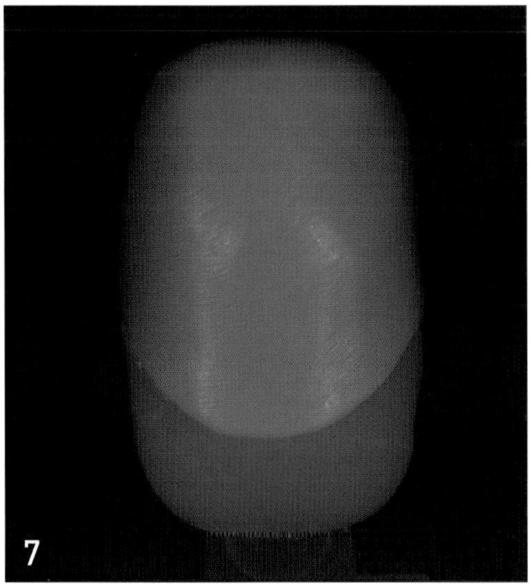
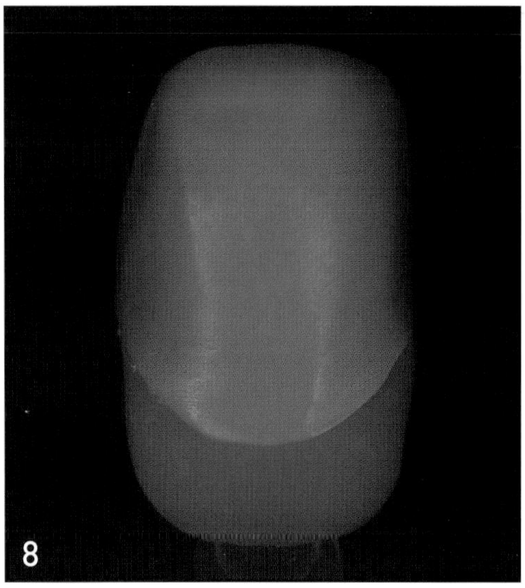

정상 · 변색 지대치 CEREC ZR

1. 변색 지대치 Clear HT Block
2. 변색 지대치 착색 HT Block
3. 변색 지대치 Color HT Block

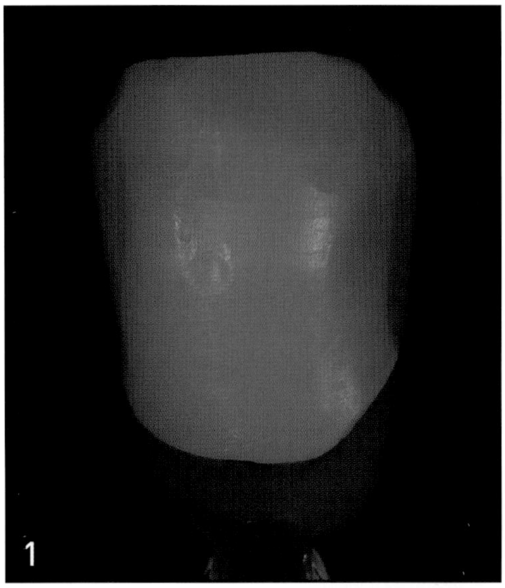

1

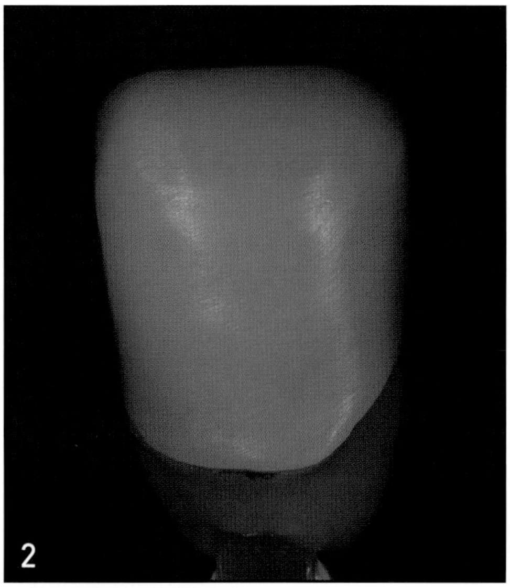

2

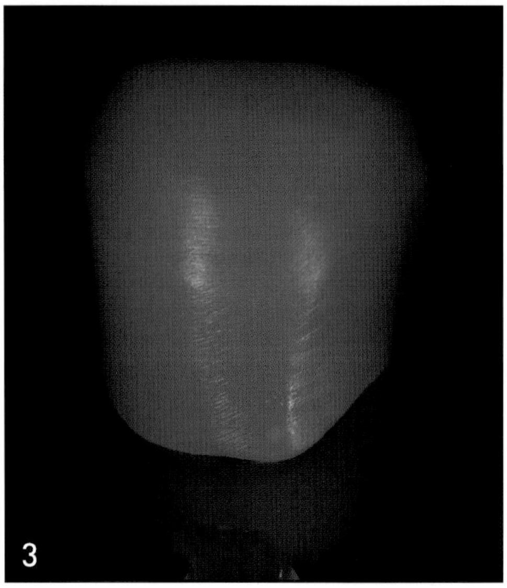

3

4. 정상 지대치 Clear HT Block
5. 정상 지대치 착색 HT Block
6. 정상 지대치 Color HT Block

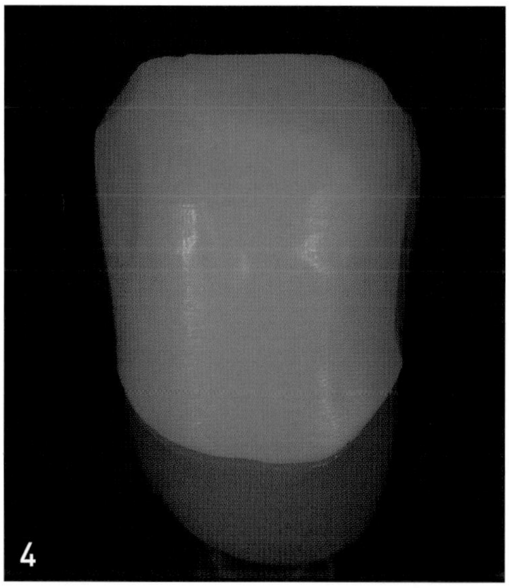

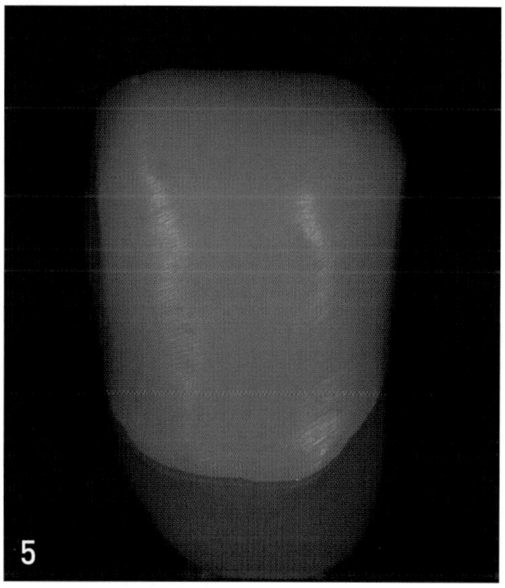

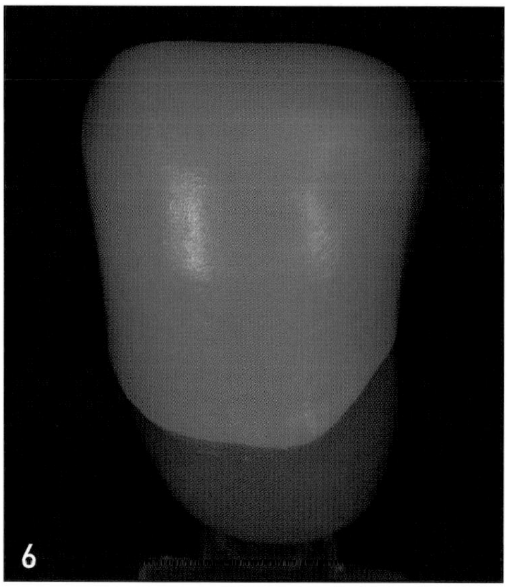

정상 · 변색 지대치 Silicate Ceramics

1. 변색 지대치 LT e.max CAD
2. 변색 지대치 HT e.max CAD
3. 변색 지대치 Empress CAD
4. 변색 지대치 VITA Mark Ⅱ
5. 변색 지대치 3M LAVA Ultimate

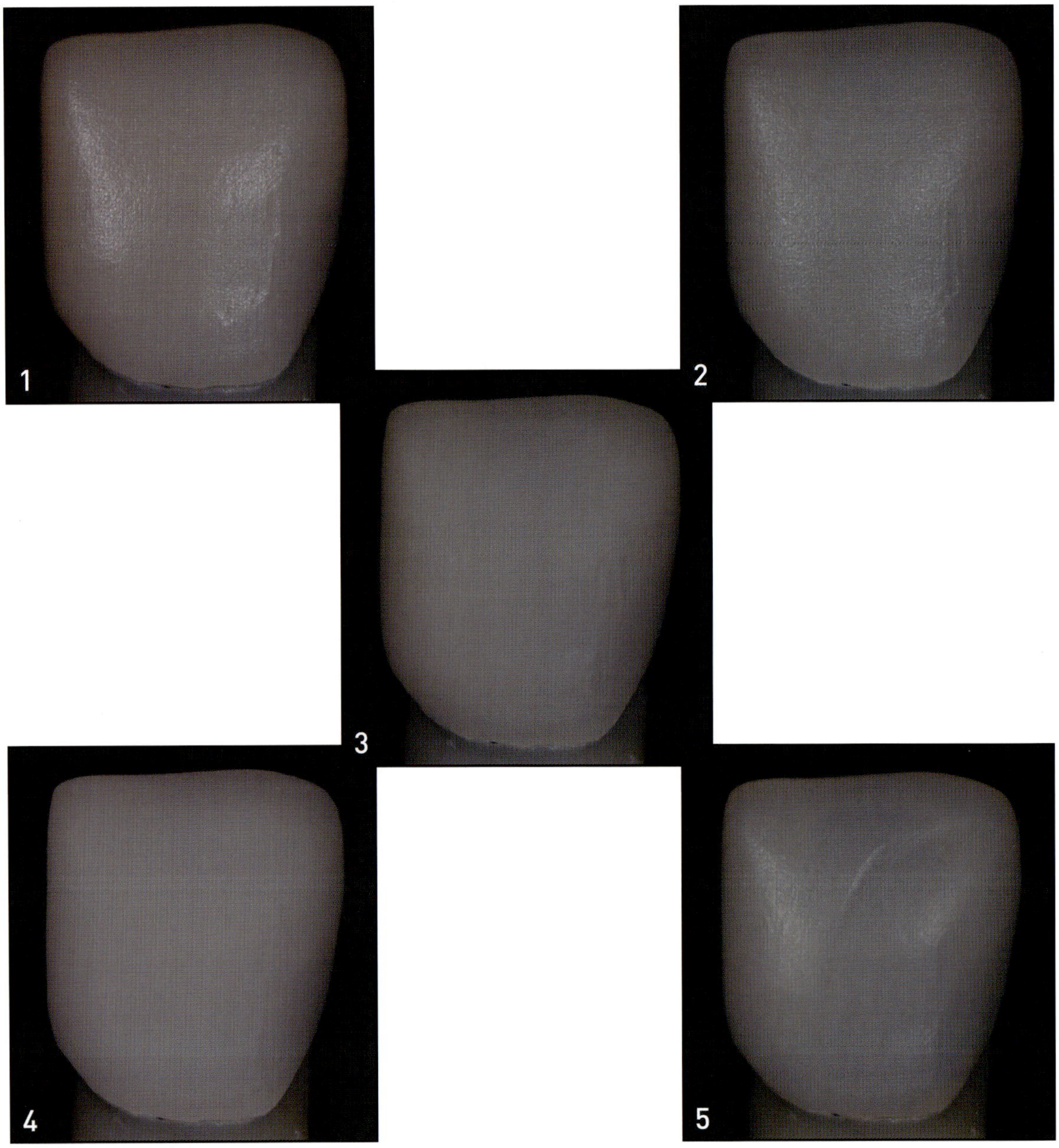

6. 정상 지대치 LT e.max CAD
7. 정상 지대치 HT e.max CAD
8. 정상 지대치 Empress CAD
9. 정상 지대치 VITA MarkⅡ
10. 정상 지대치 3M LAVA Ultimate

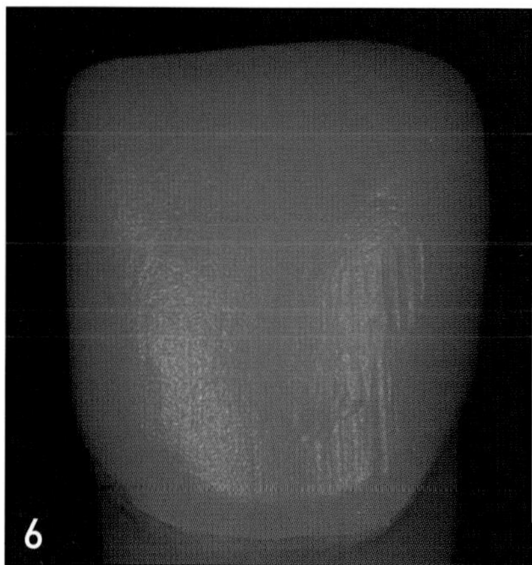
6

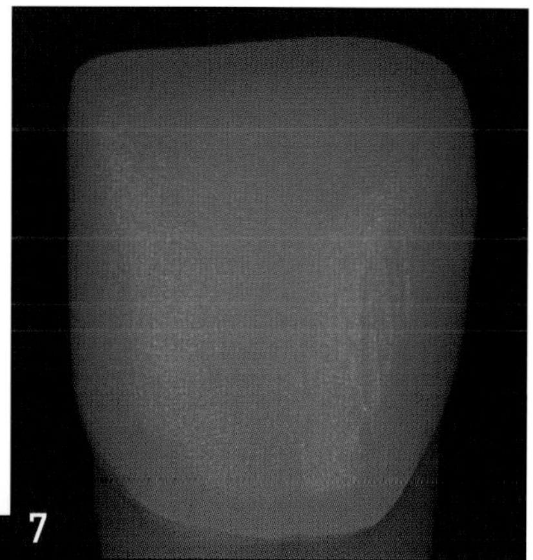
7

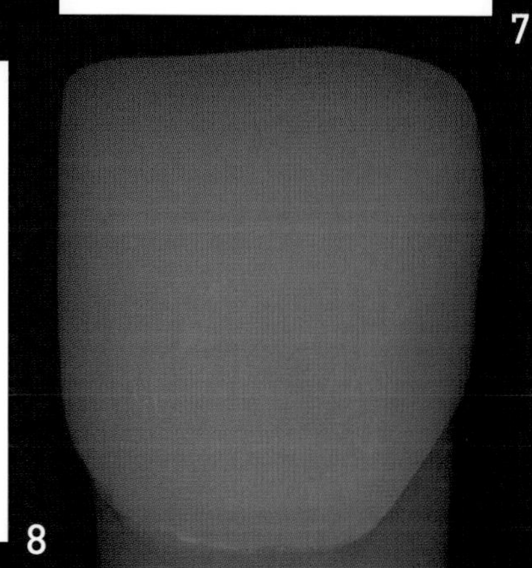
8

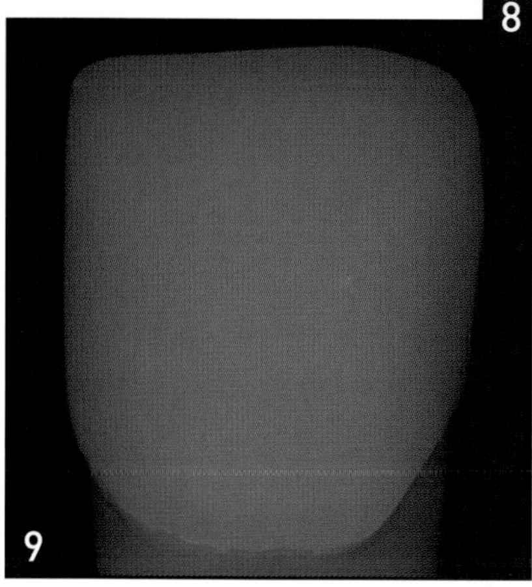
9

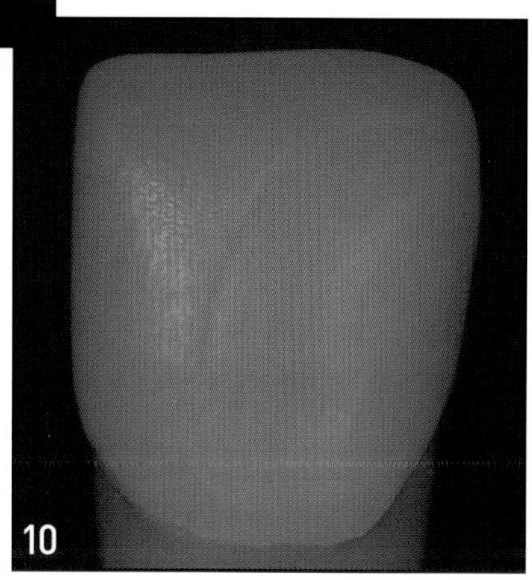
10

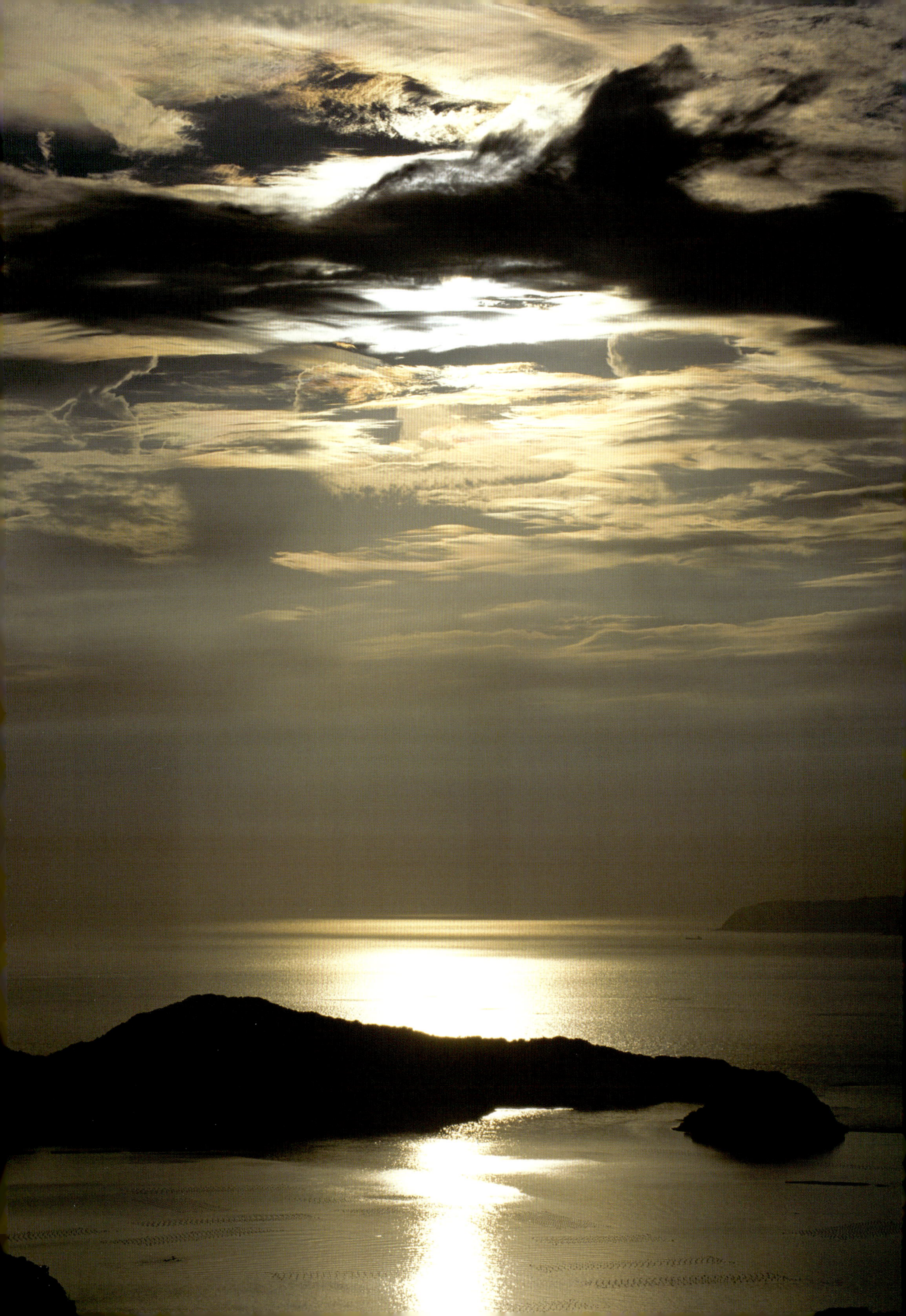

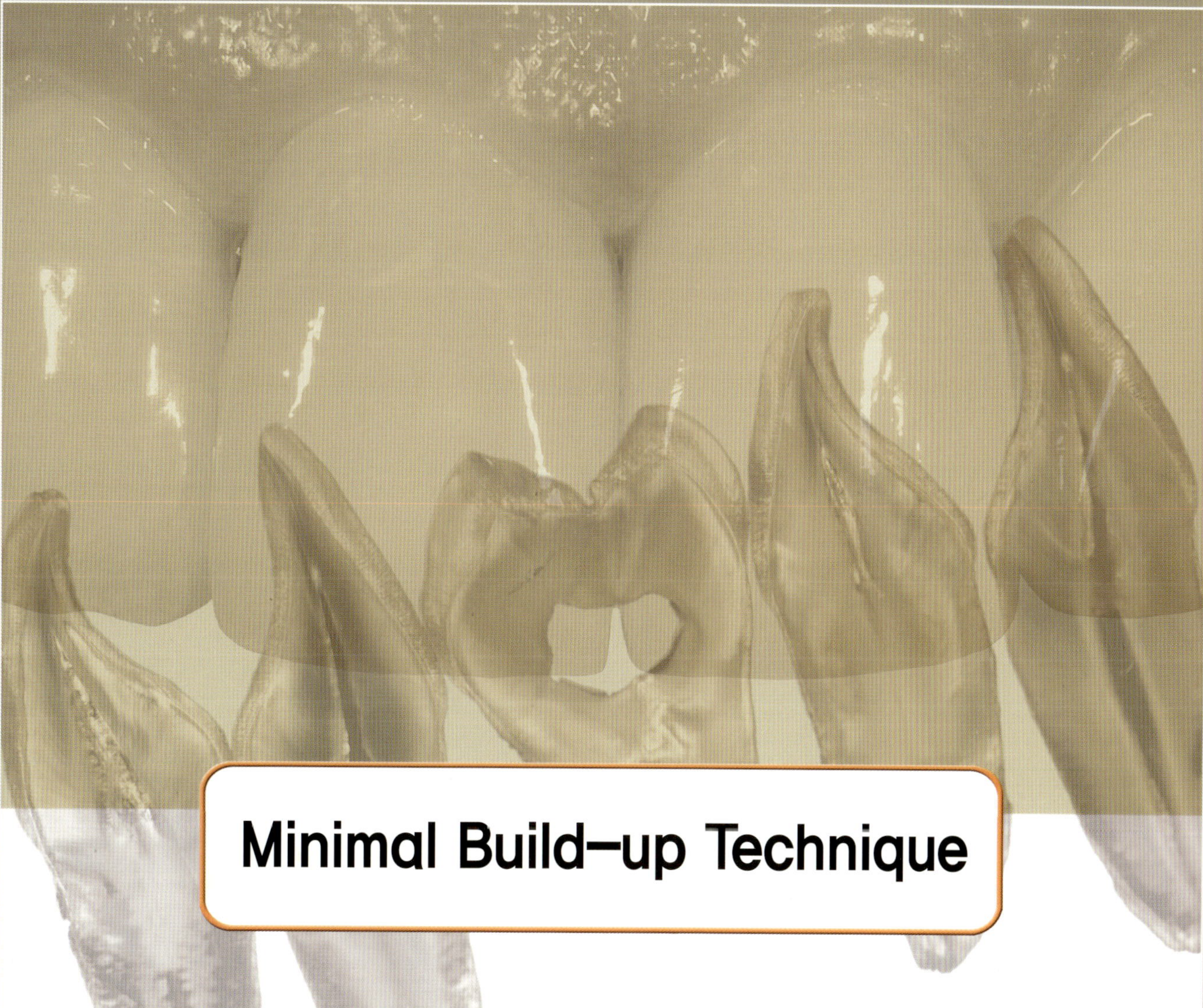

Minimal Build-up Technique

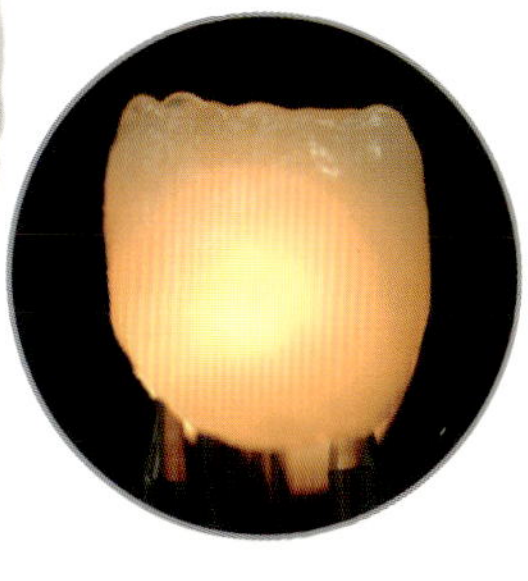

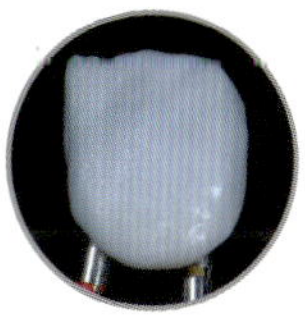

Dentin Effect

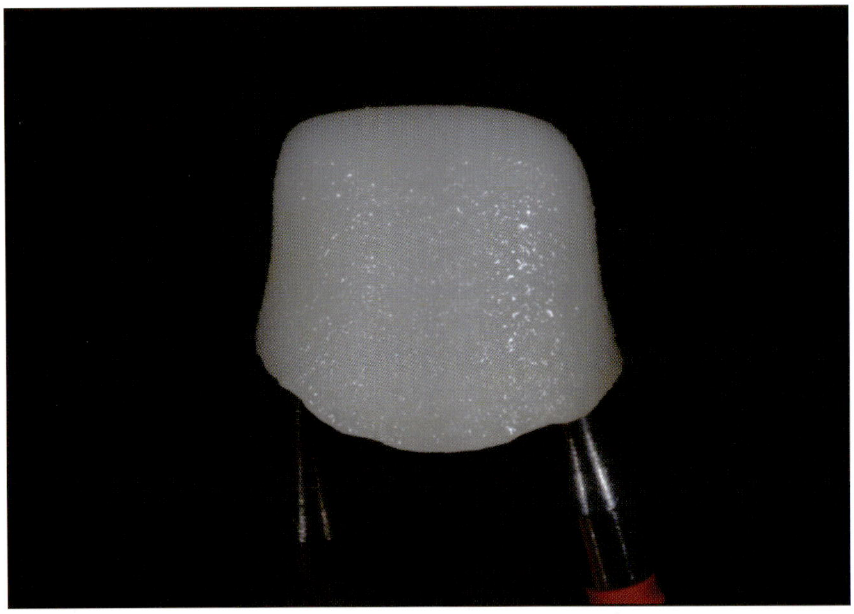

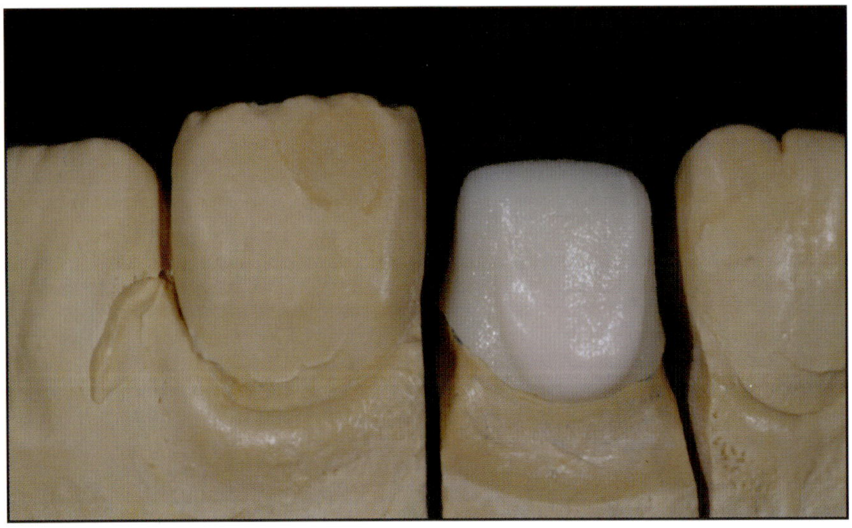

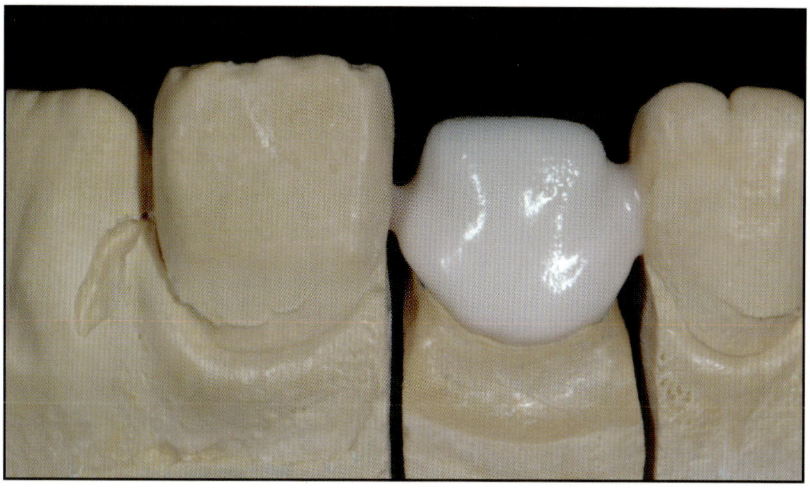

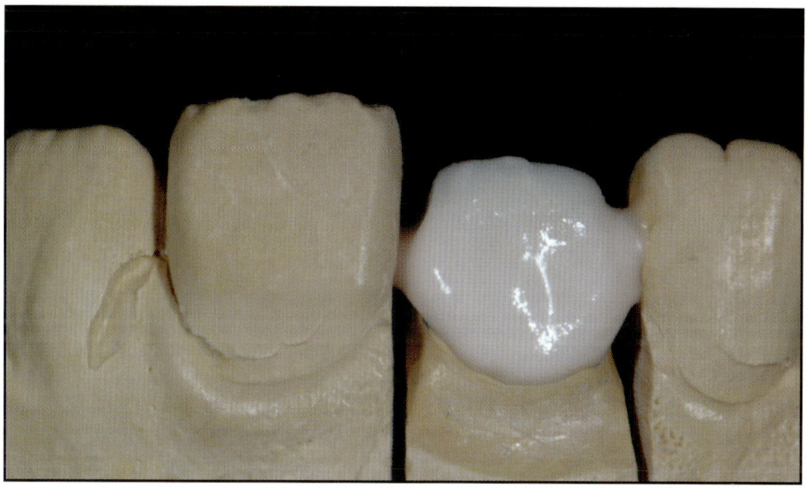

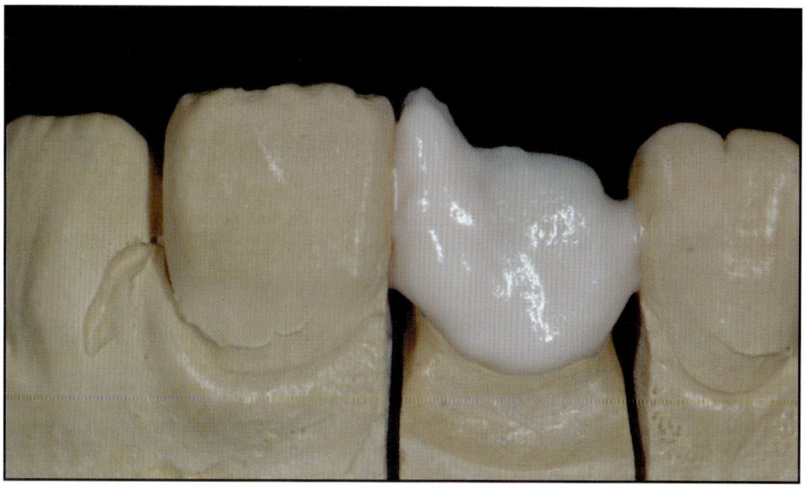

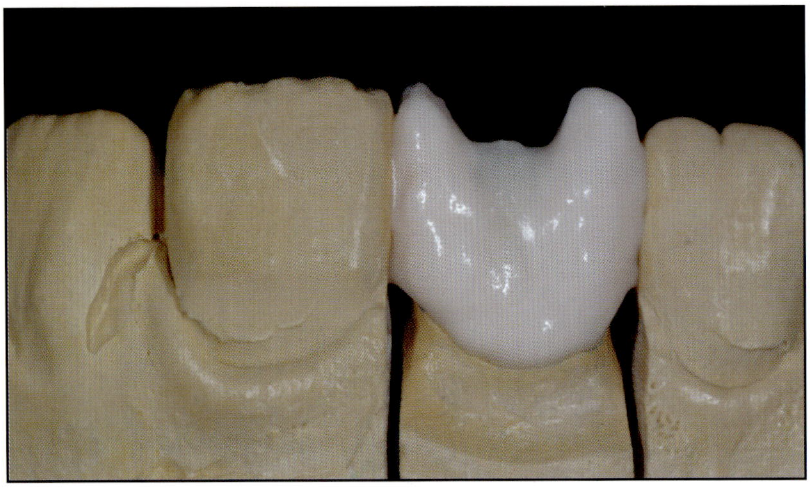

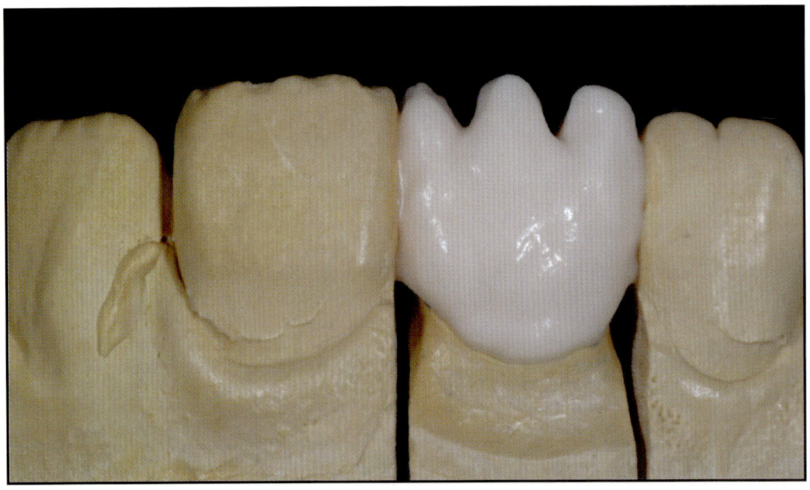

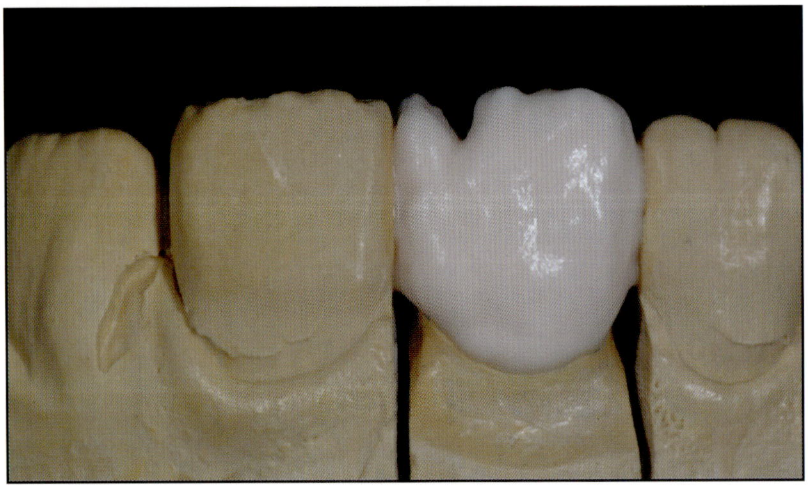

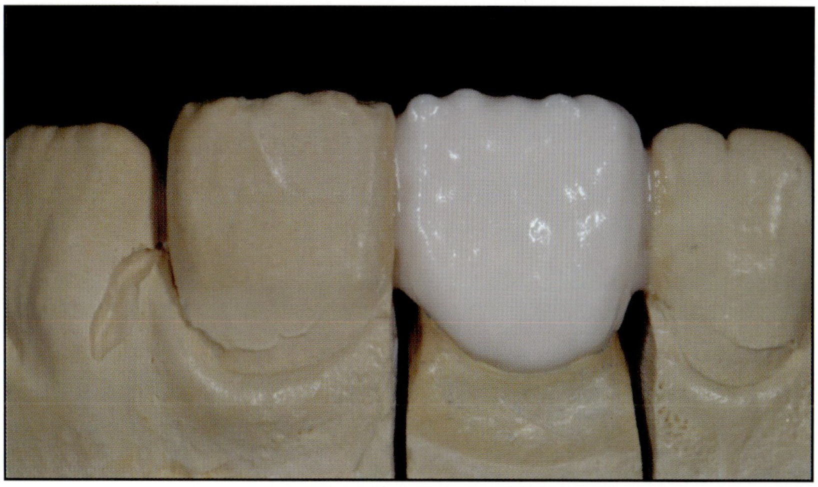

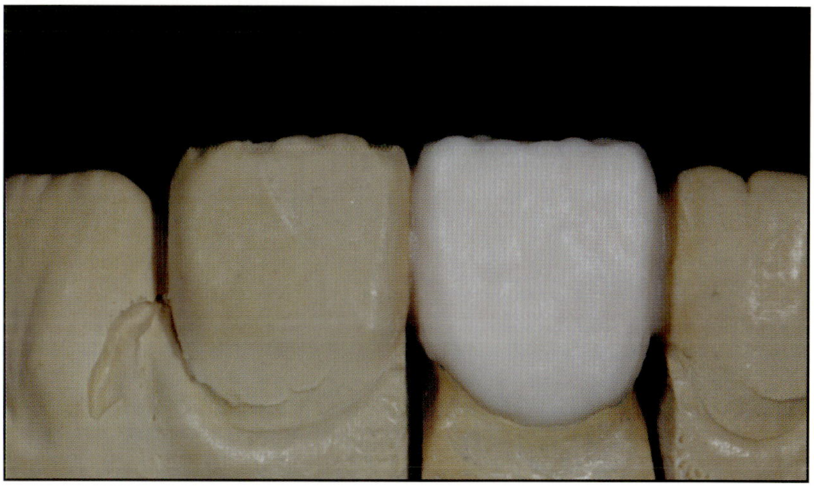

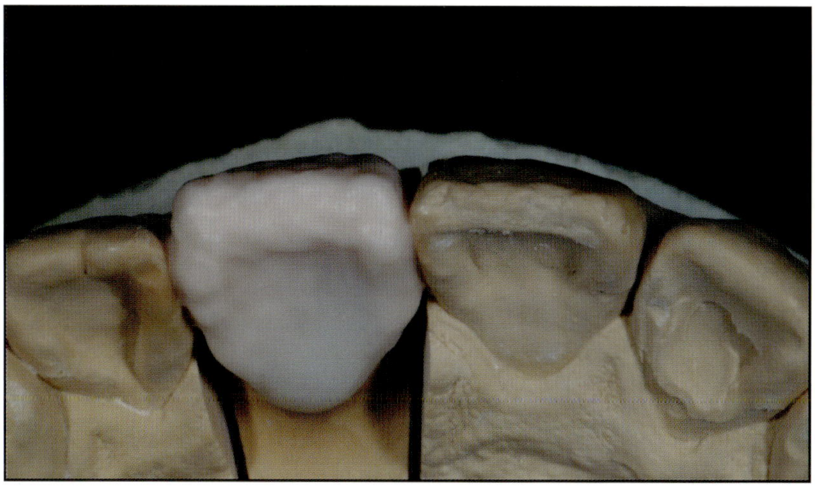

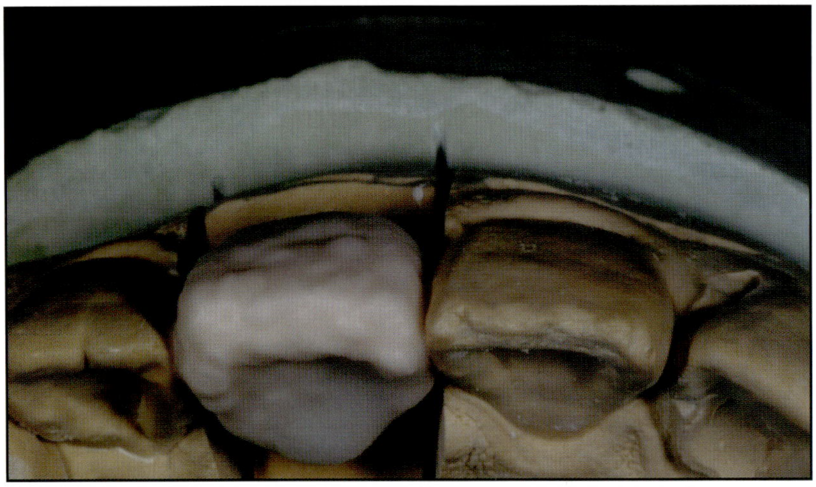

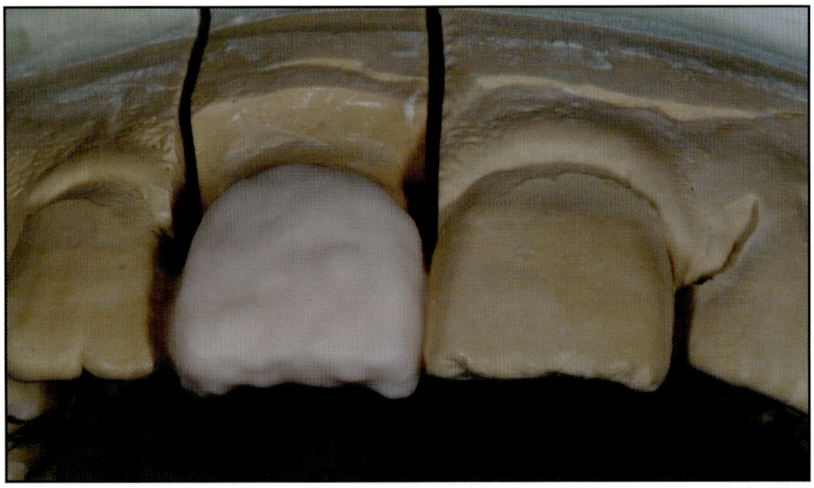

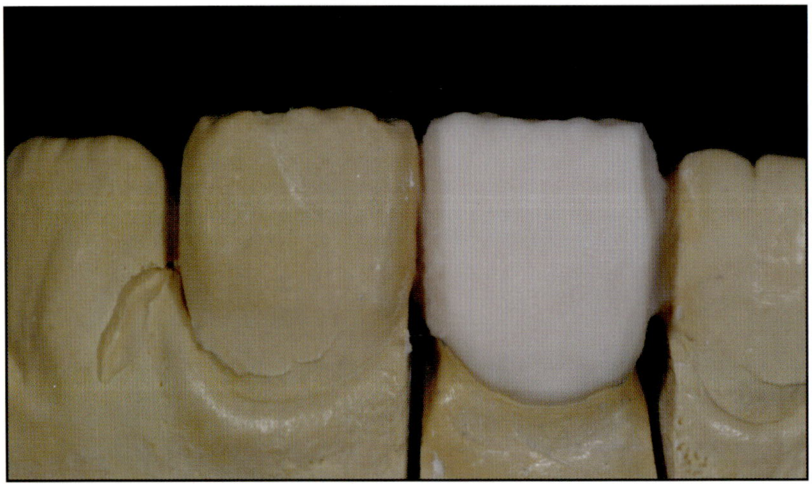

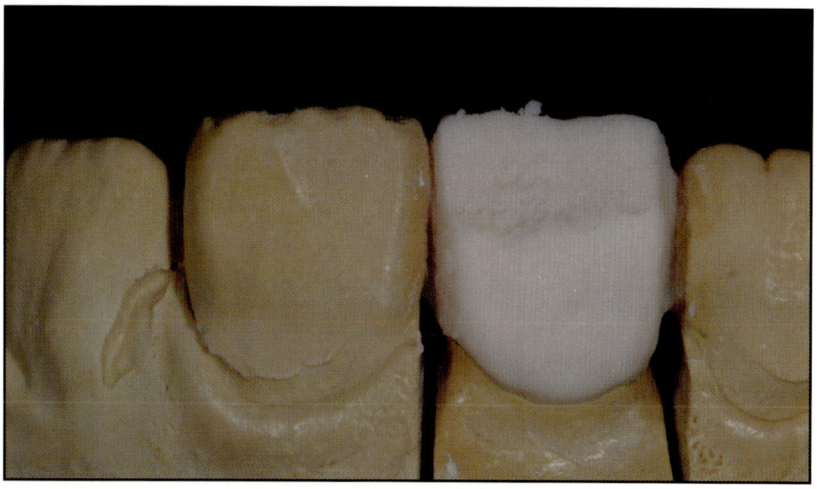

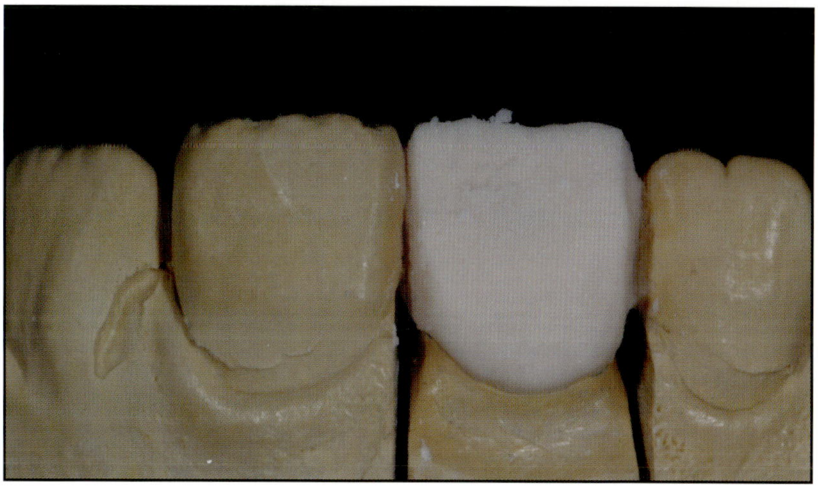

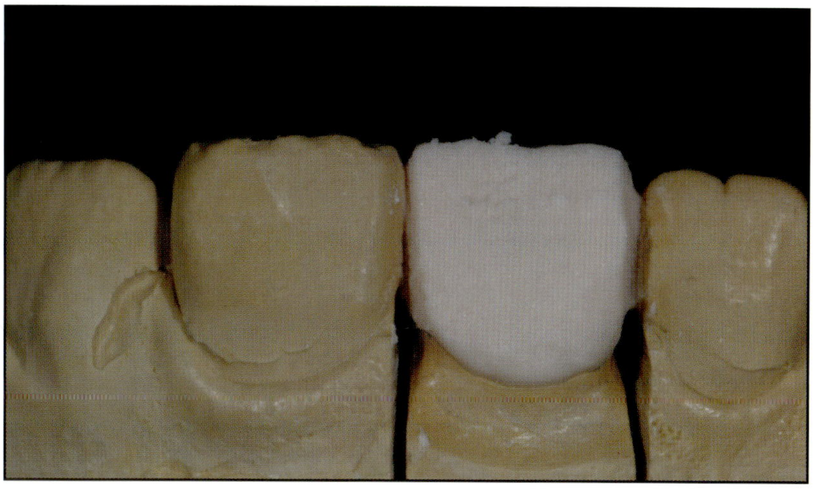

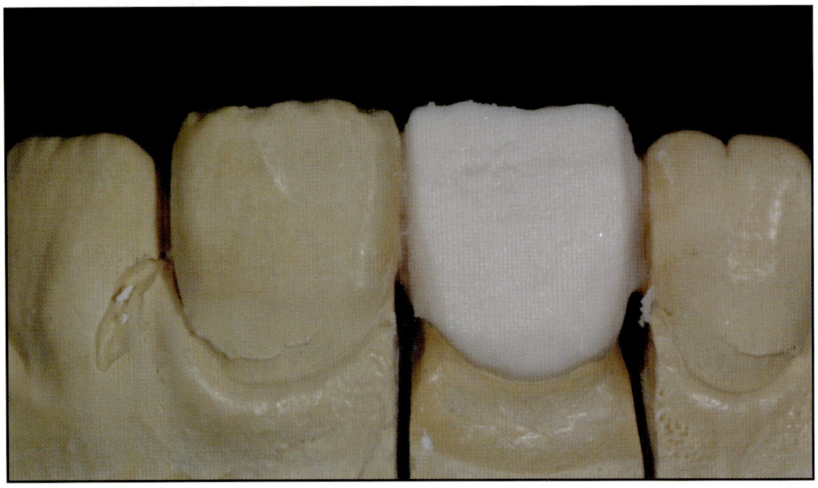

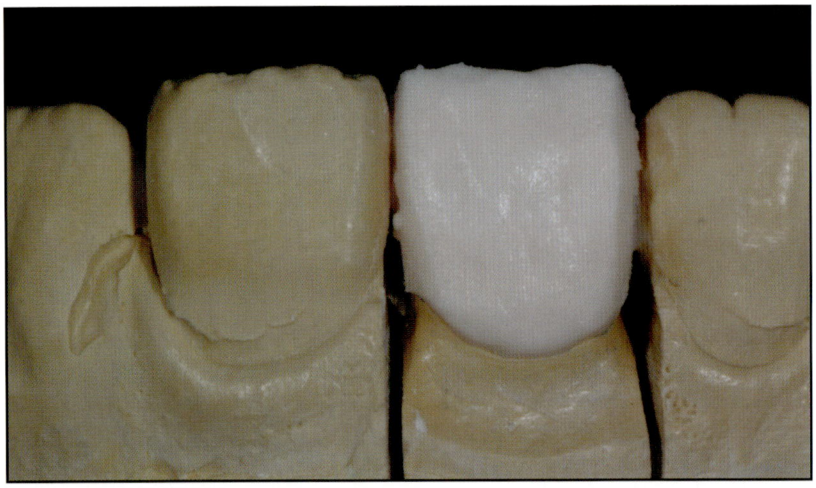

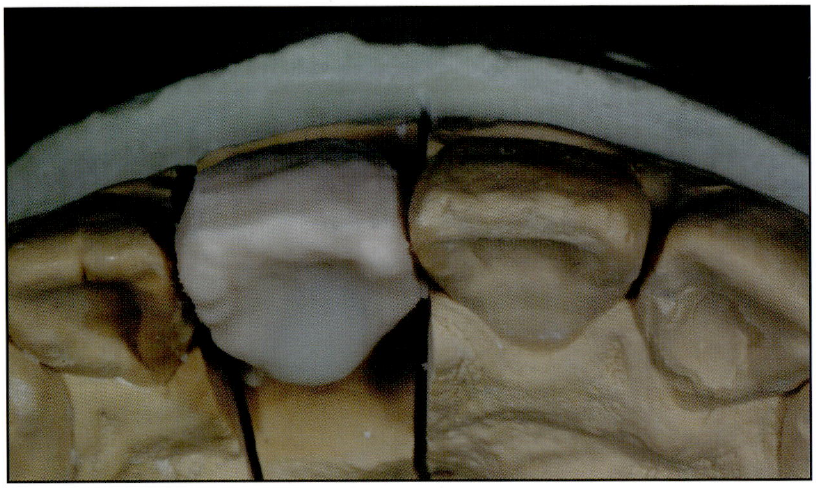

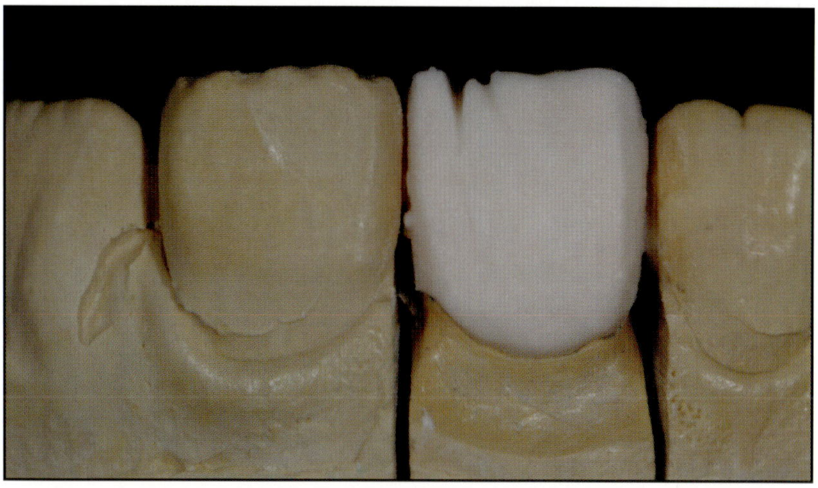

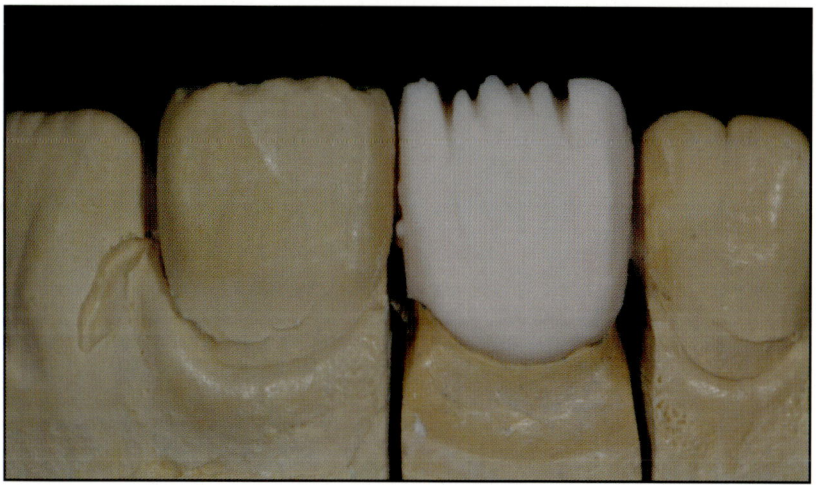

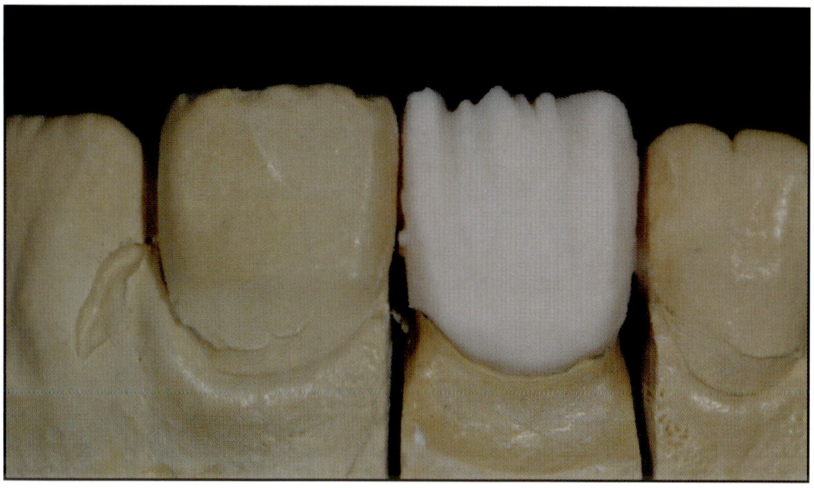

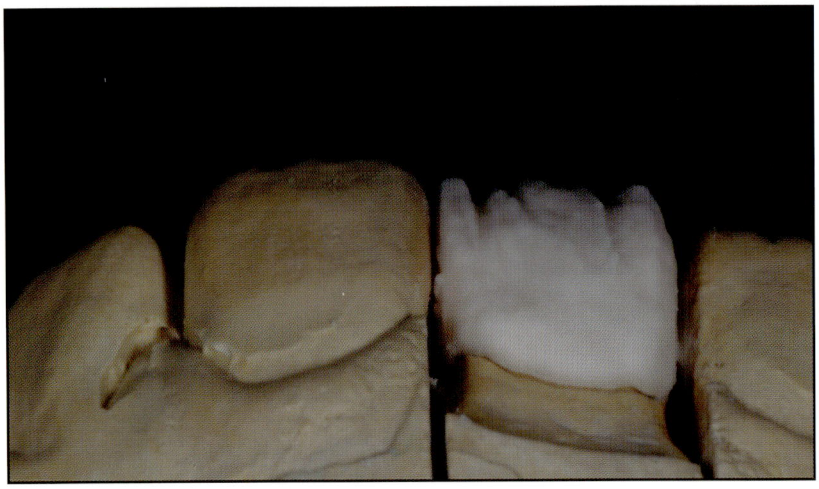

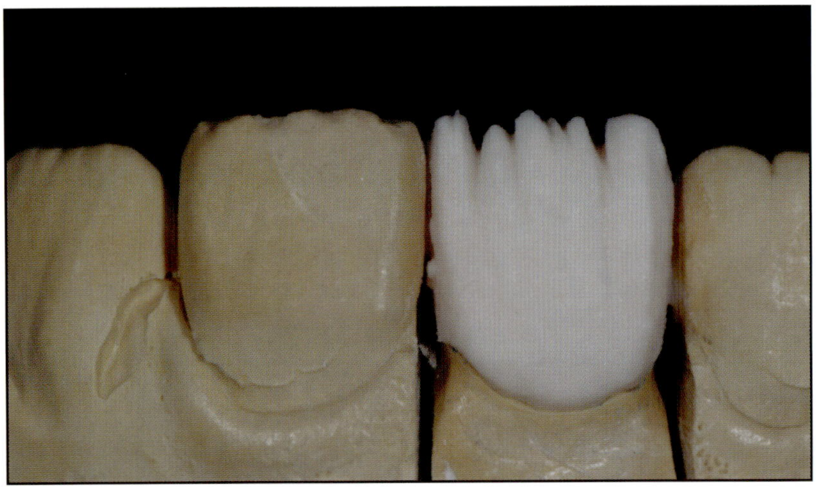

- Opaque Dentin – OD–A2(치경부 1/3)
- Dentin–A2B(치관회복 후 0.8mm Cut–Back)

Translucensy Effect

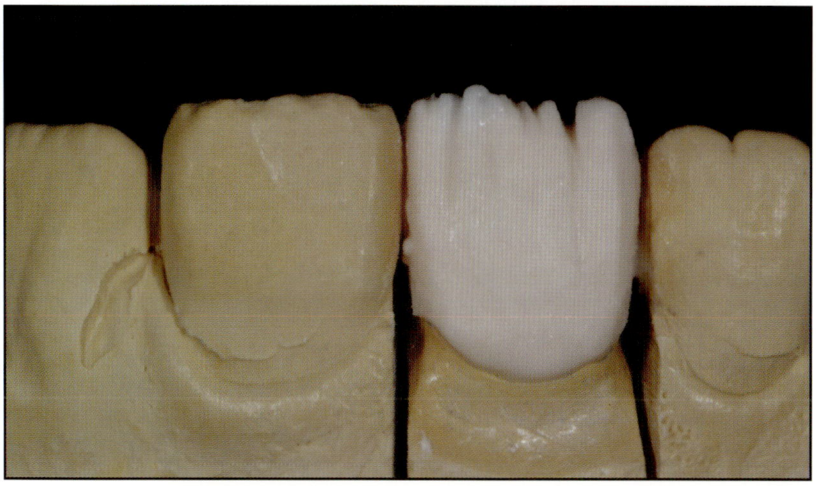

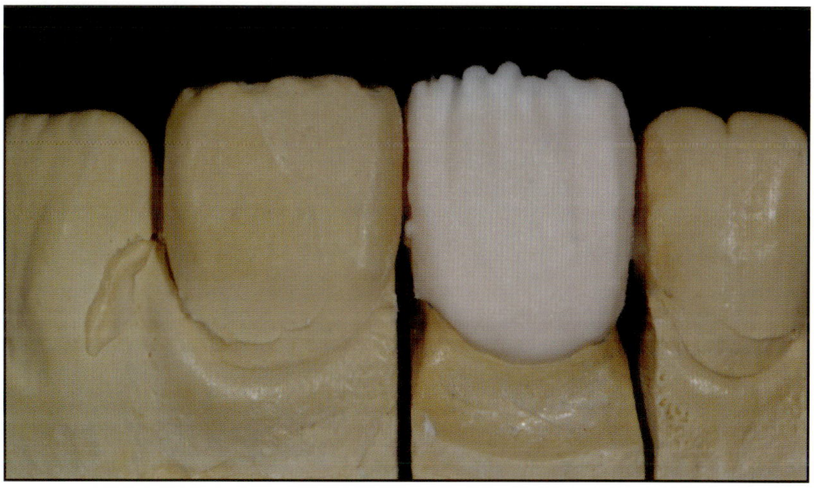

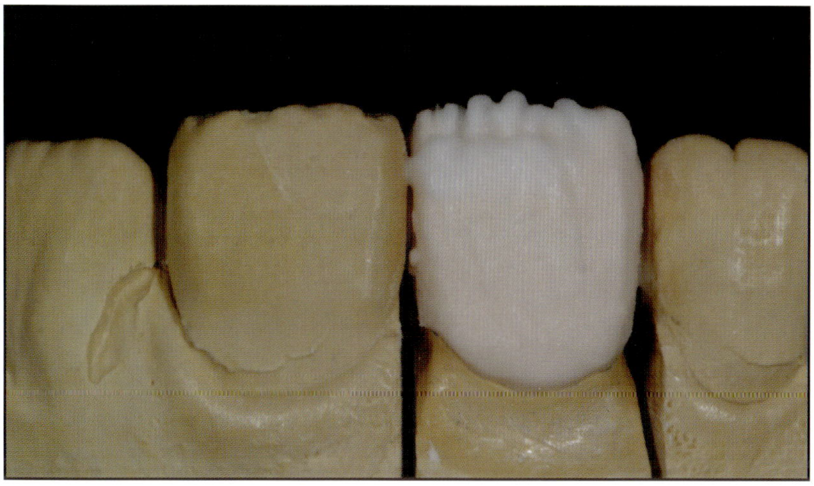

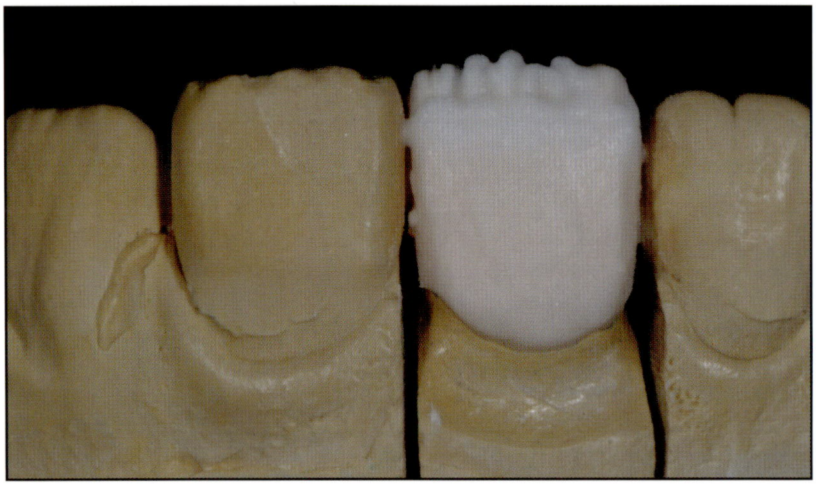

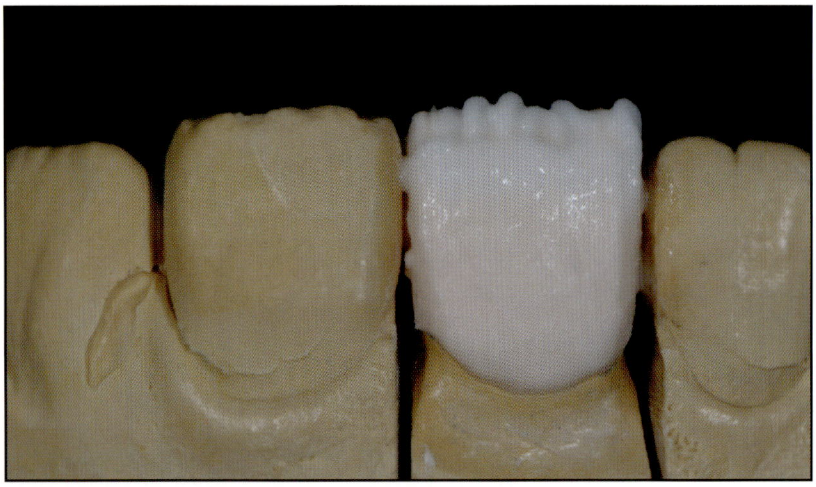

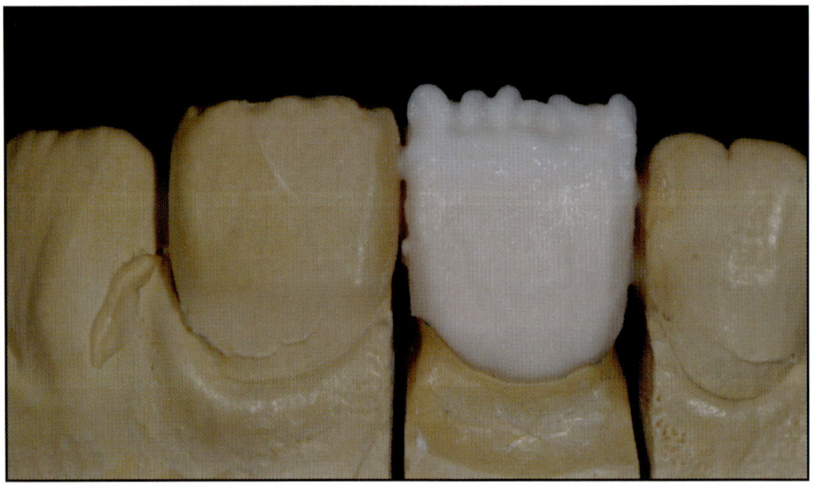

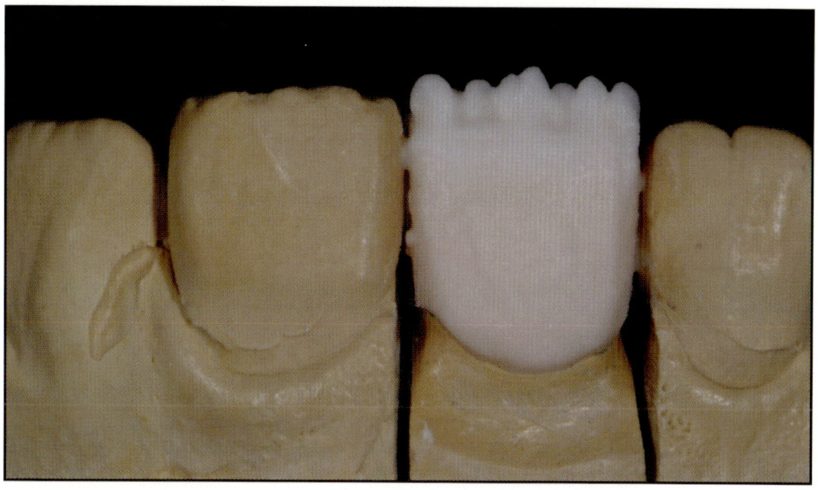

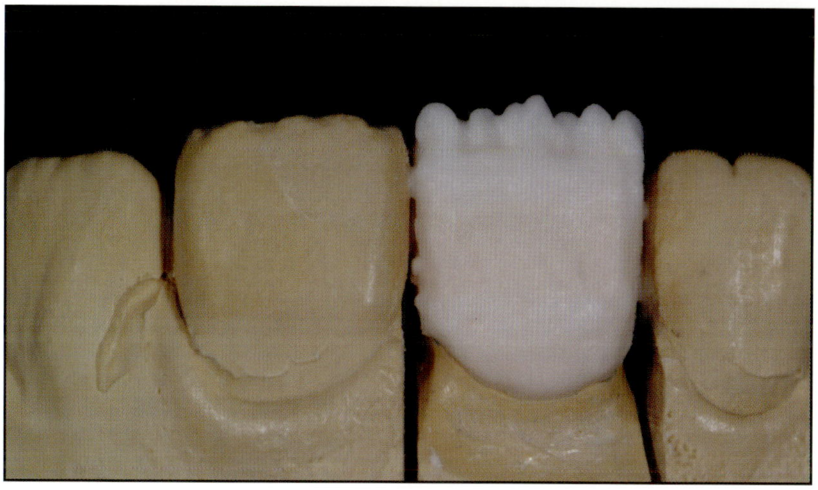

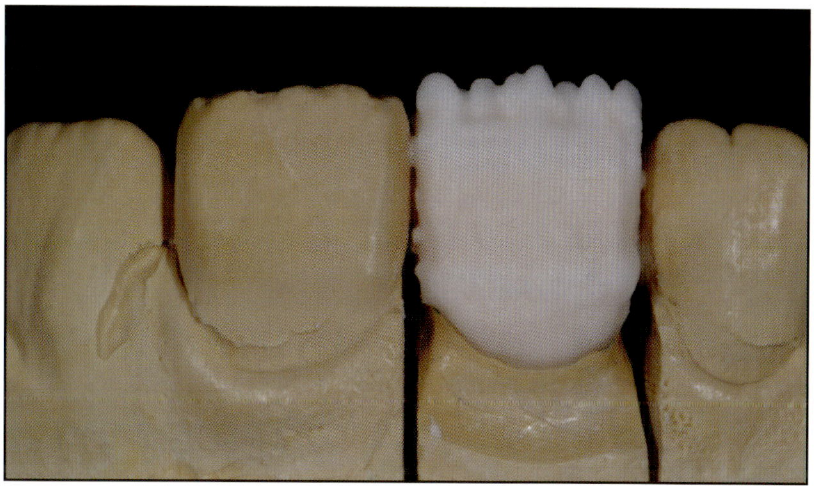

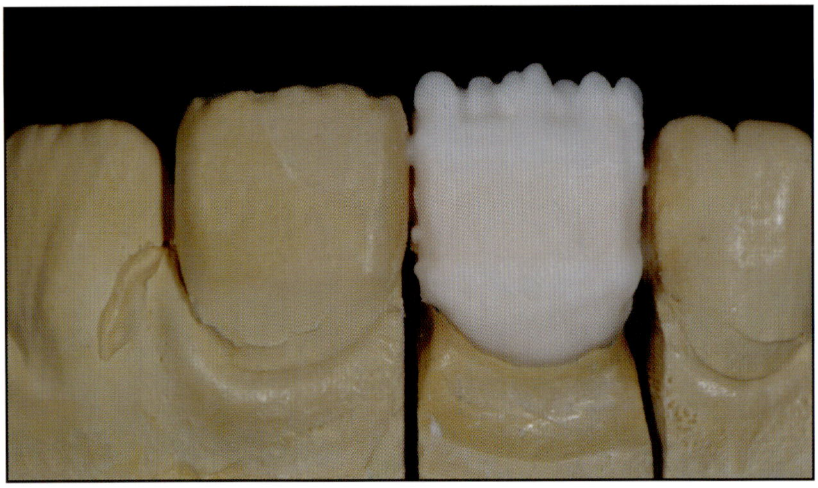

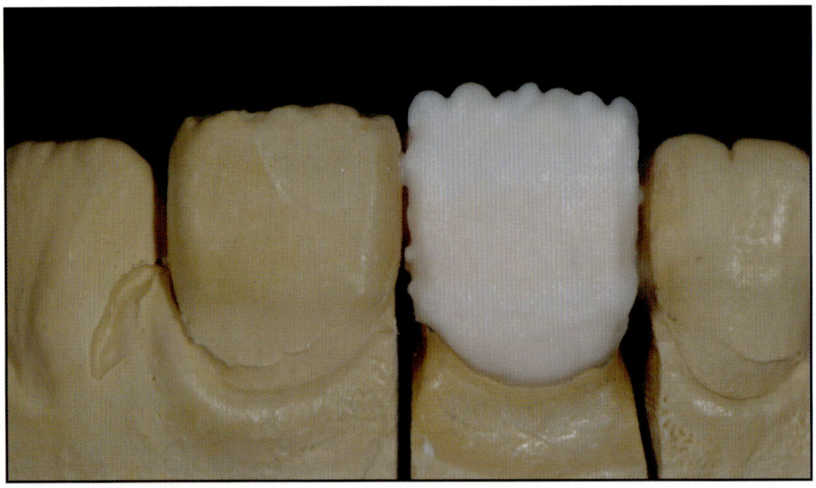

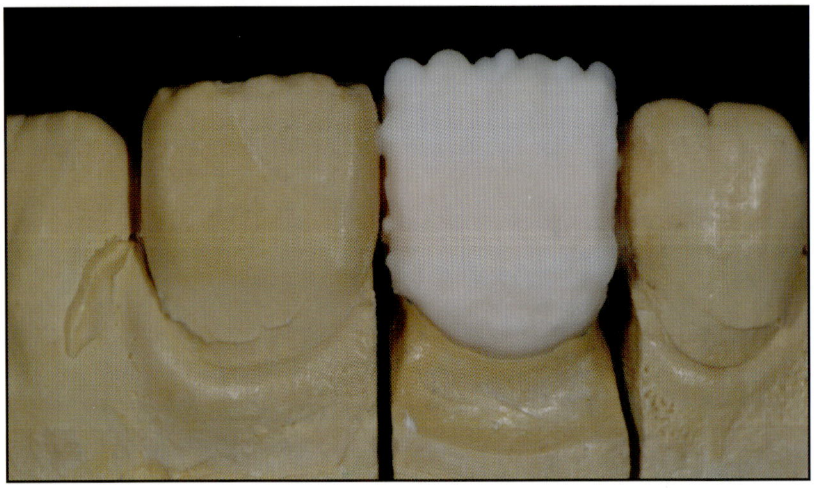

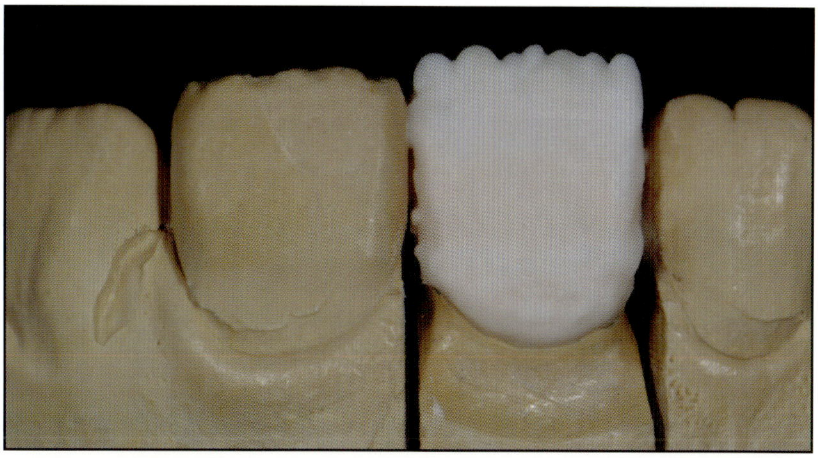

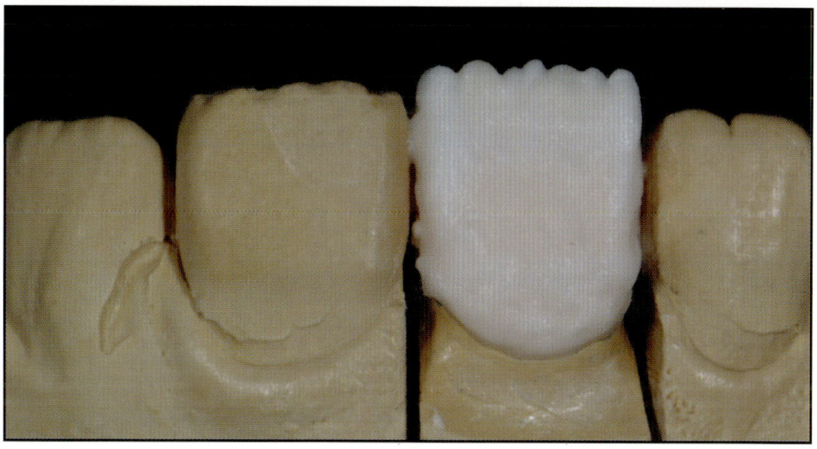

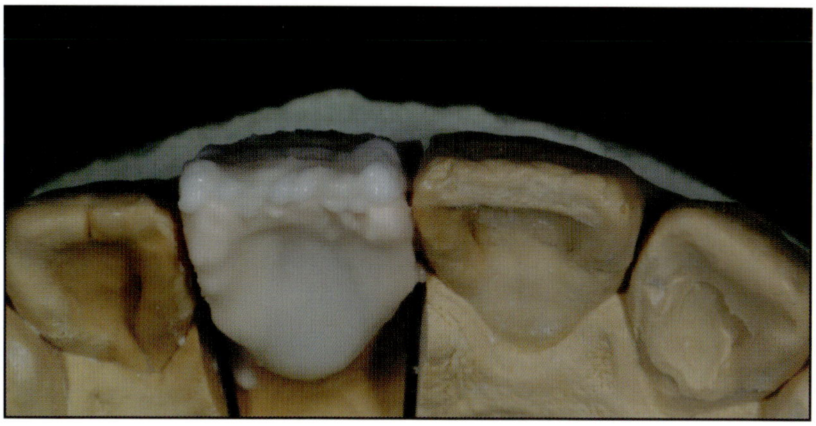

- SL, BT, AM-Y.(절단 투명층 재현)
- WE, OC(근 · 원심 융선의 Whitish 재현, 백띠 재현)

Enamel Effect

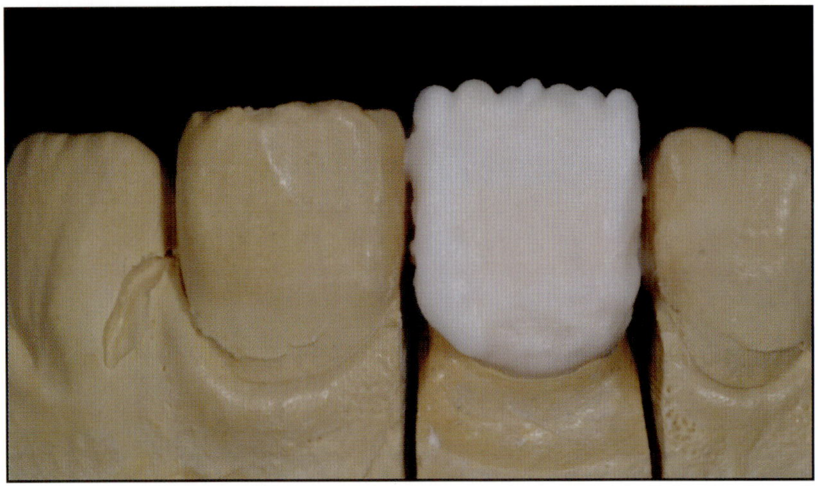

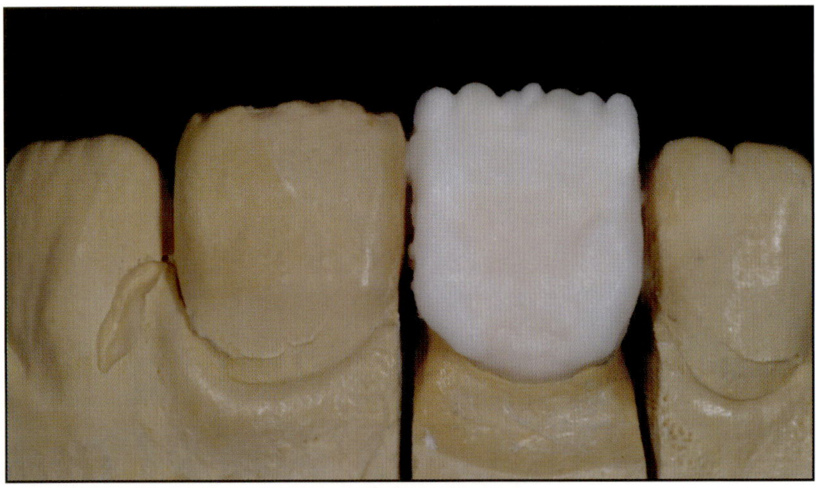

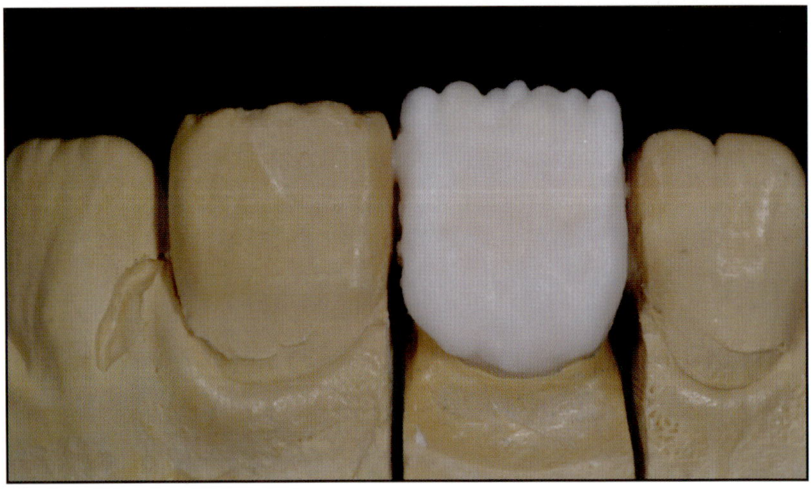

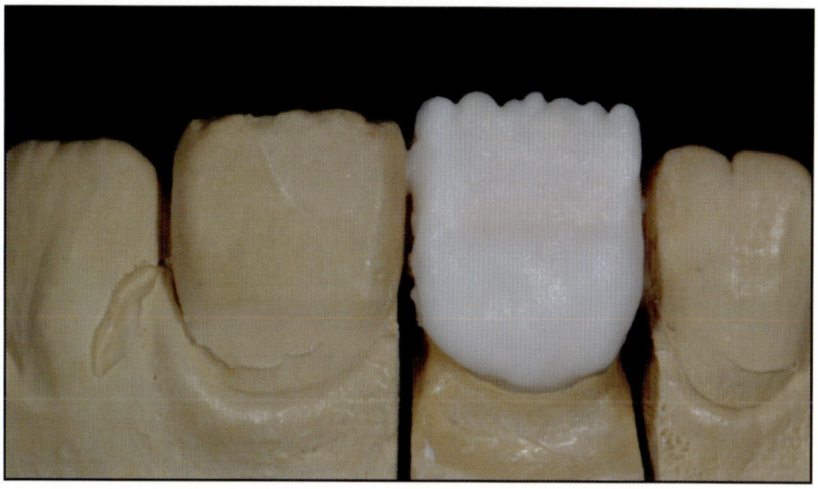

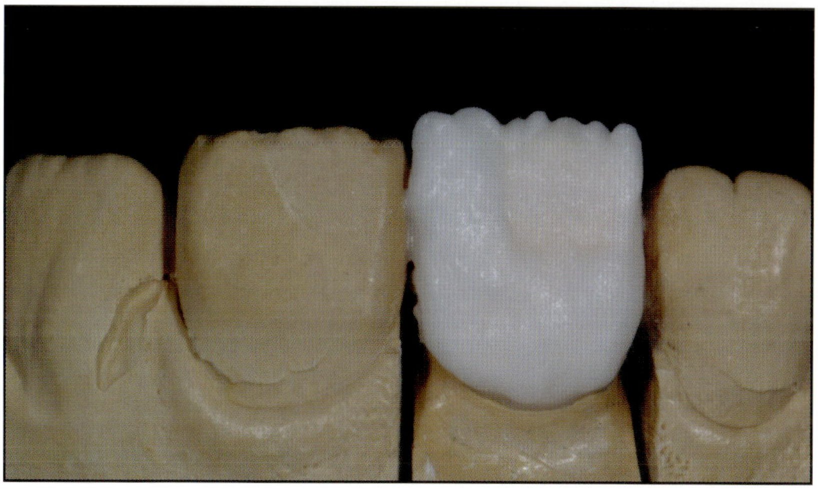

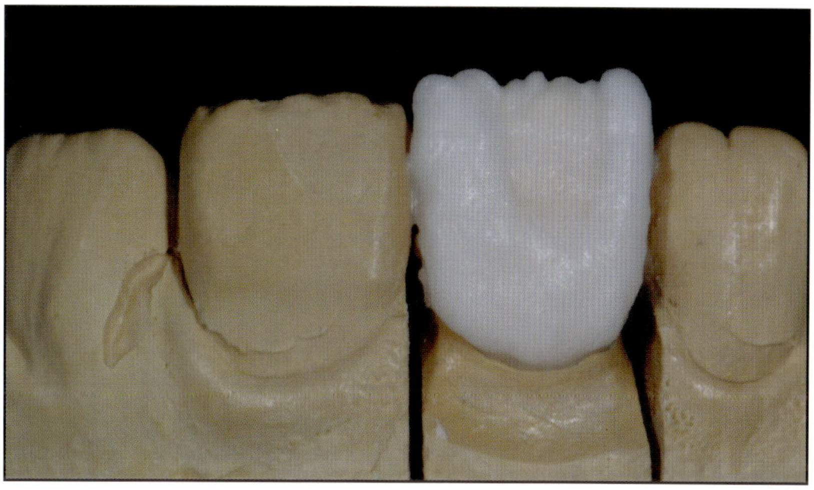

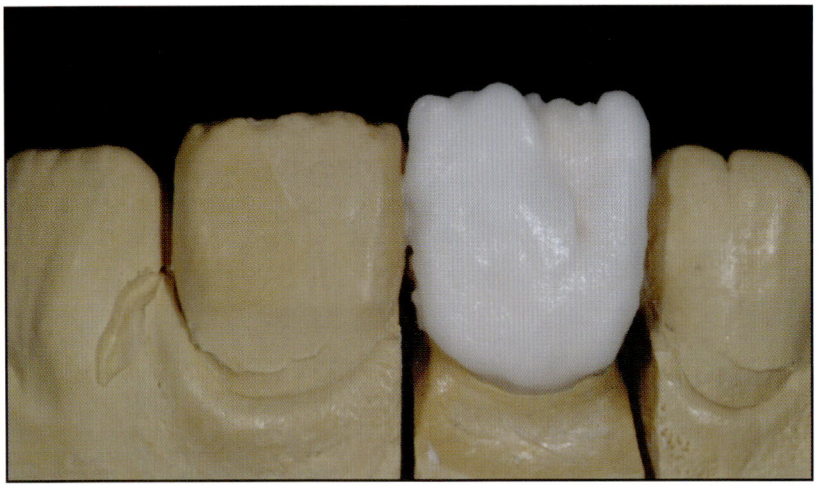

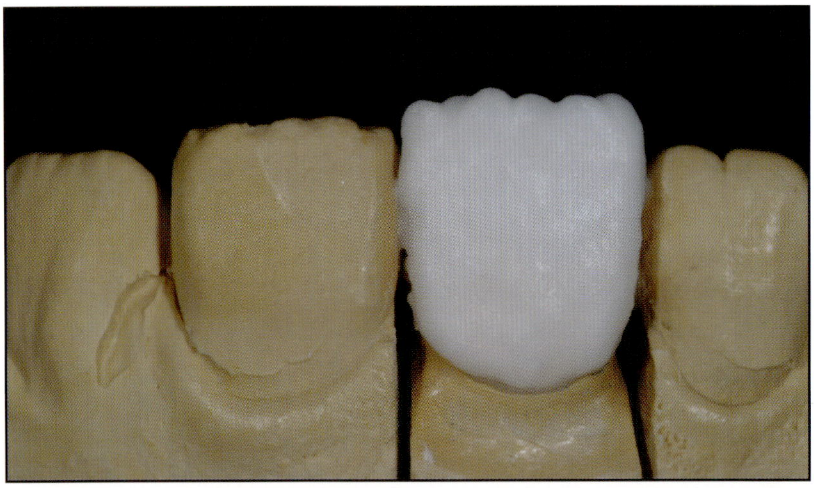

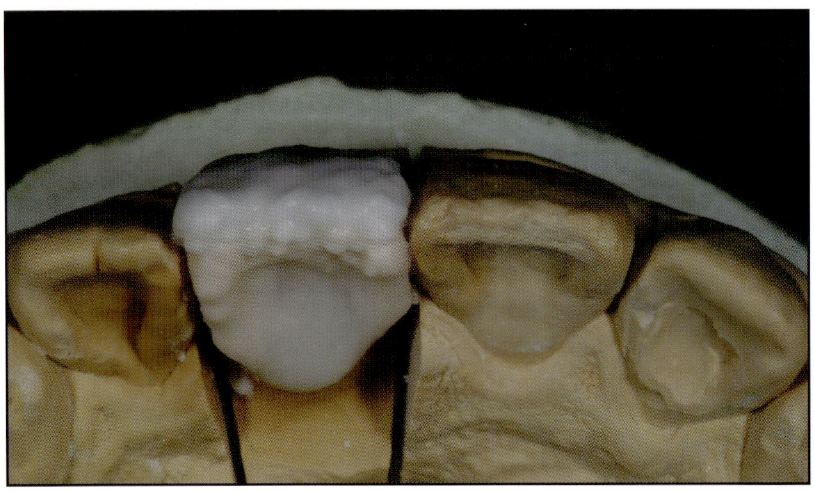

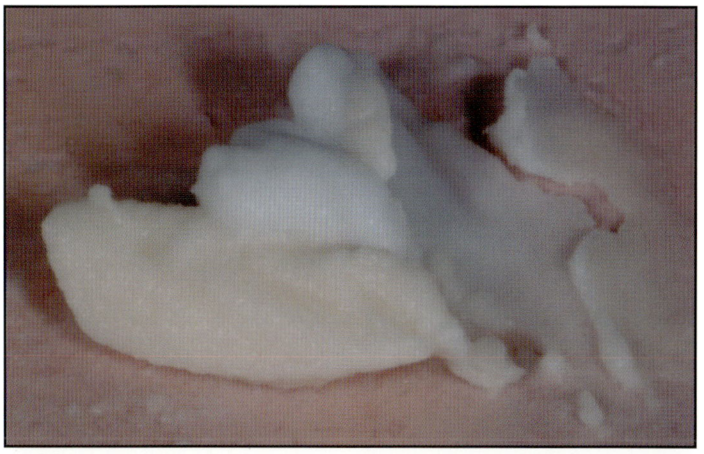

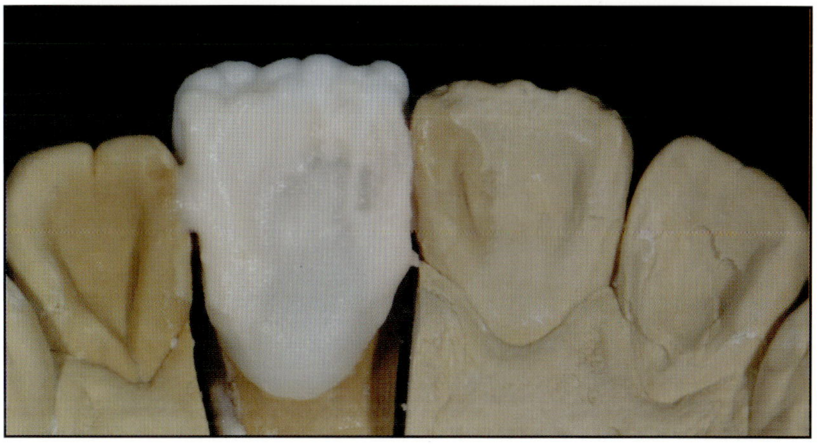

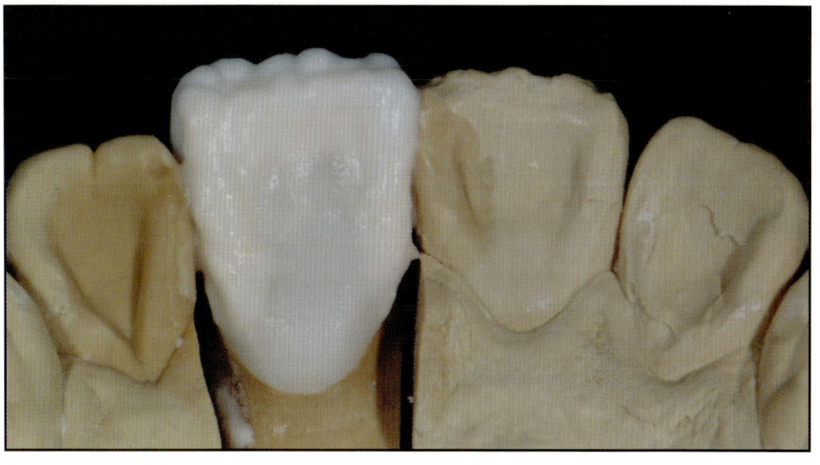

- OPAL 57, 58(Enamel 재현)
- CT-CL, CT-A(치경부 Enamel 색 재현)
- A2B + OPAL 58(Halo 효과)
  1 : 1

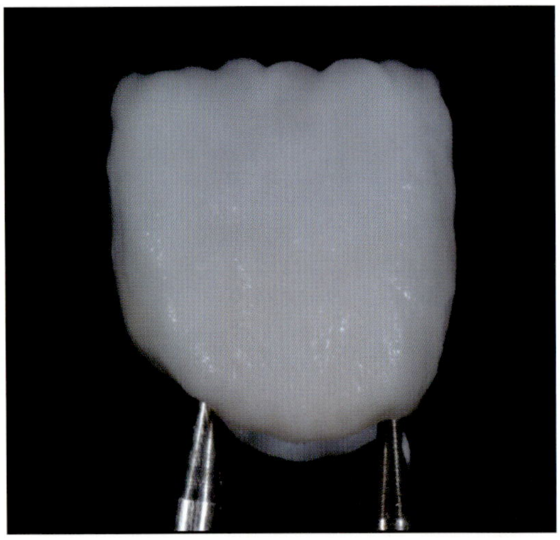
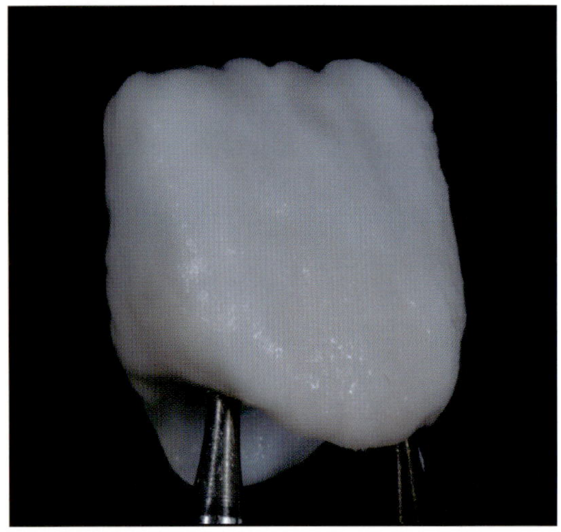
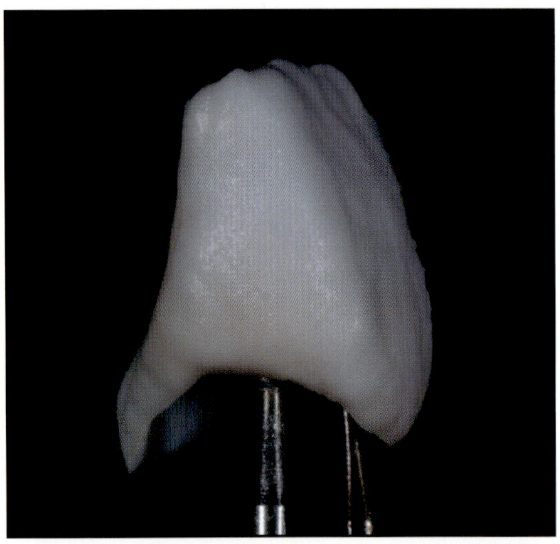
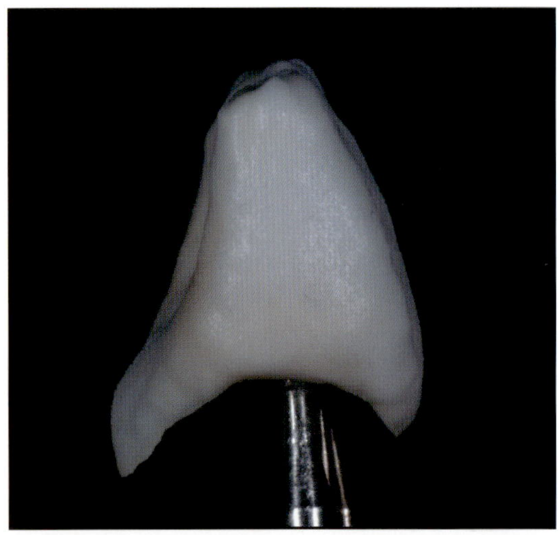
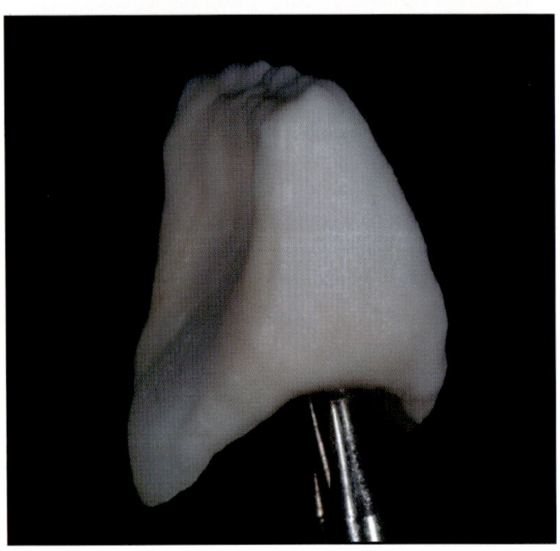
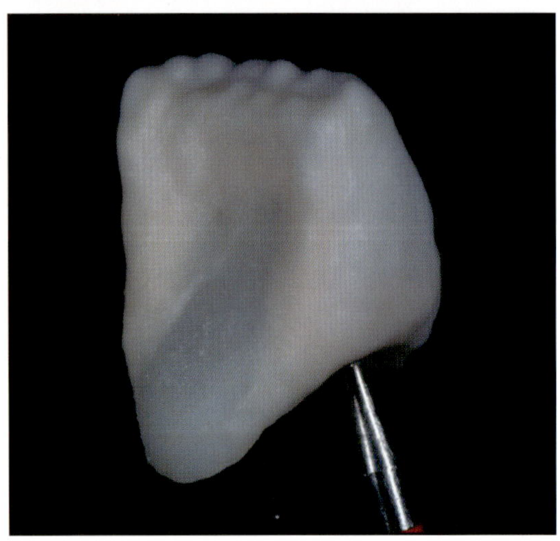

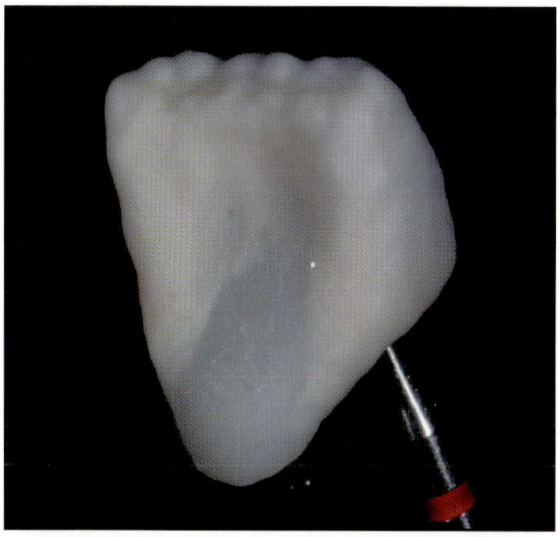
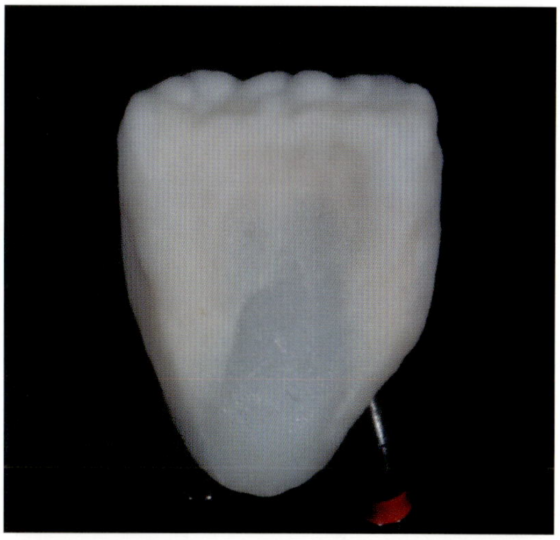
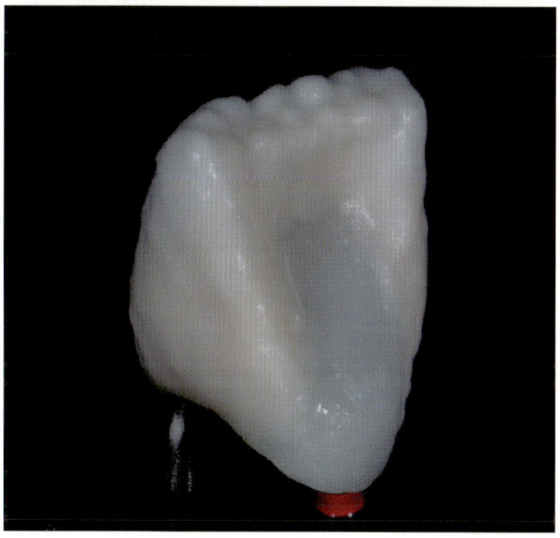
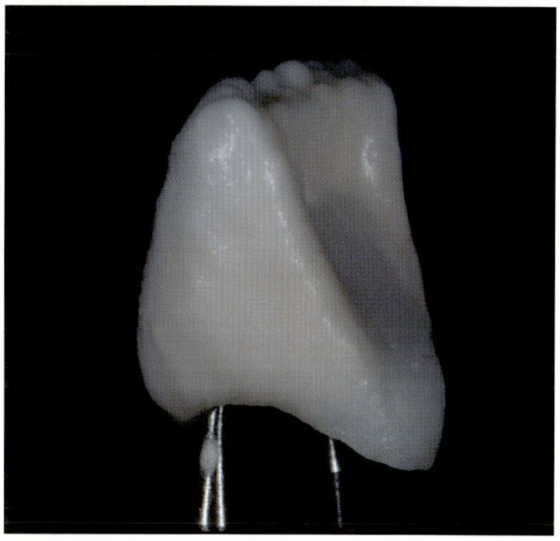
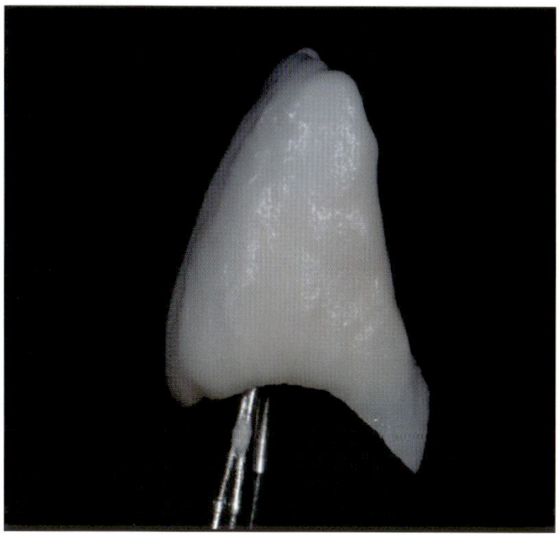
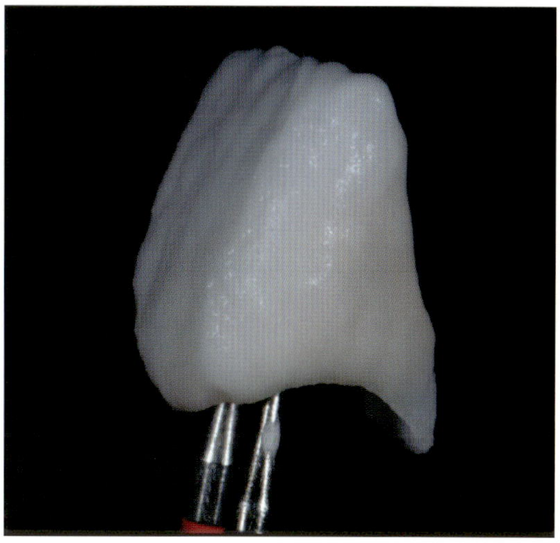

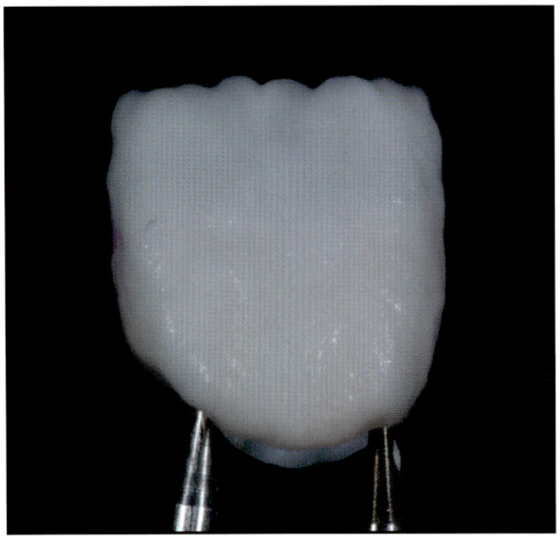

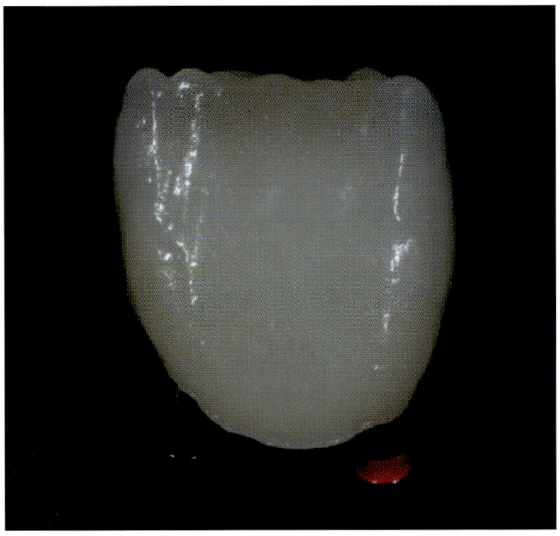

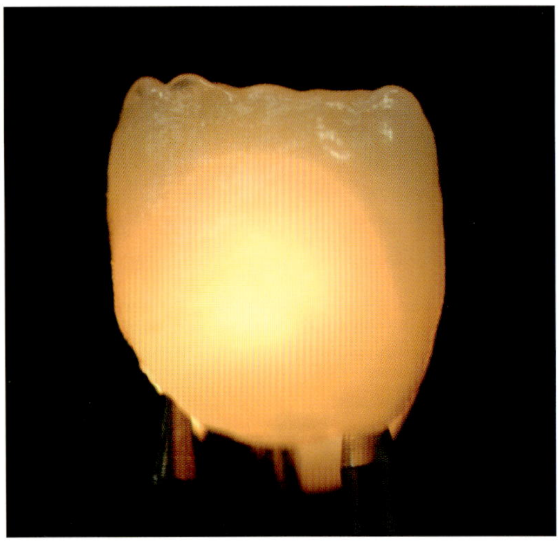

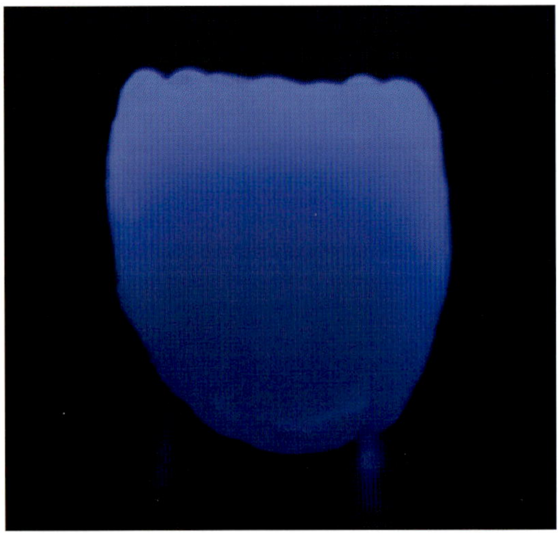

Morphology Finishing

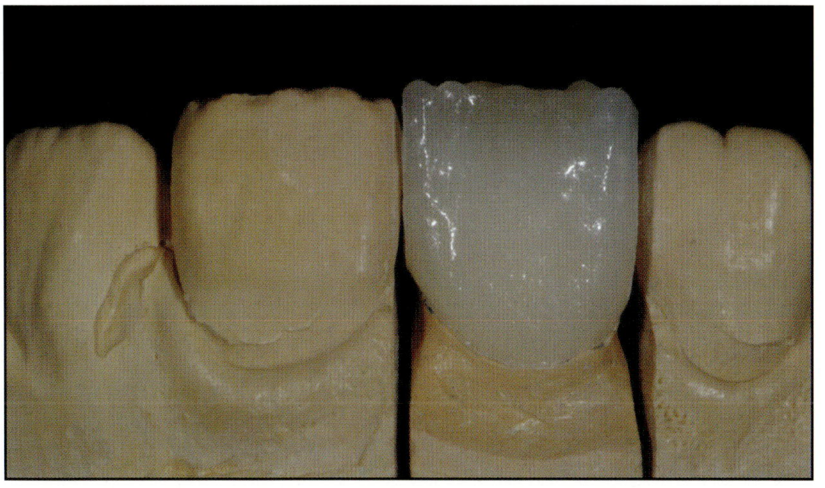

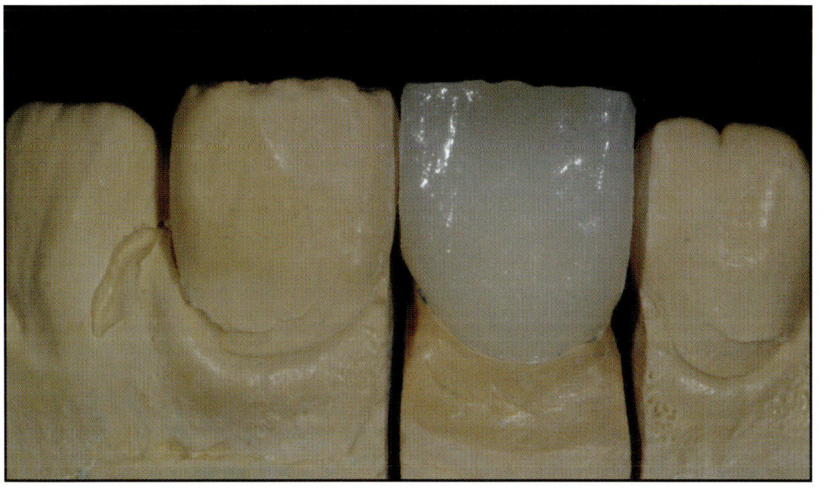

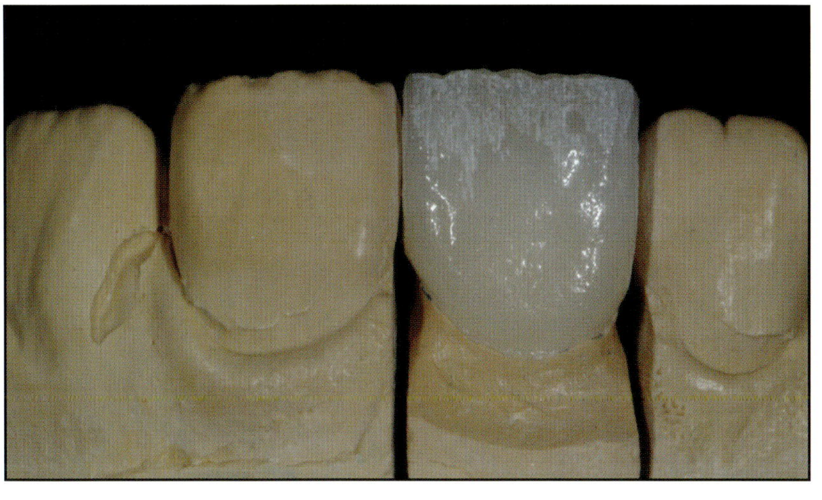

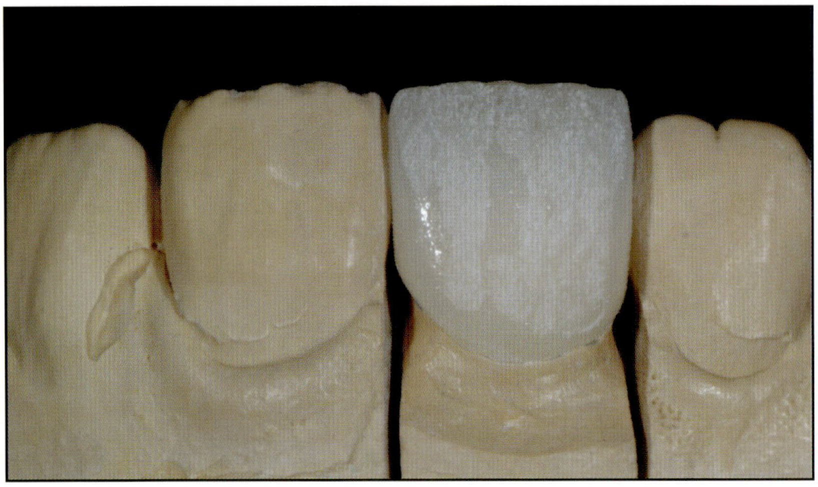

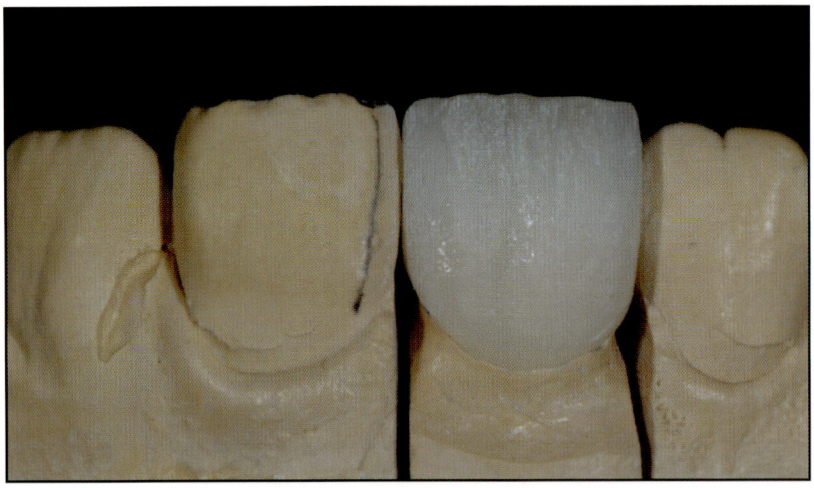

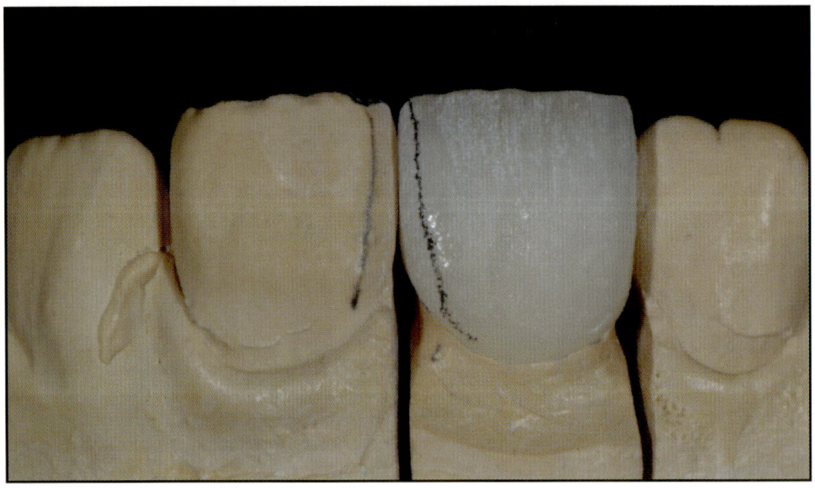

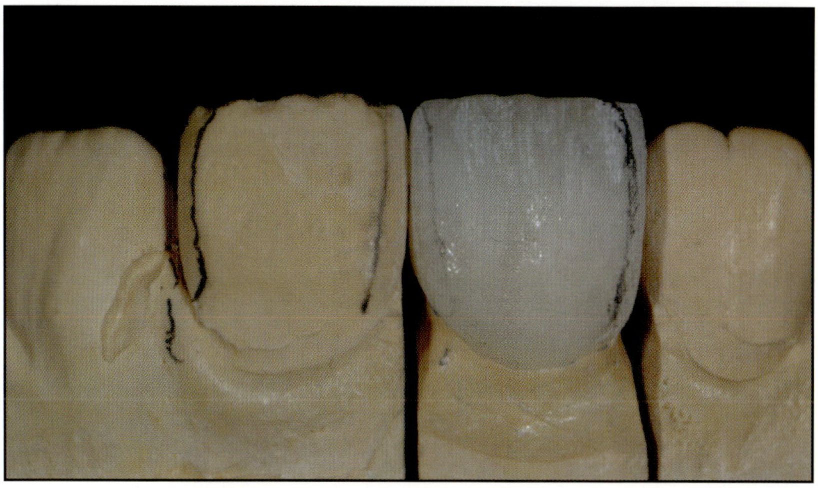

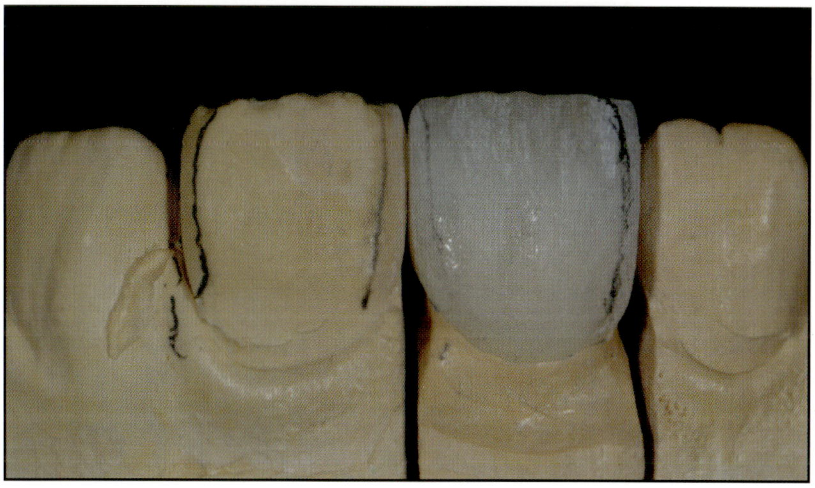

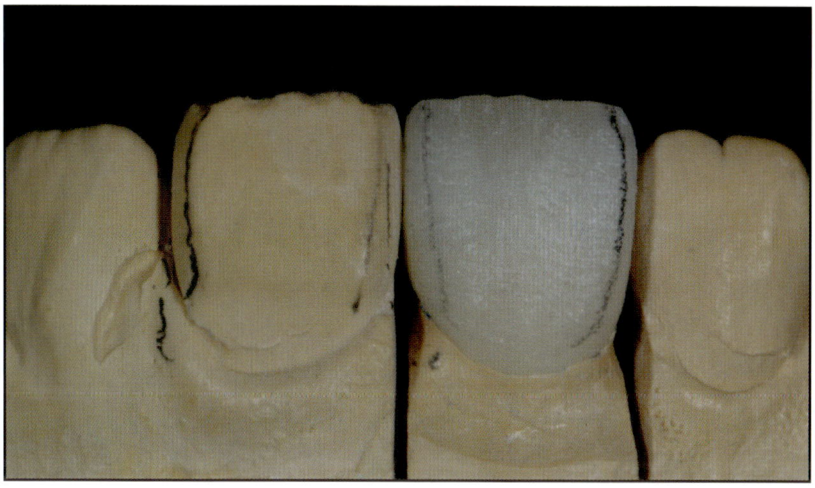

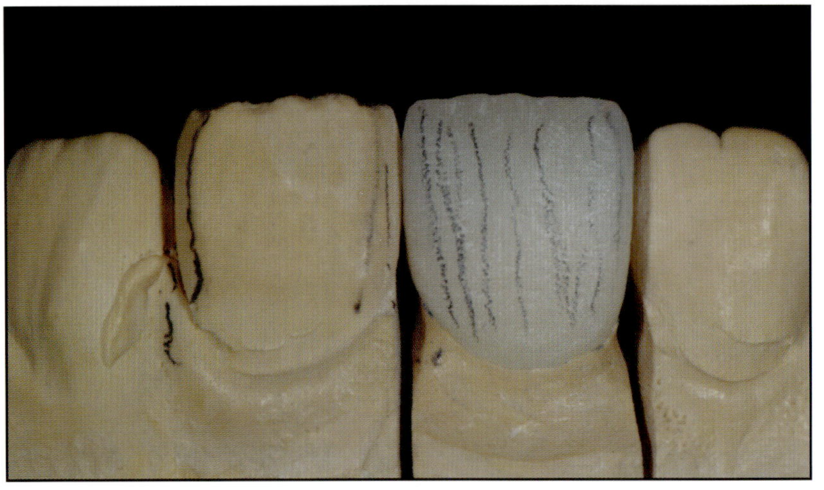

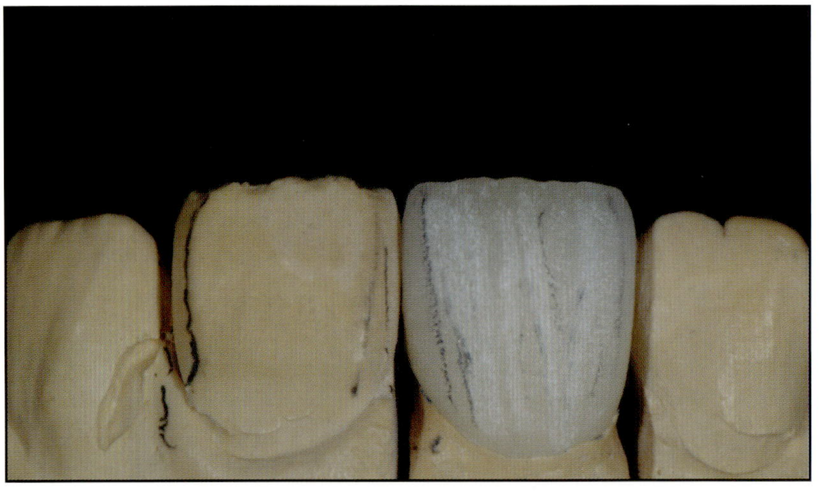

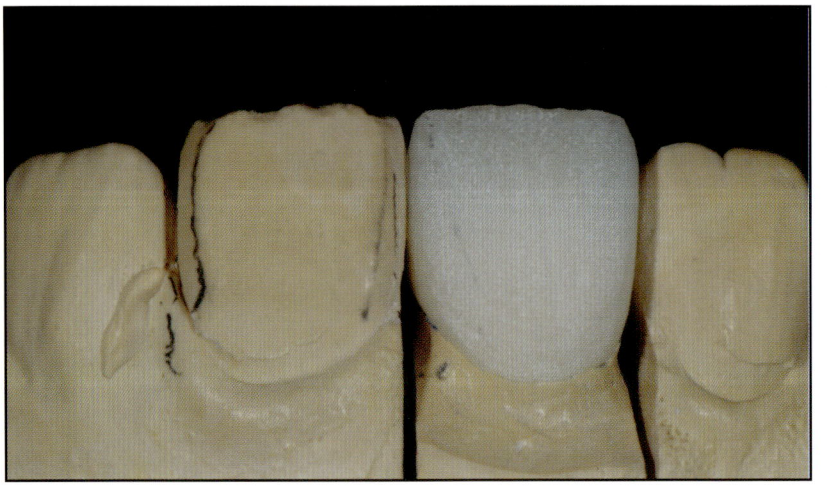

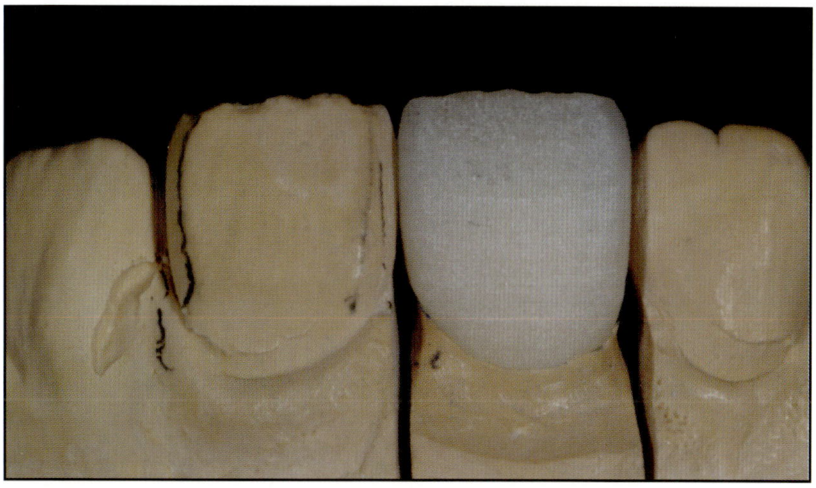

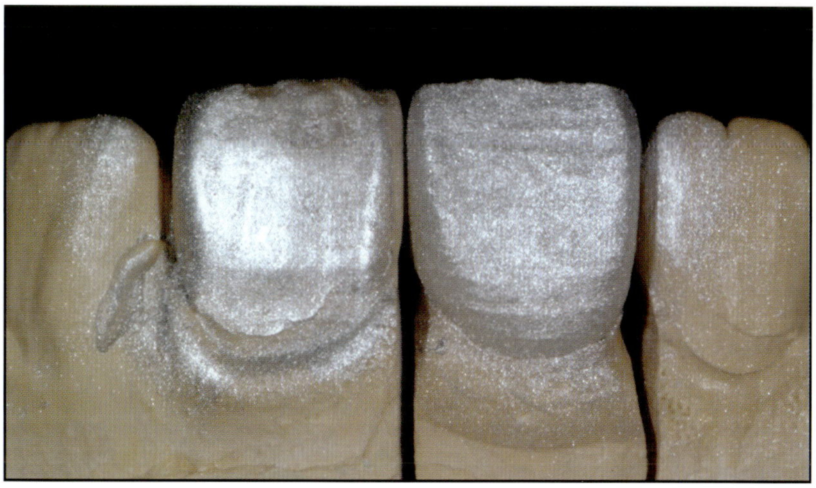

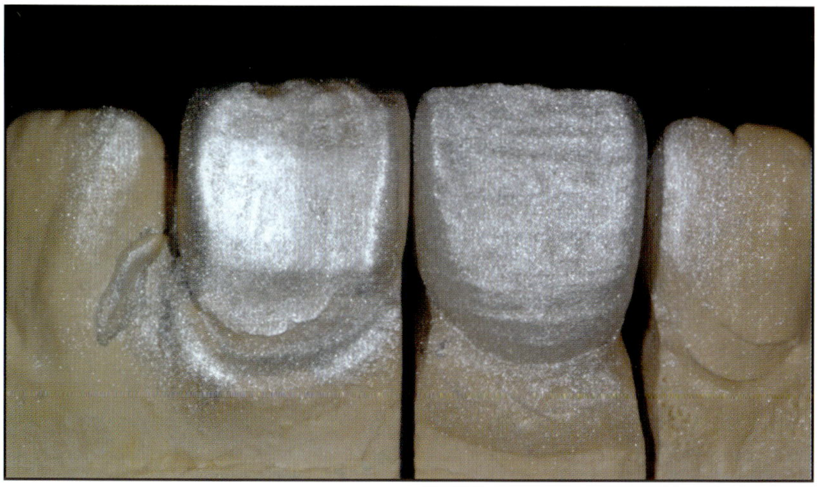

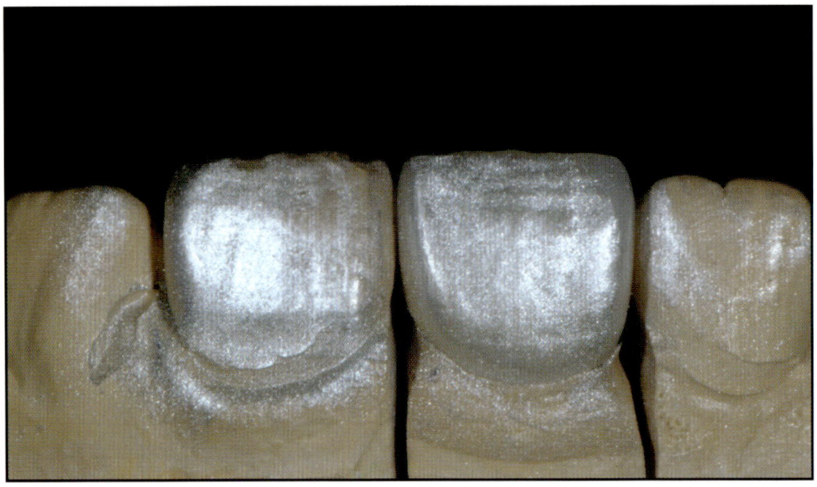

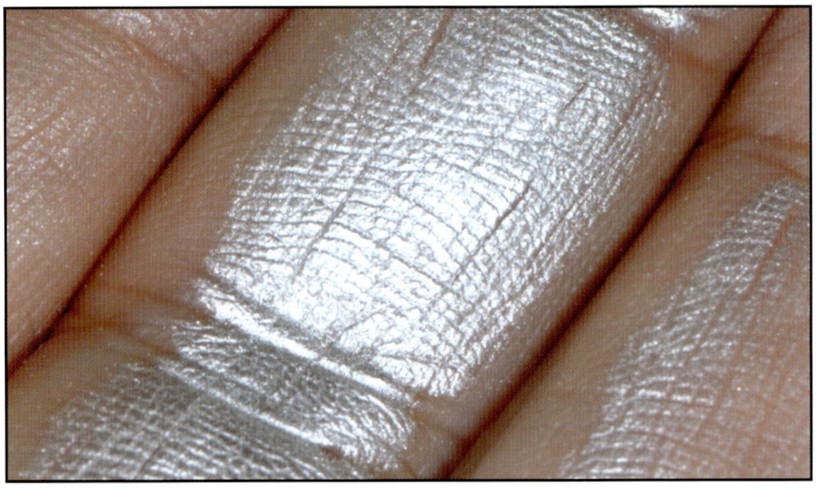

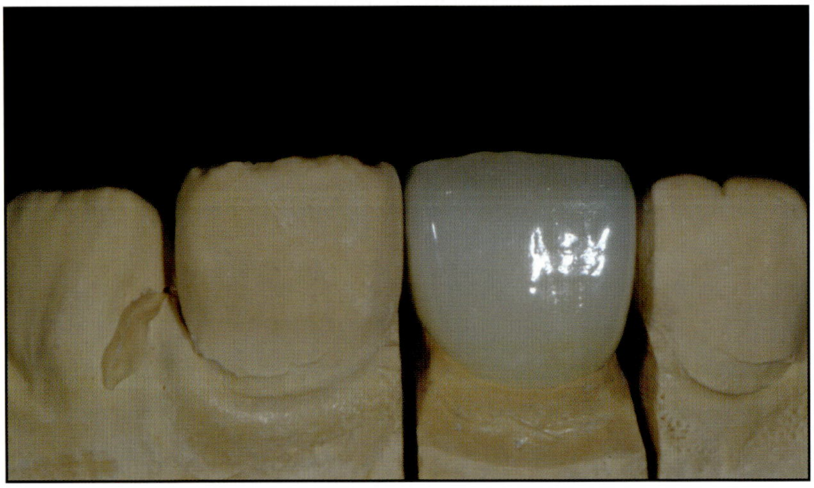

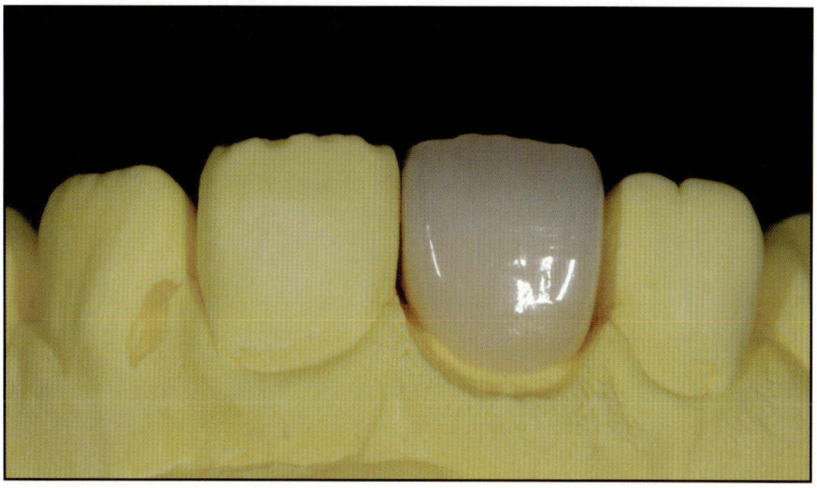

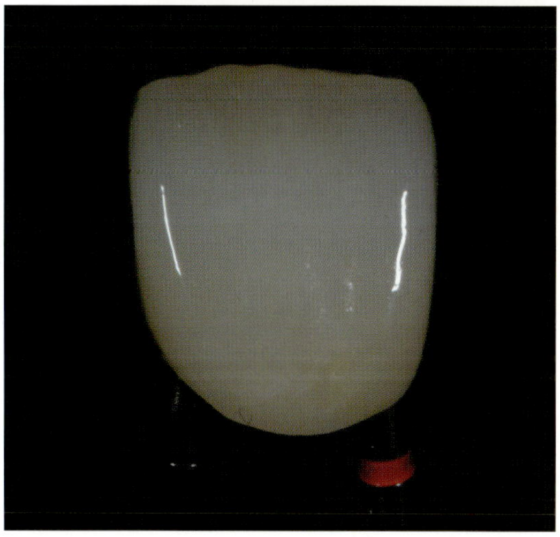

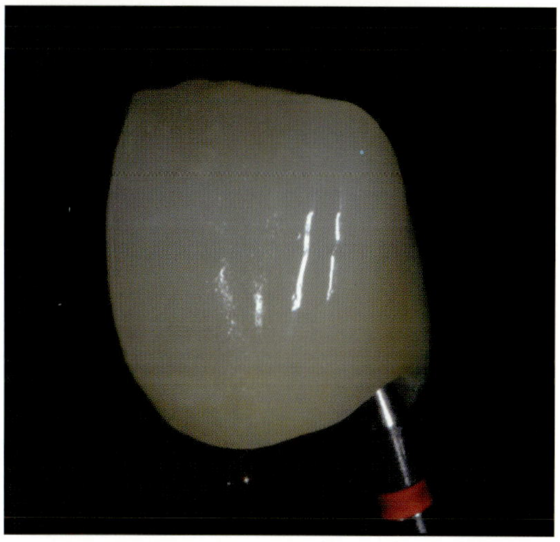

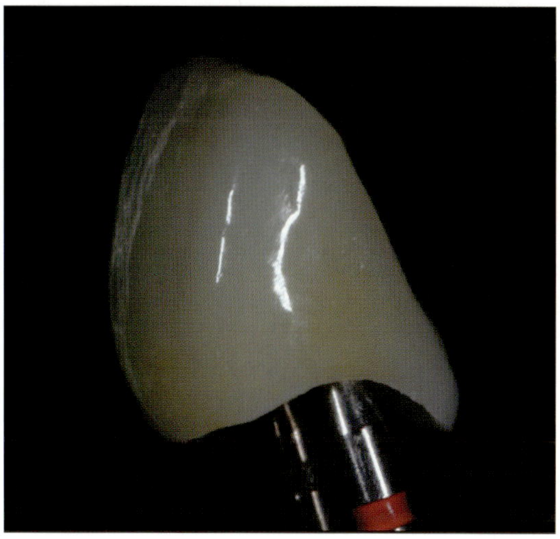

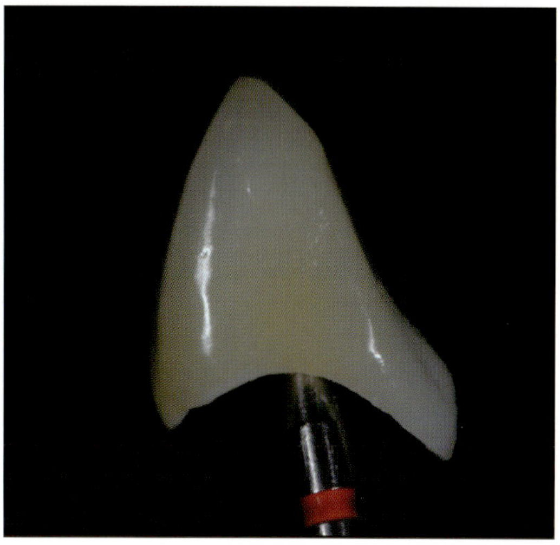

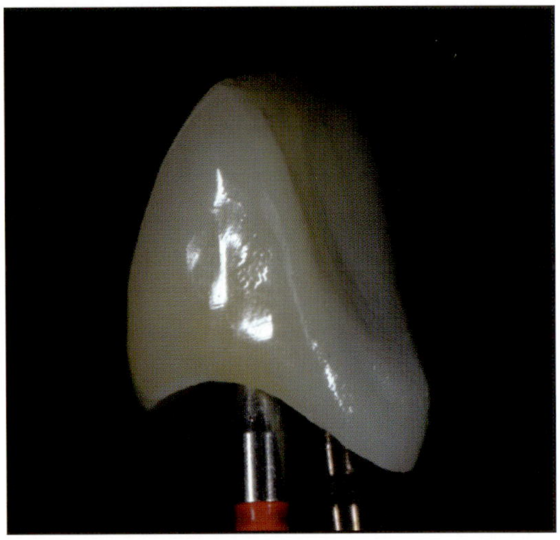
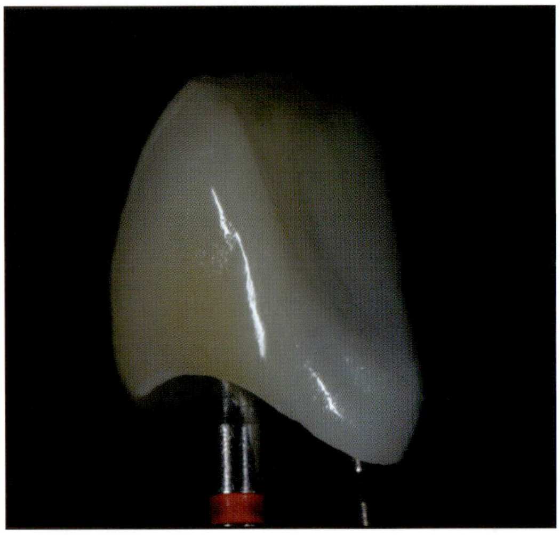
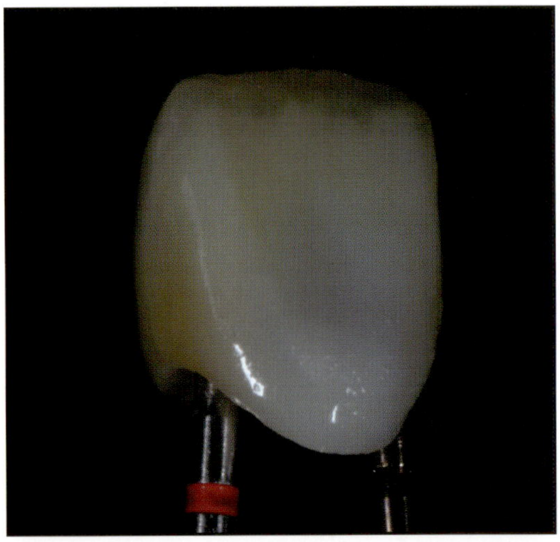
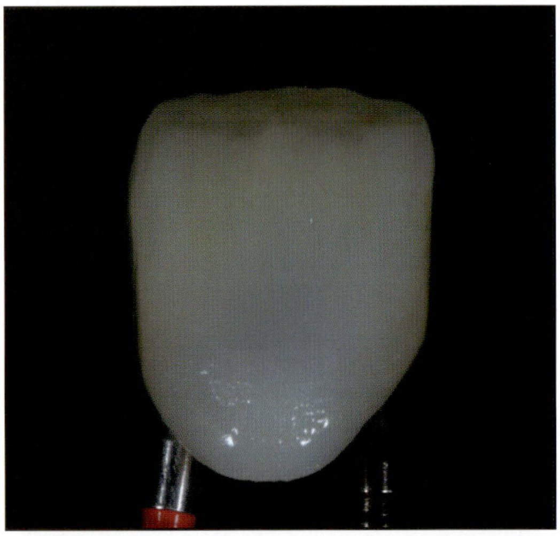
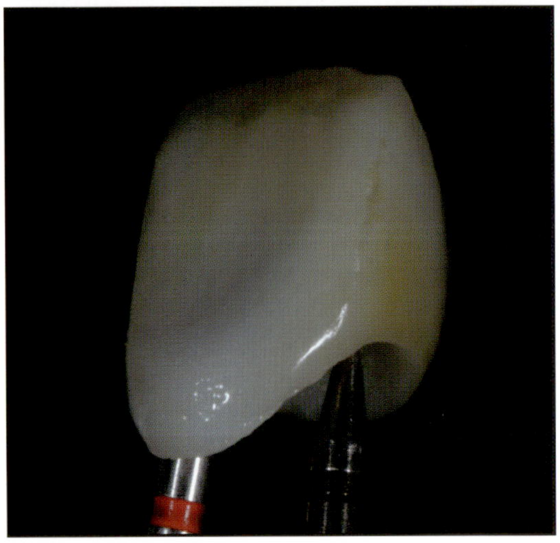
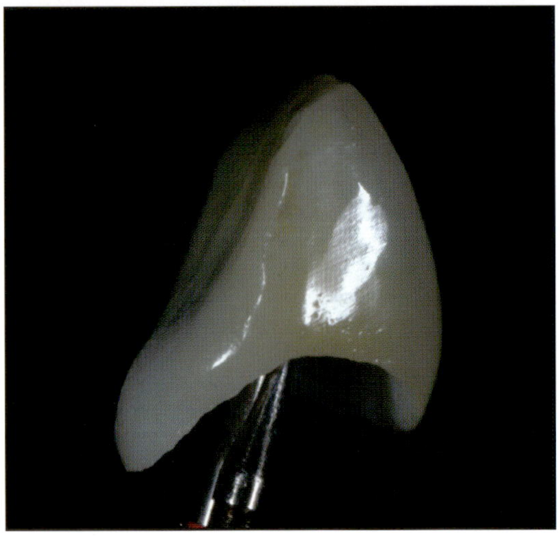

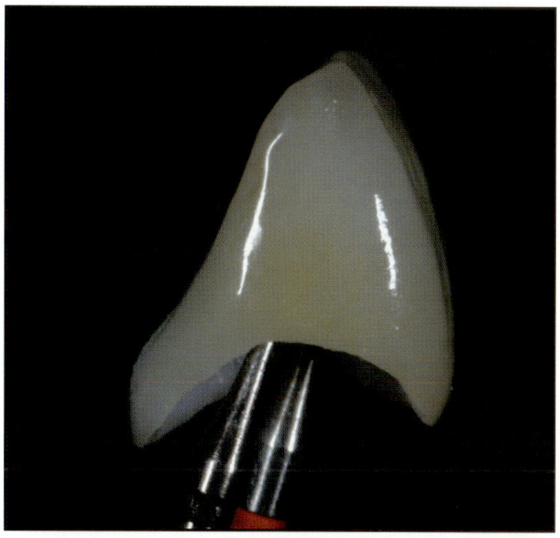

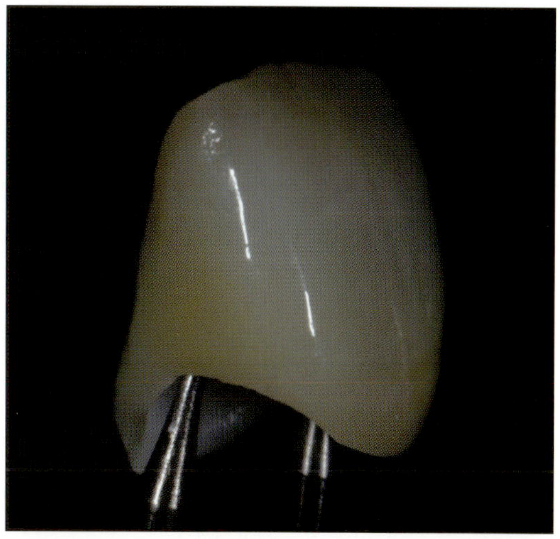

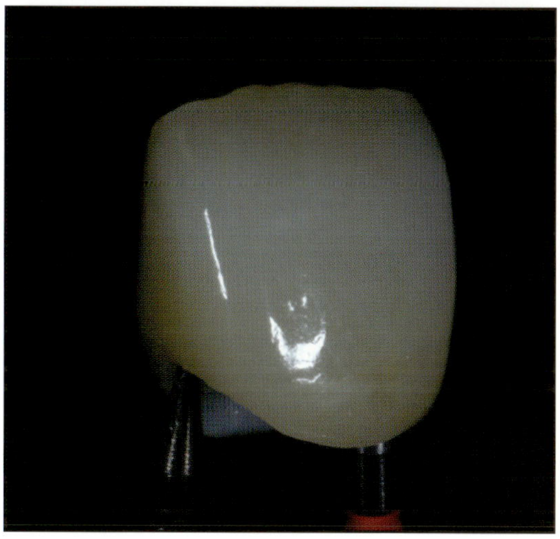

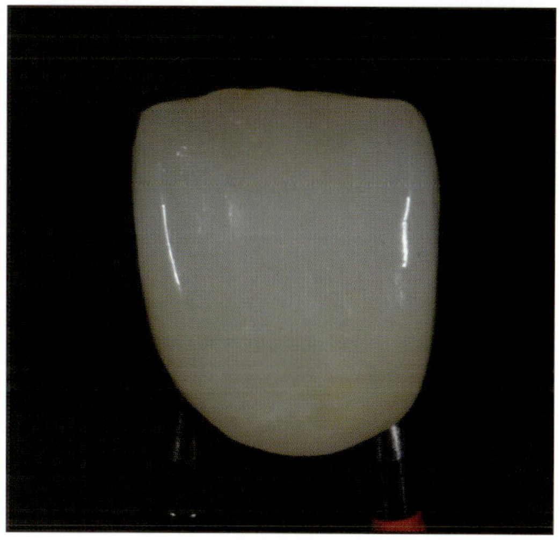

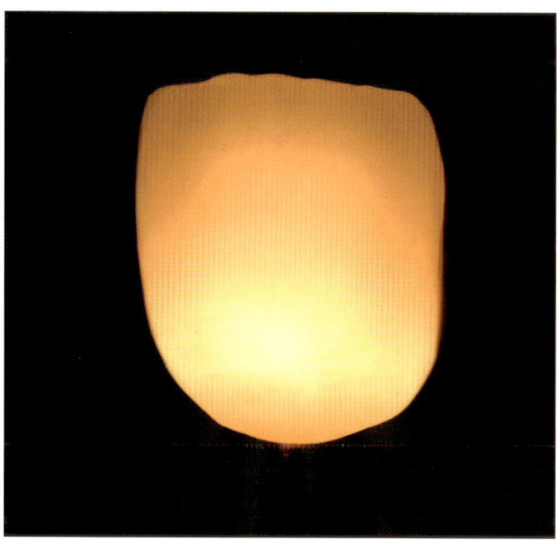

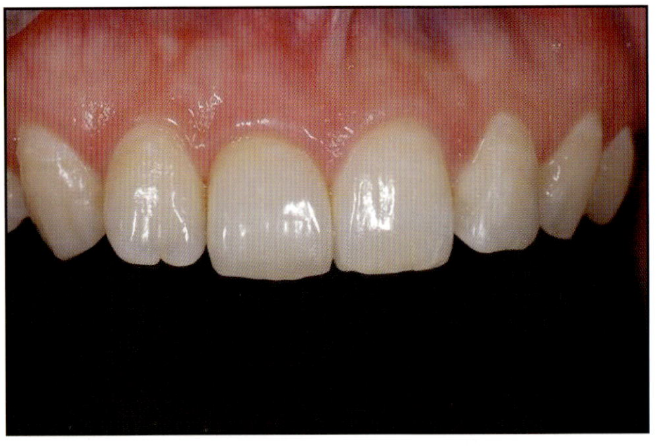

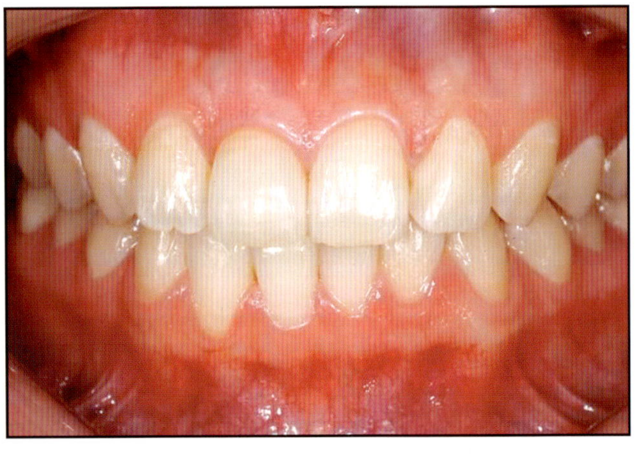

CAD/CAM All Ceramics의 개요

All Ceramics의 분류

Silicate Ceramics

- Feldspathic Ceramic
  VITA Mark Ⅱ
- Lithium-Disilicate
  IPS Empress CAD
  IPS e.max CAD
- Hybrid Ceramic
  VITA Enamic
  3M LAVA Ultimate

Oxide ceramics

- Dense Sintering
  (절삭 가공 방식)
  Zirkonzahn Prettau
  IPS e.max ZirCAD
  Sirona inCoris ZI
  LUXEN Zr

All Ceramics System의 선택기준

- 강도 – 구강 내에서 약 800MPa이상 요구
- 색조 – 자연치와 유사한 색조재현
- 적합성 – 현재의 CAD/CAM 정밀도로 50㎛가능
- 제작시간 – 기존의 보철 술식 보다 CAD/CAM이 단순
- 비용 – 기계 공정이 많으므로 인건비 절약
- 접착 – Bonding
- Ceramist의 숙련도 – 경험, 기술, 설비의 유무

All Ceramics의 장점

- 광투과성 우수. 자연치와 유사한 투명감을 가진 보철물 제작 가능
- 색조 재현성 우수
- 생체 친화성 우수
- 화학적 안정성
- 흡수성이 적으므로 착색 · 변색에 강함
- 표면이 활택하여 내마모성 우수
- 금속 알러지 증례에 적합

All Ceramics의 단점

- 충격. 인장강도가 약하므로 파절의 위험성
- Zirconia이외는 연결치에 적용 불가능
- 접착 조작성이 복잡
- 지대치 삭제량이 많음
- 기공 조작성이 복잡하고 System이 필요하므로 고비용

광투과성

- VITA MarkⅡ 〉 IPS Empress CAD 〉 IPS e.max CAD 〉 HT Zr(full Zr용)

명도(Masking)

- LT Zr 〉 HT Zr 〉 IPS e.max CAD 〉 IPS Empress CAD 〉 VITA MarkⅡ

색조 재현성

- Layering Technique 〉 Staining Technique

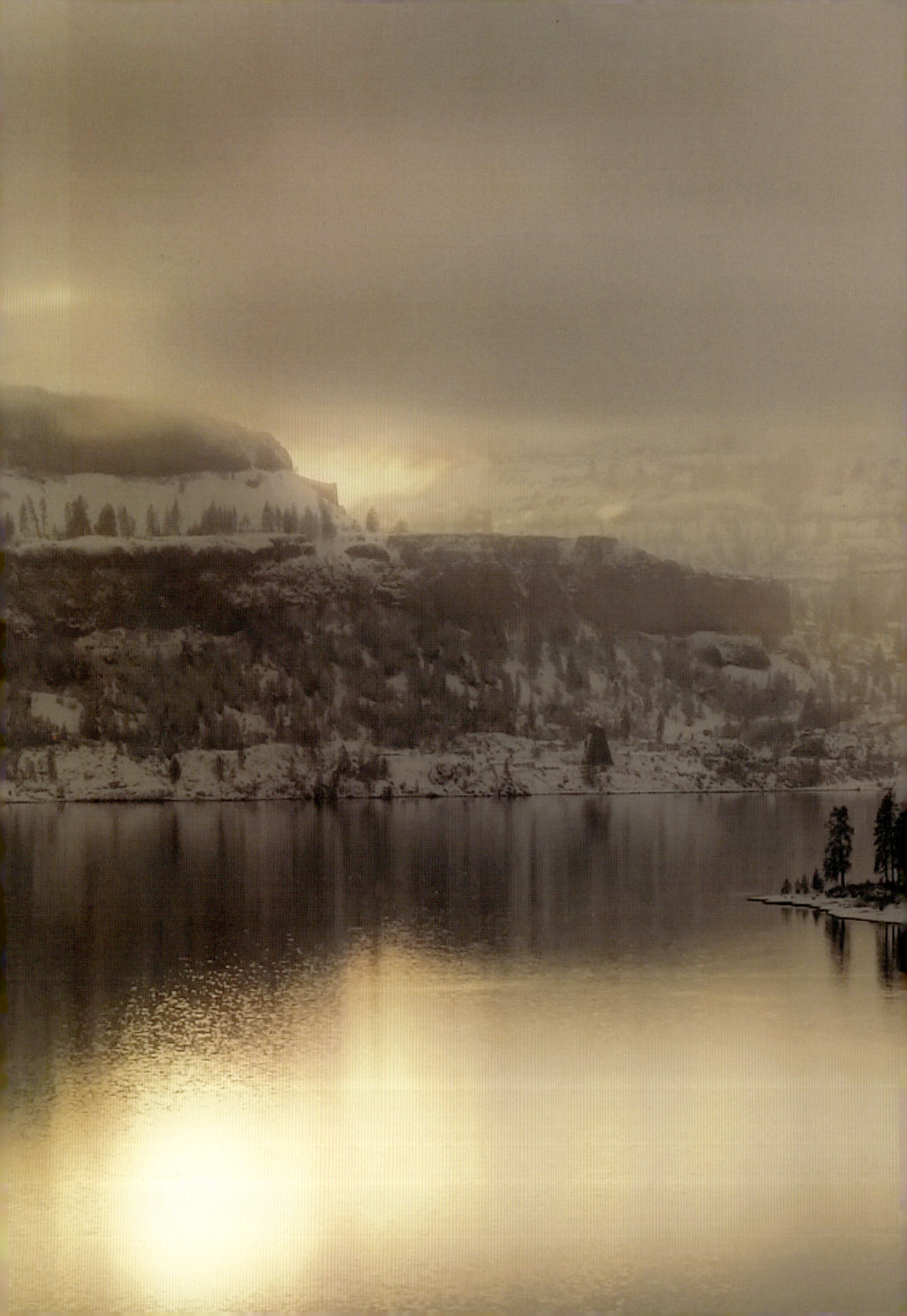

Clinical Cases (1~15)

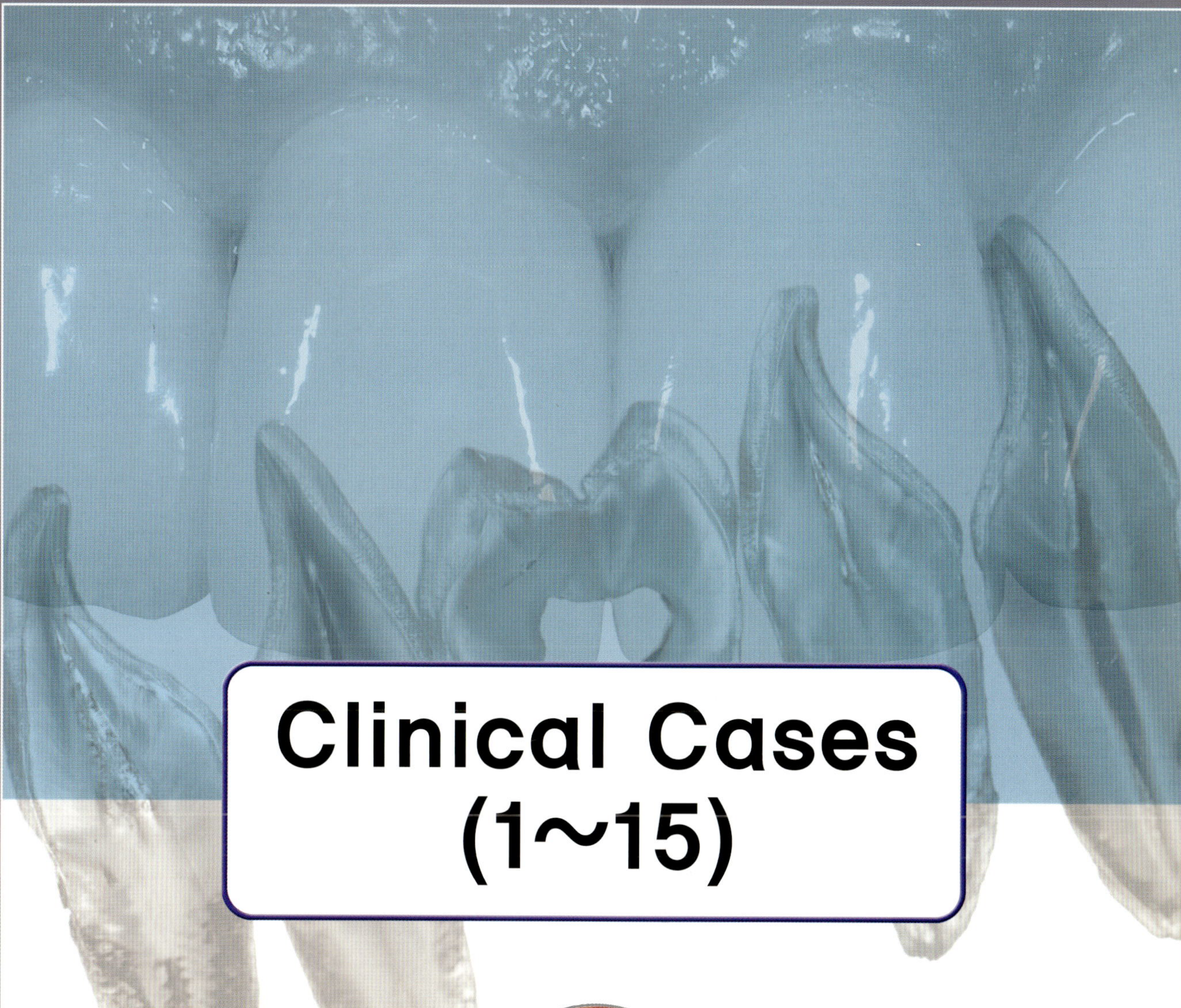

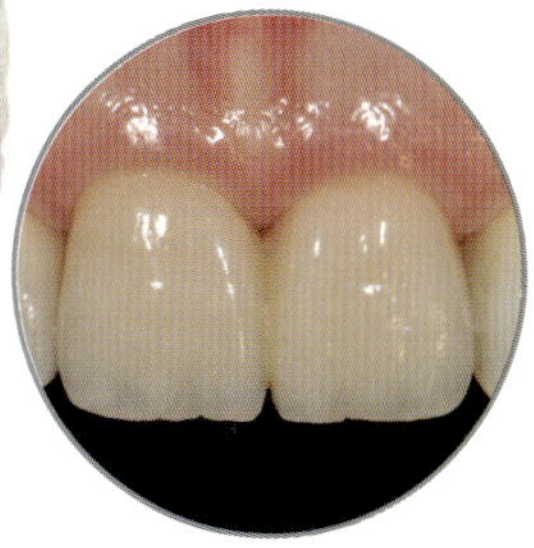

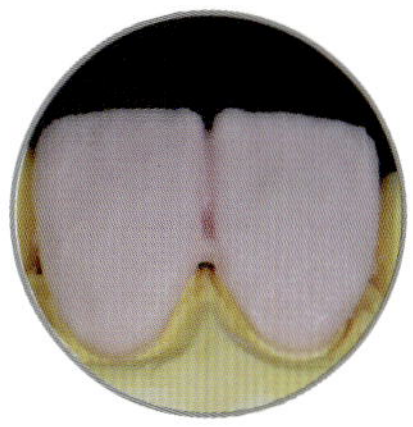

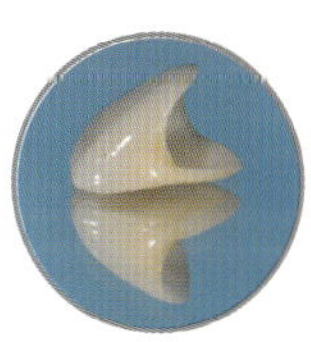

Case 1

- Zirkonzahn Zirconia Crown(Vintage ZR 사용)
- 우측 중절치 파절로 내원

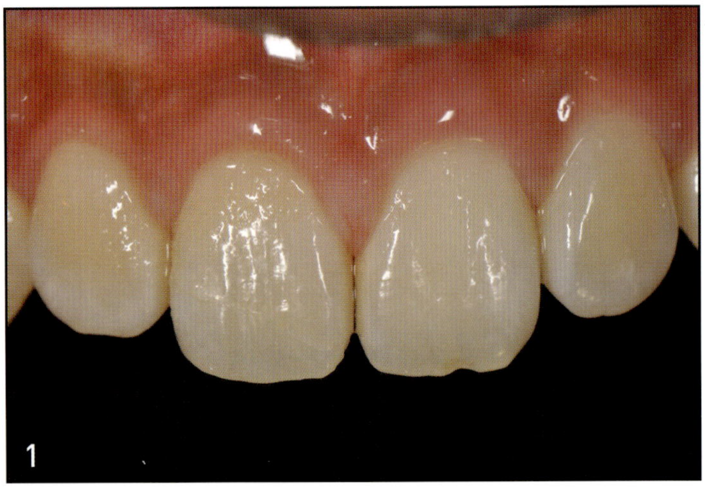

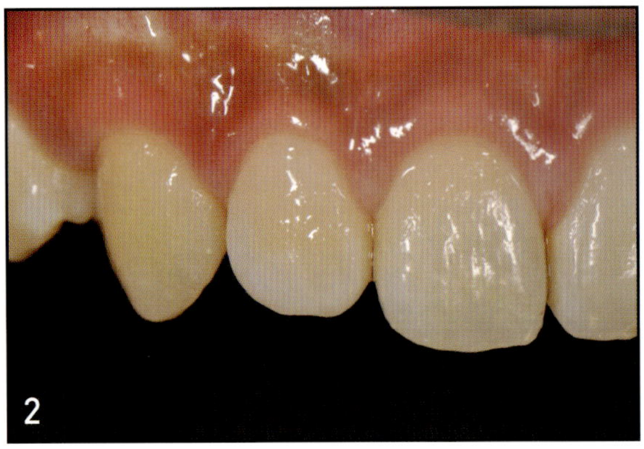

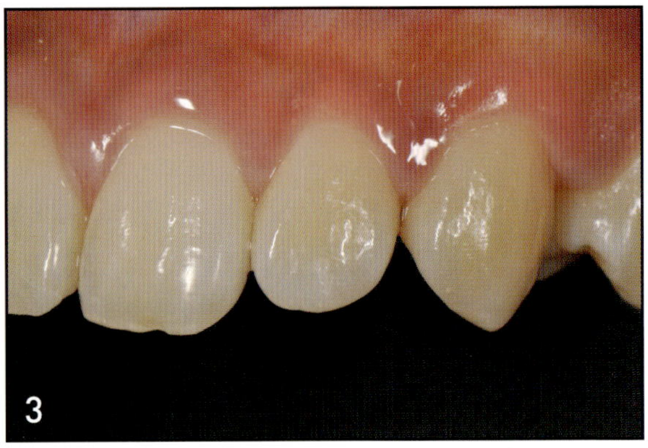

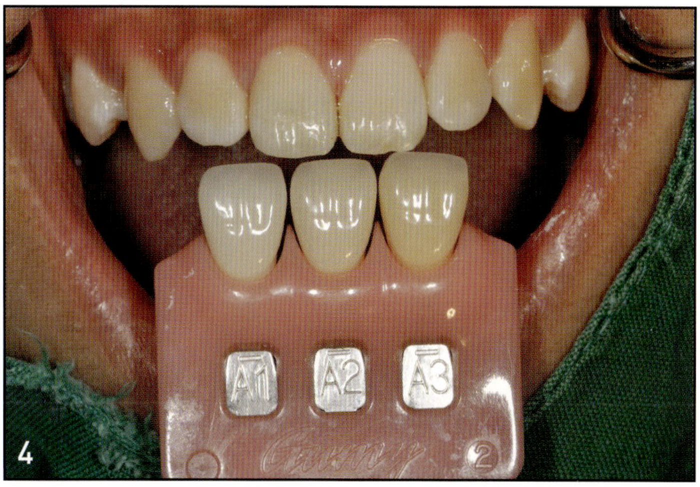

4

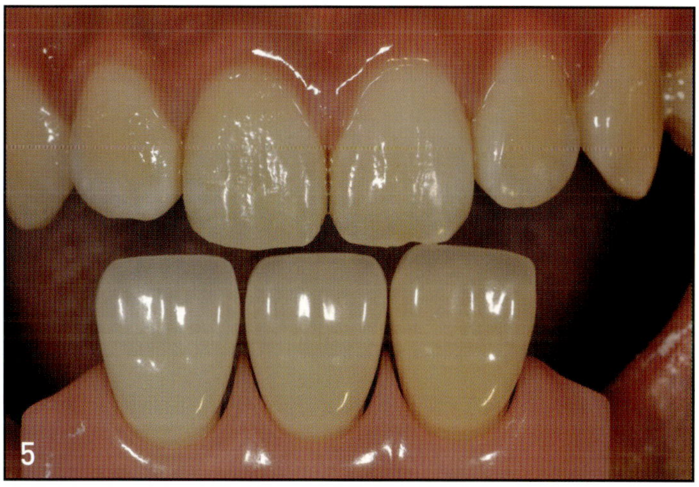
5

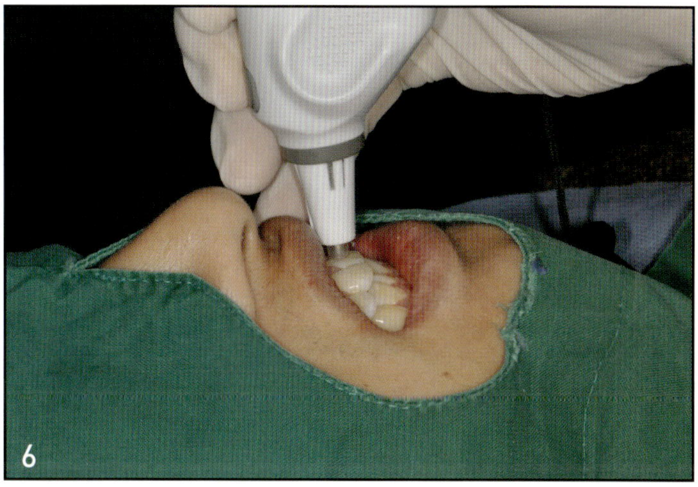
6

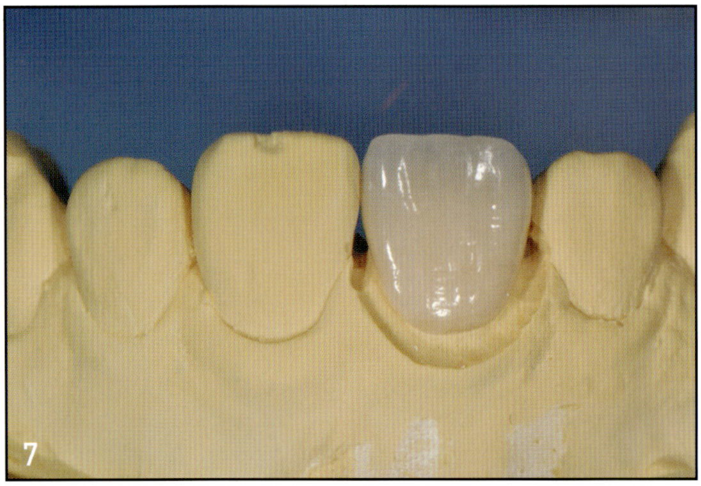

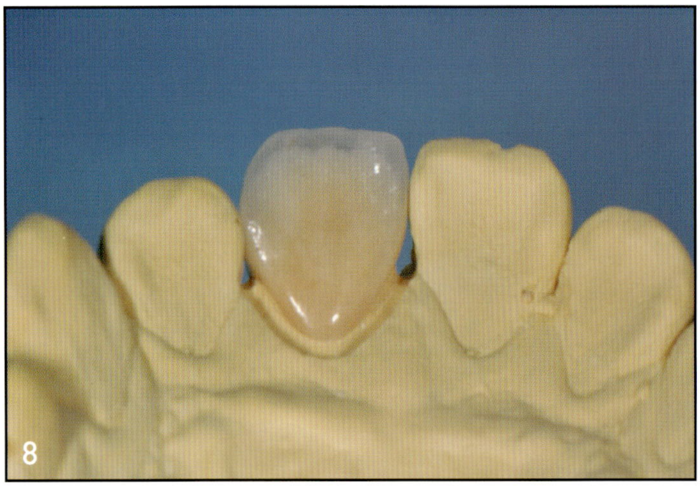

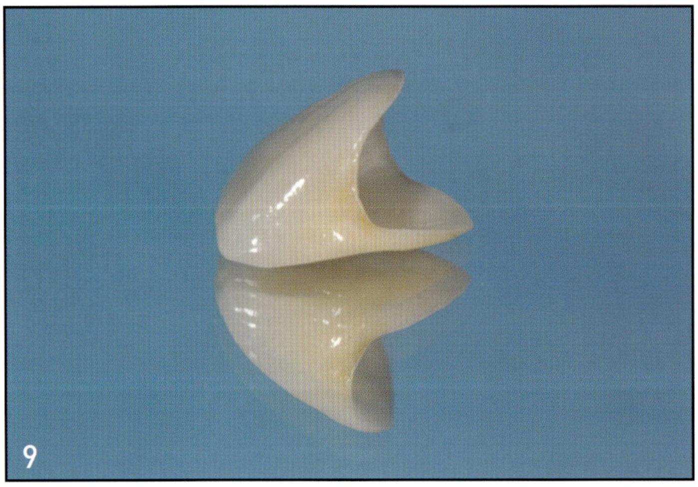

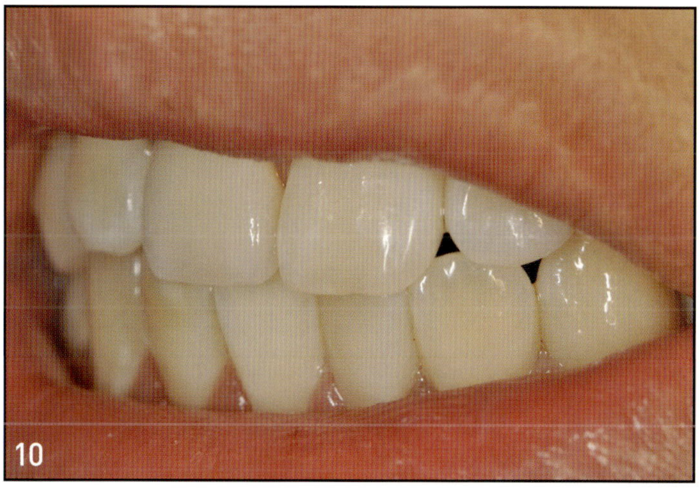

10

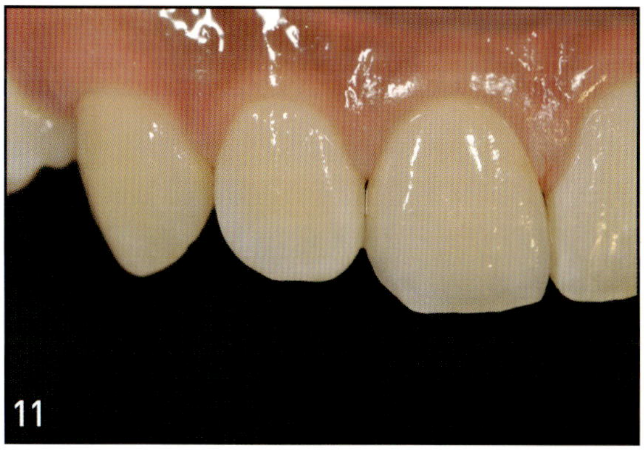

11

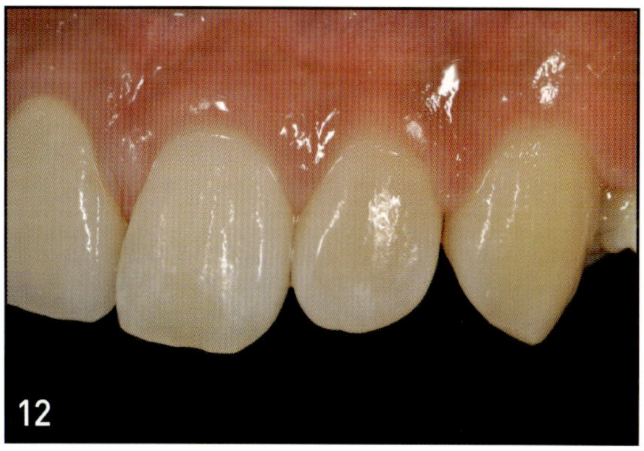

12

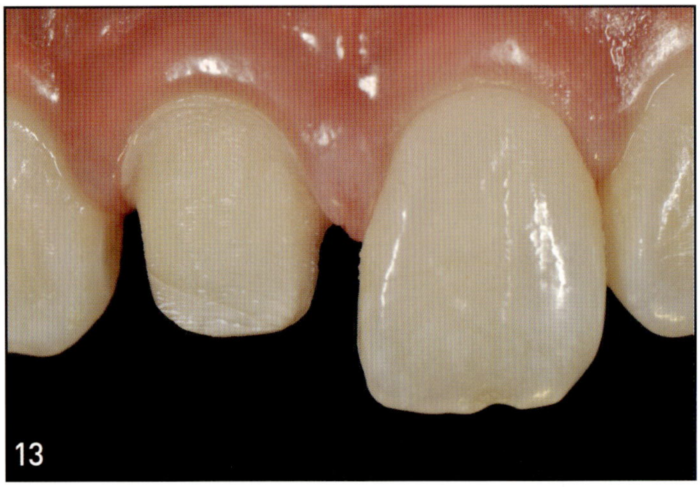
13

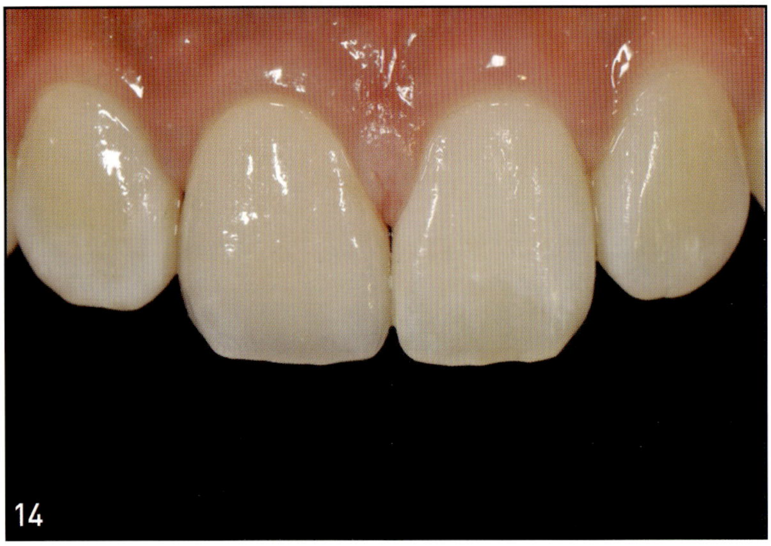
14

Case 1 – 기공과정

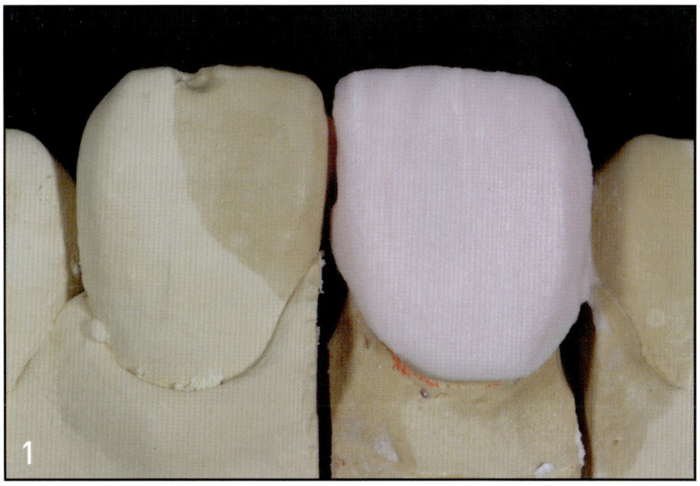

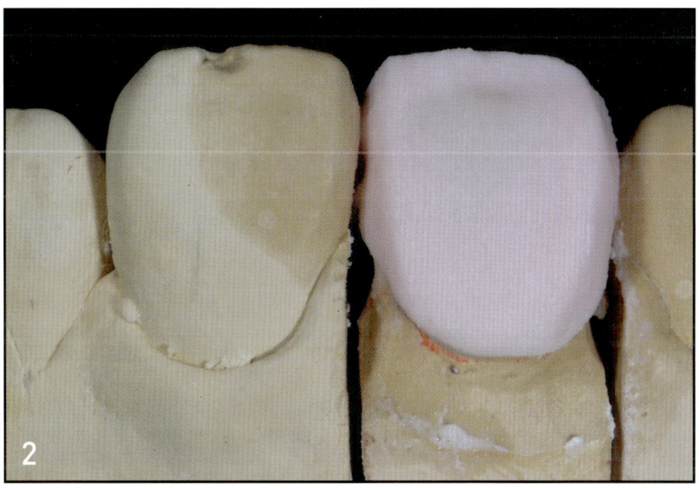

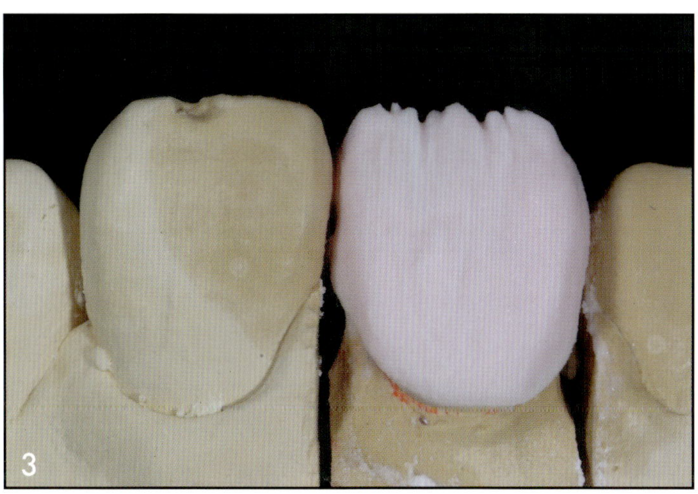

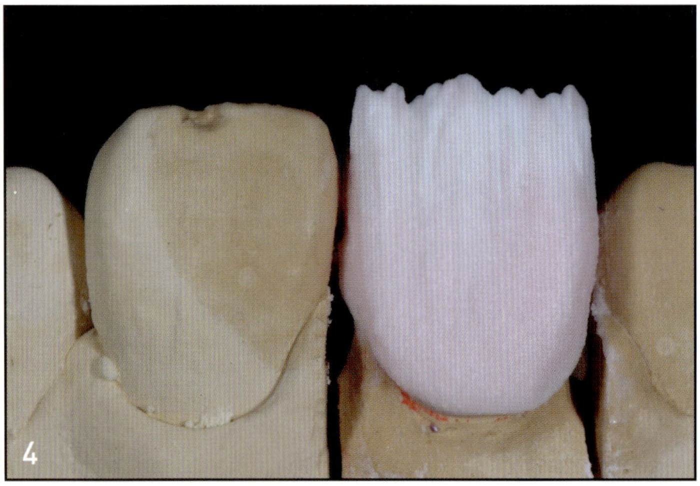
4

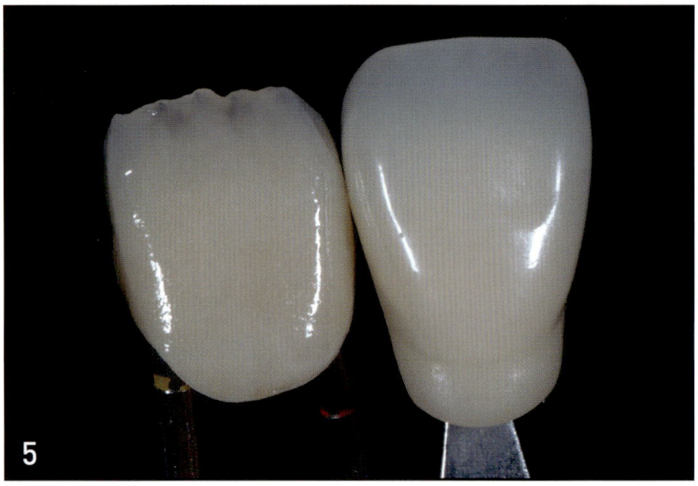
5

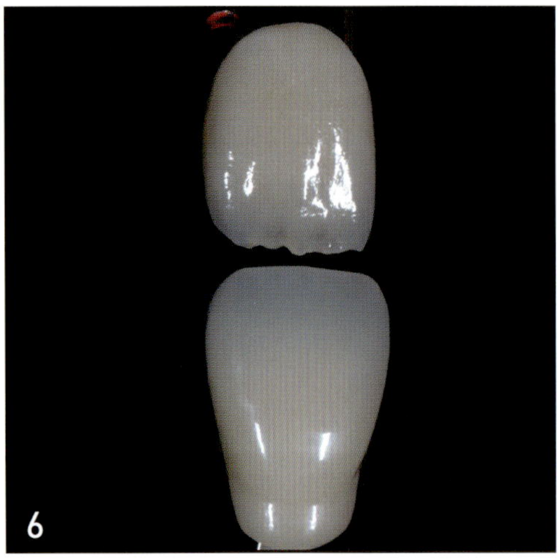
6

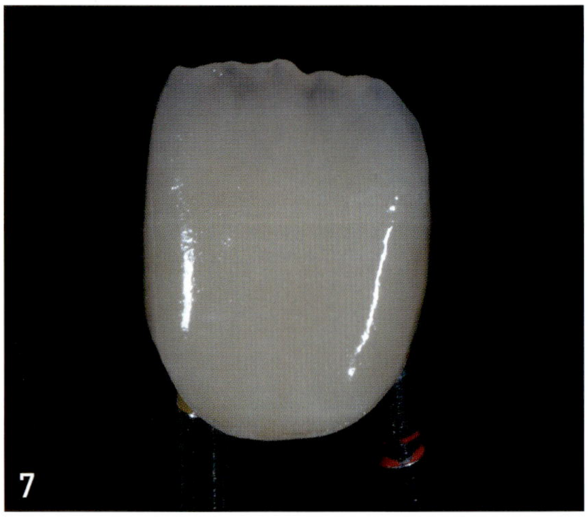
7

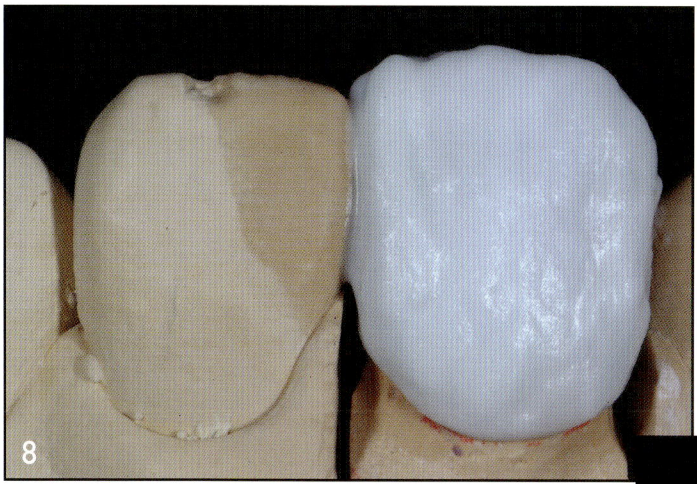

8

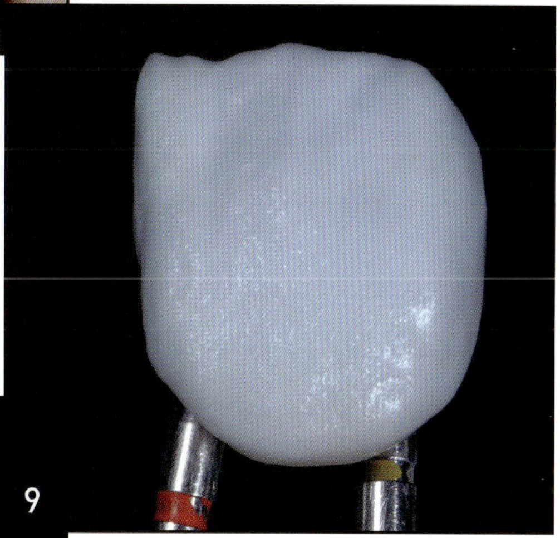

9

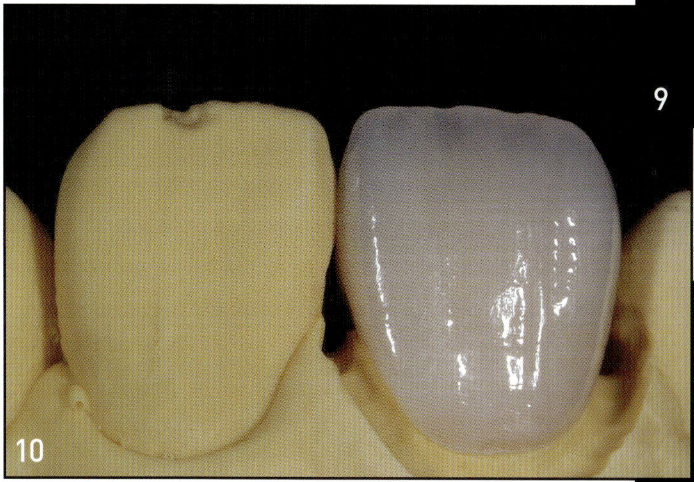

10

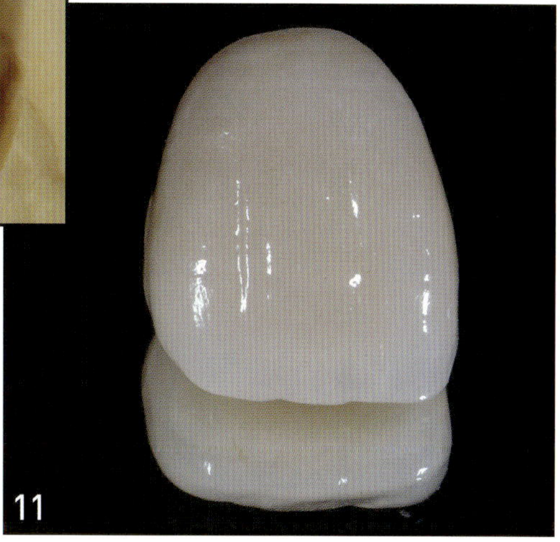

11

Case 2

- Zirkonzahn Zirconia Crown(Vintage ZR 사용)
- 전치부 배열, 형태 불만으로 내원

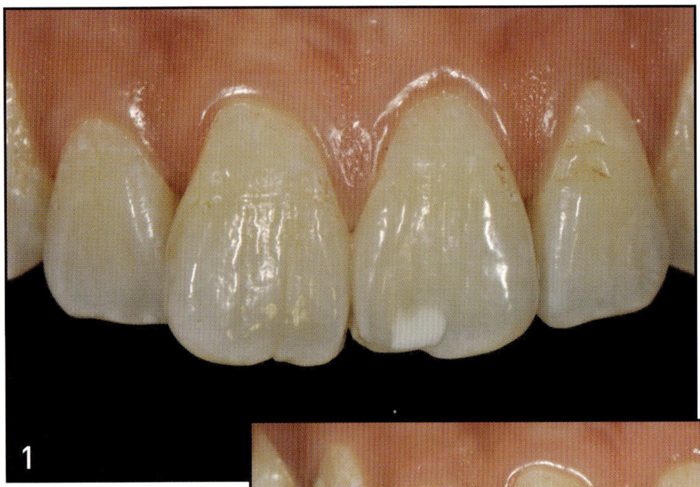
1

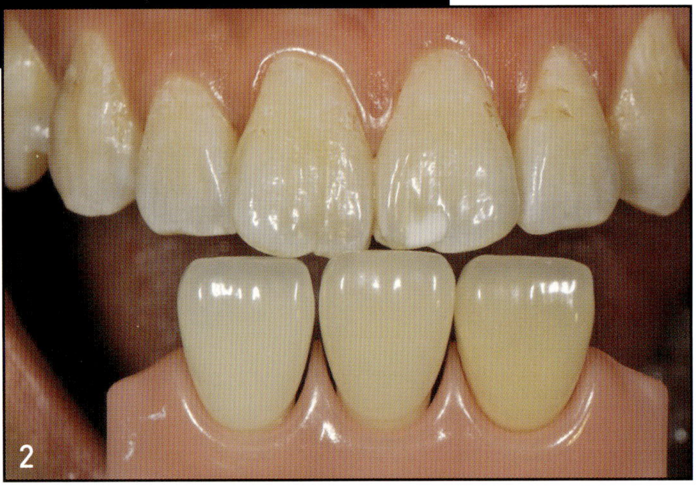
2

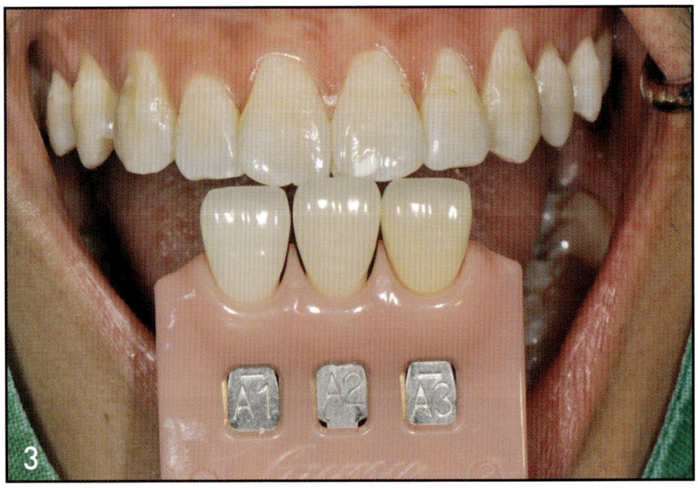

3

Data No. 0000087
Mode : Tooth
Position: 21 (I)
NCC =A2

4

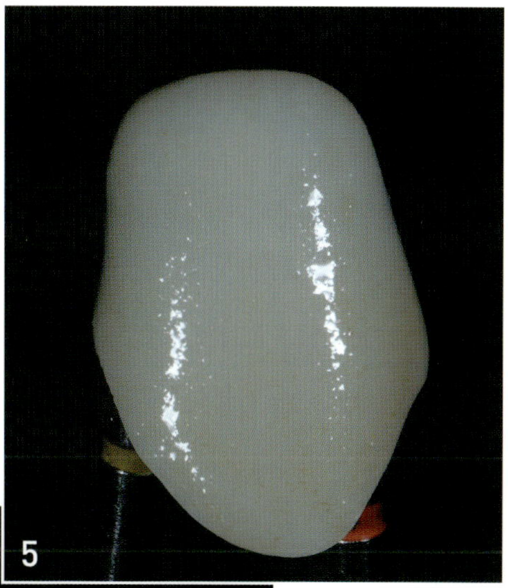

5

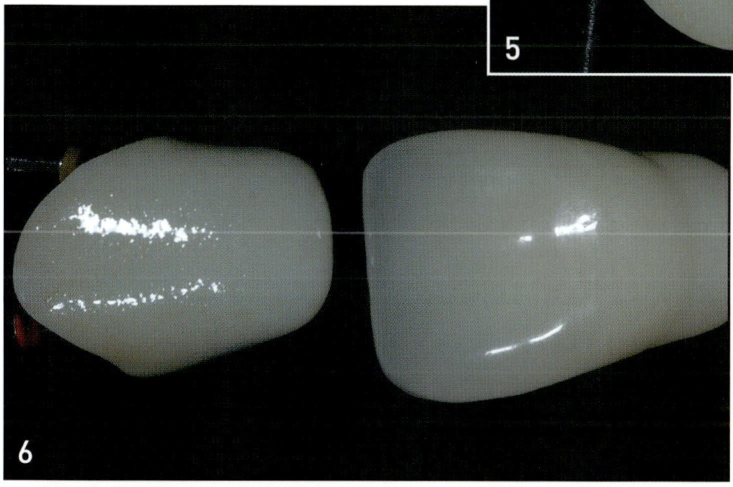

6

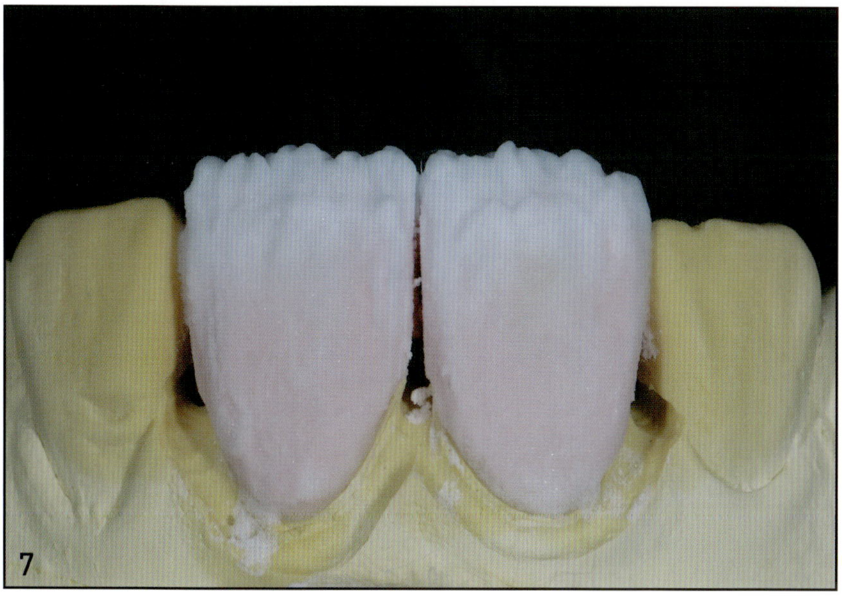

7

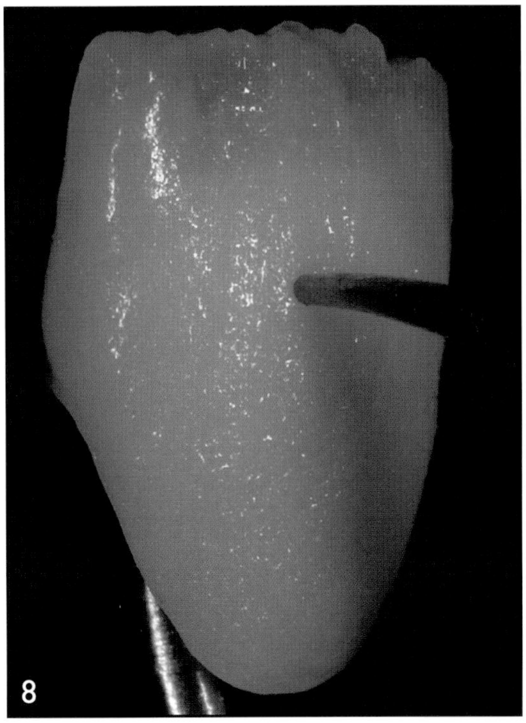

8

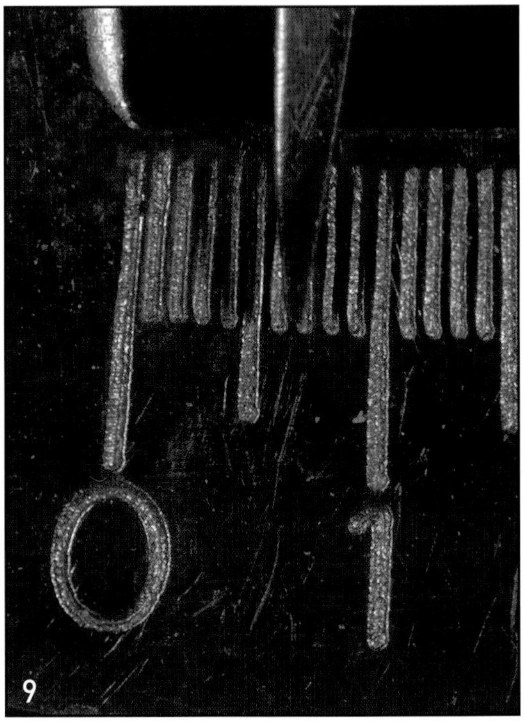

9

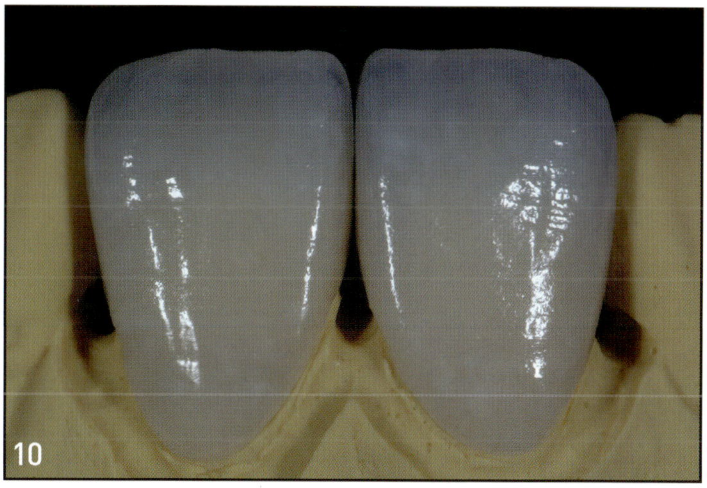
10

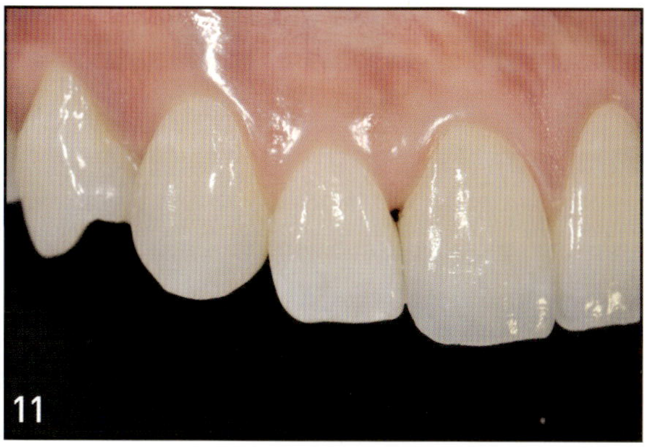
11

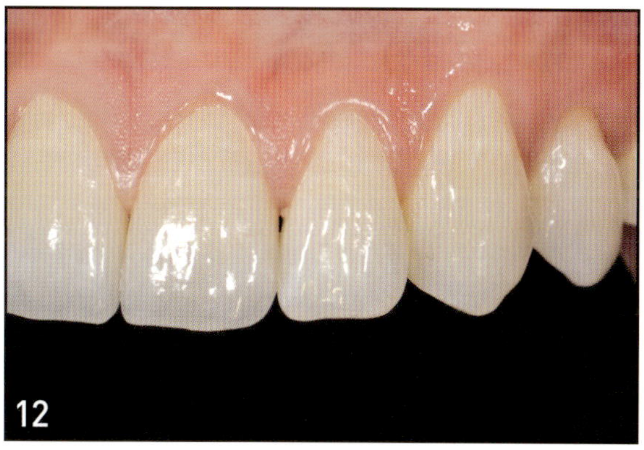
12

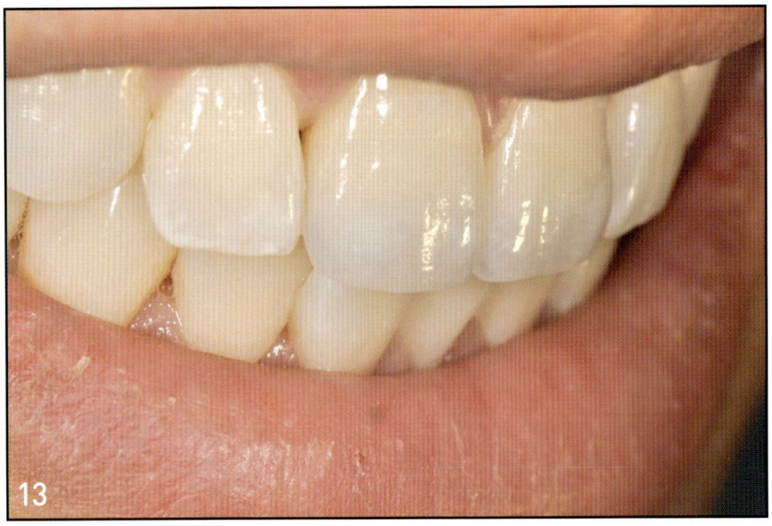

13

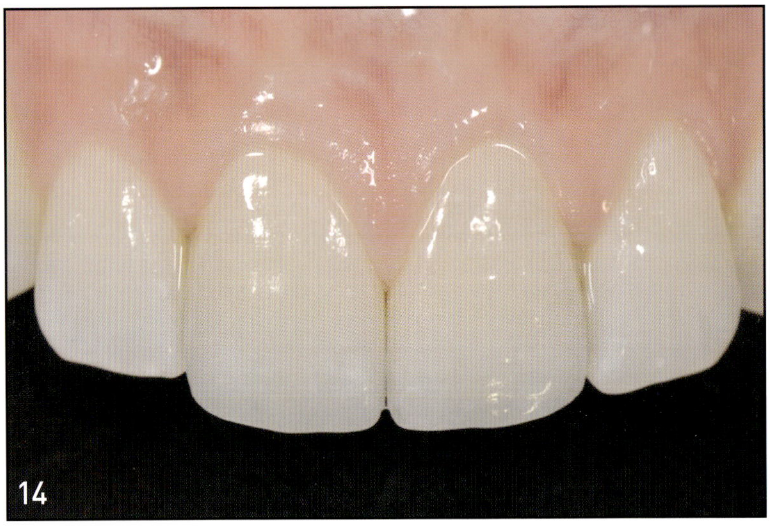

14

Case 3

- Zirkonzahn Zirconia Crown(Vintage ZR 사용)
- 전치부 배열 불만으로 내원

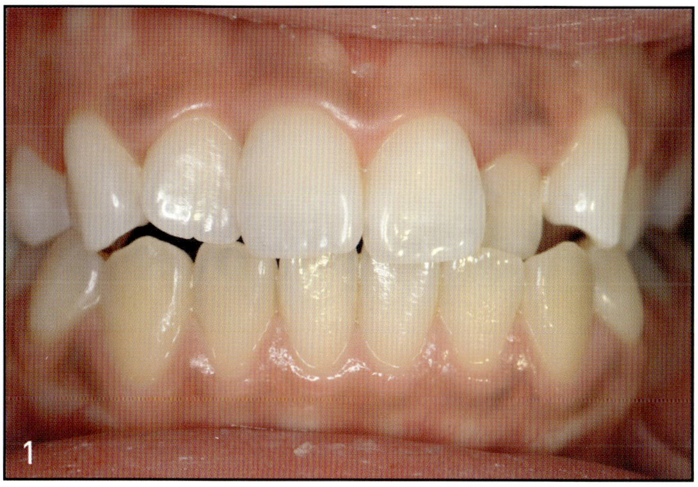

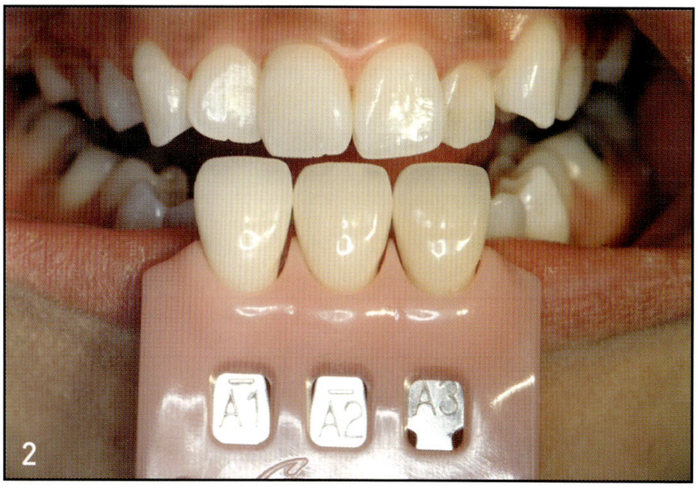

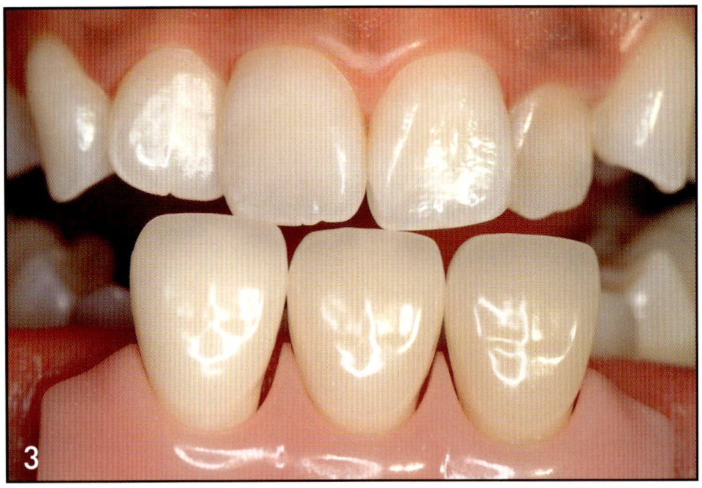

3

4

NCC	=A1
V. Classical	=A1
Shade	=+1. 5
Value	=±0
Hue	=R1
Recipe	
Opaque	
A1O	, 1
R2O	, 1
	,
Body	
A1B	, 1
R2B	, 1
	,
Enamel	
OPAL 57	, 1
OPAL 58	, 1
Memo	

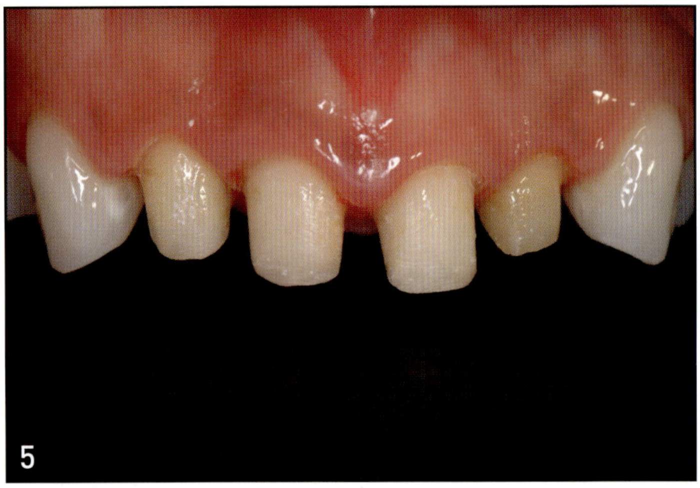

5

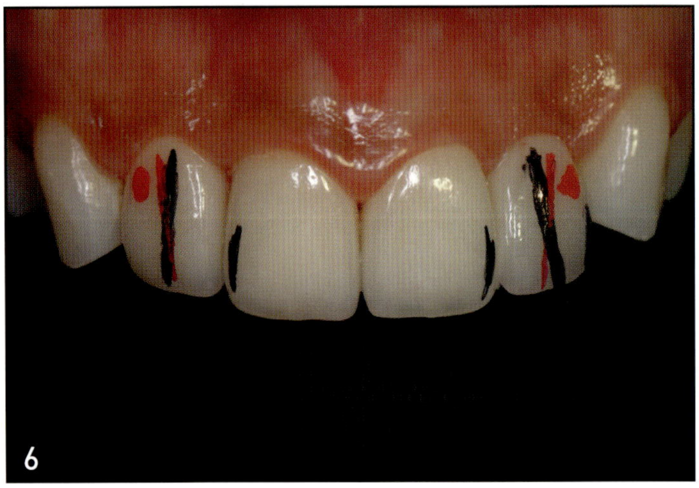

6

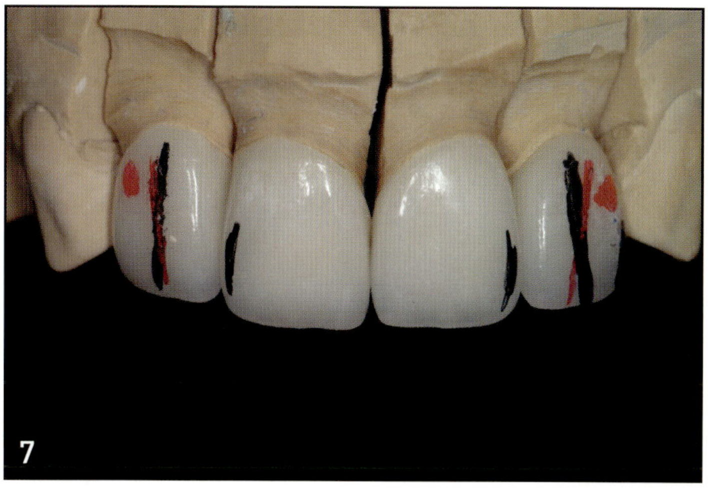

7

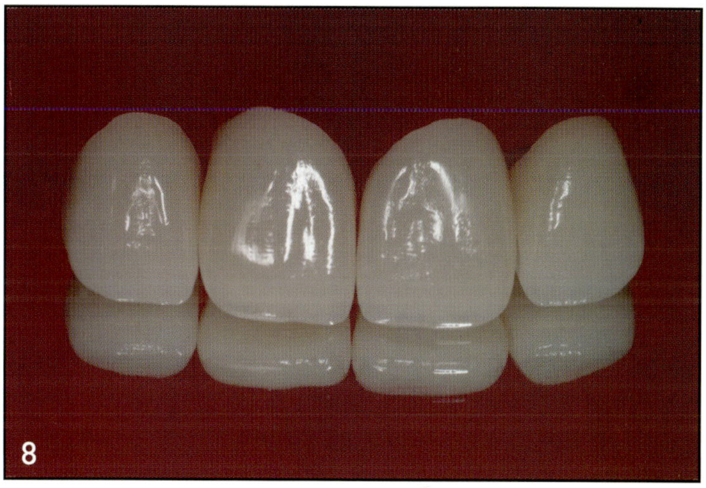

8

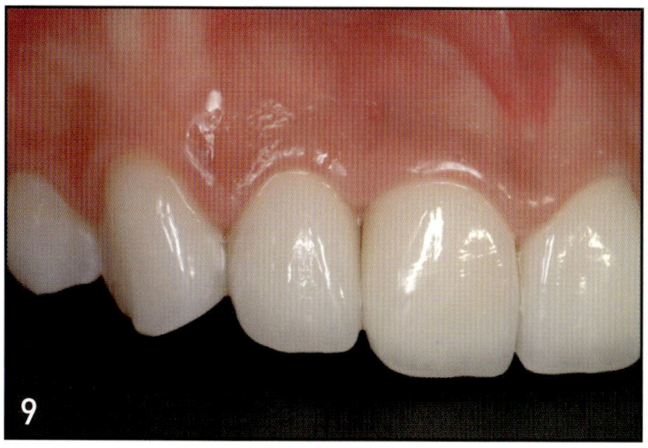

9

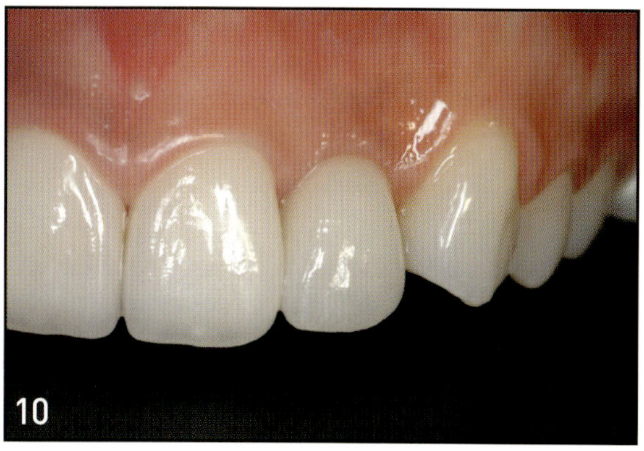

10

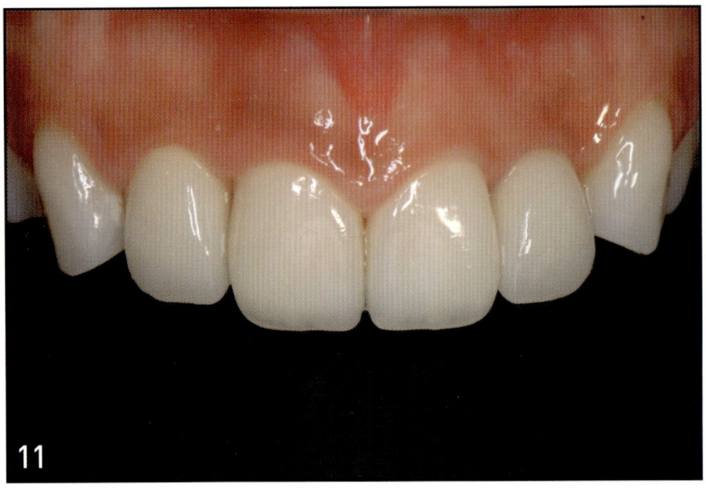
11

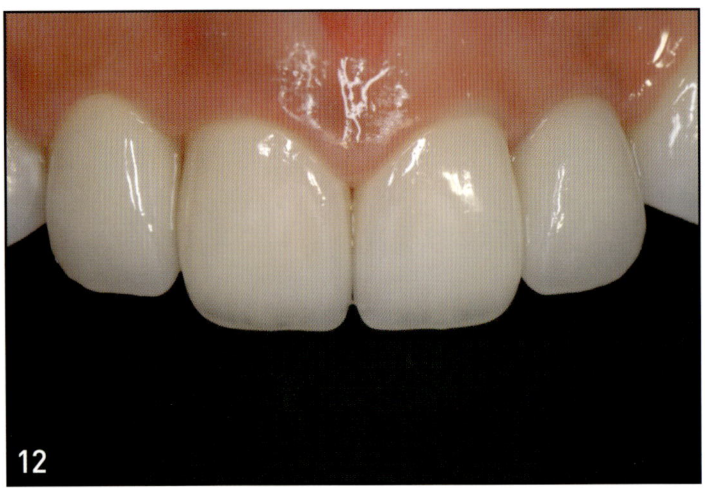
12

Case 4

- CEREC Zirconia Crown(Vintage ZR 사용)
- 전치부 심한 왜곡으로 내원

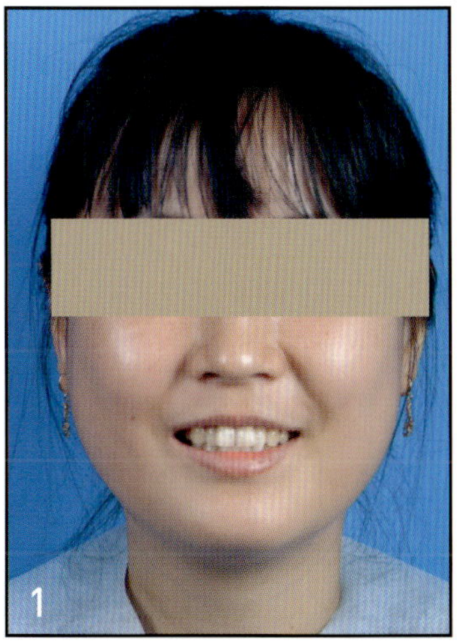
1

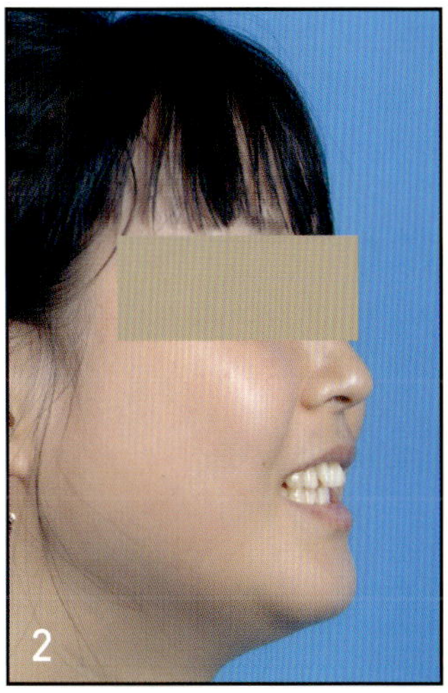
2

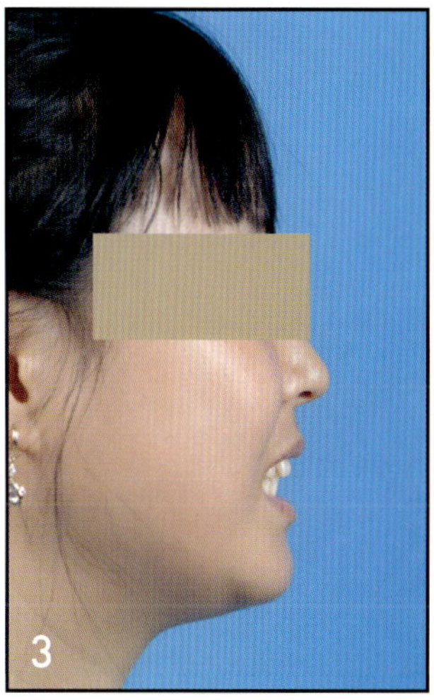
3

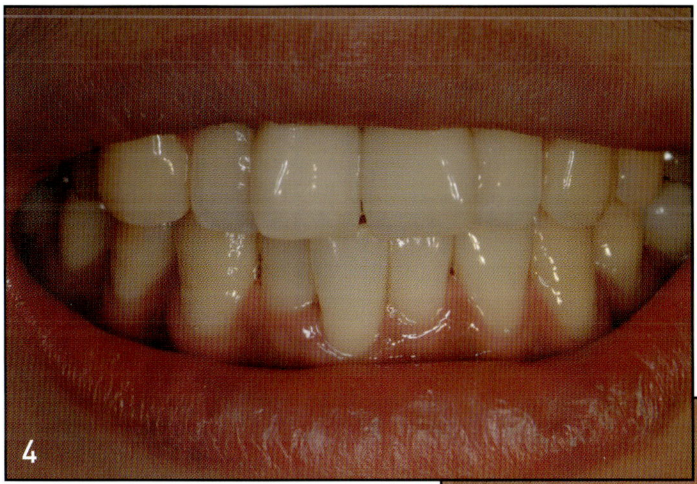
4

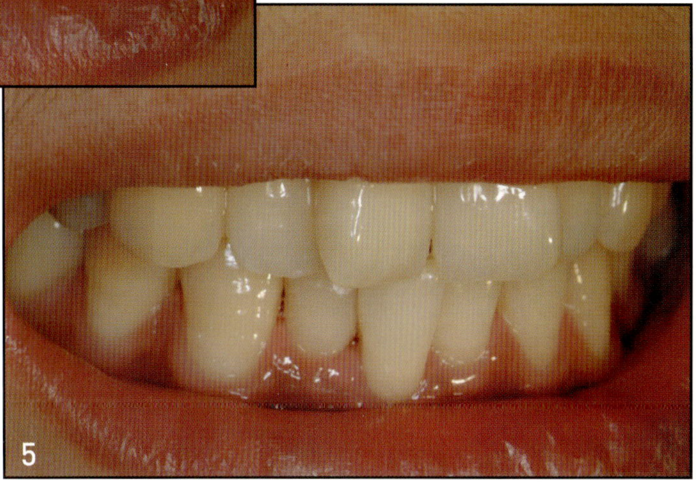
5

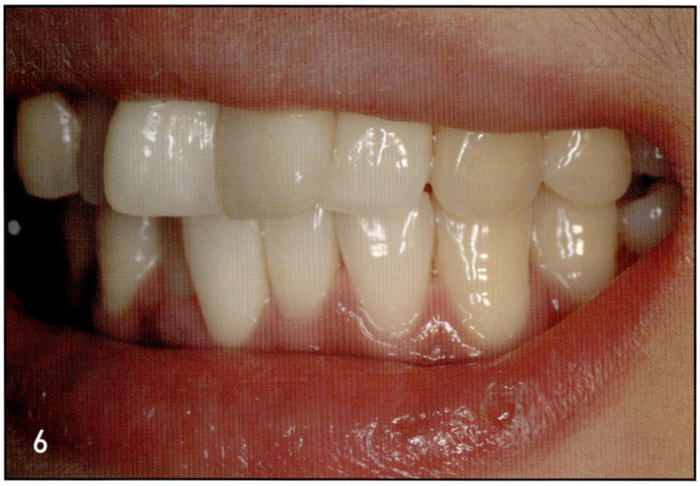

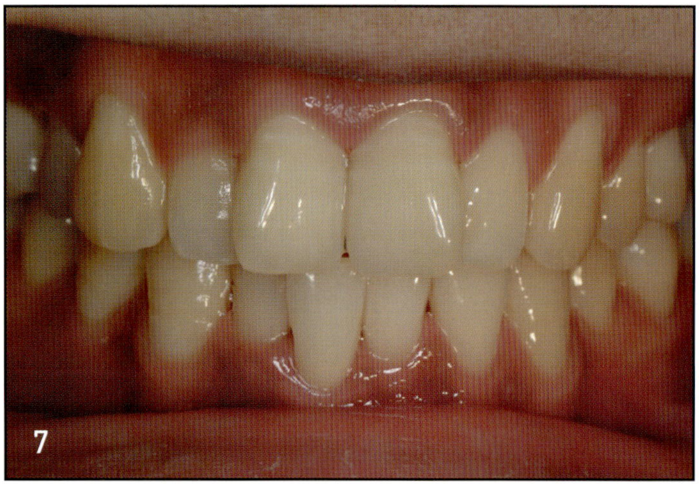

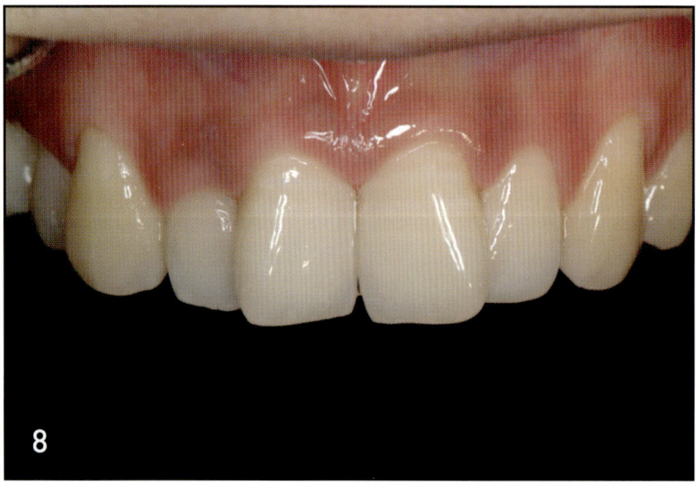

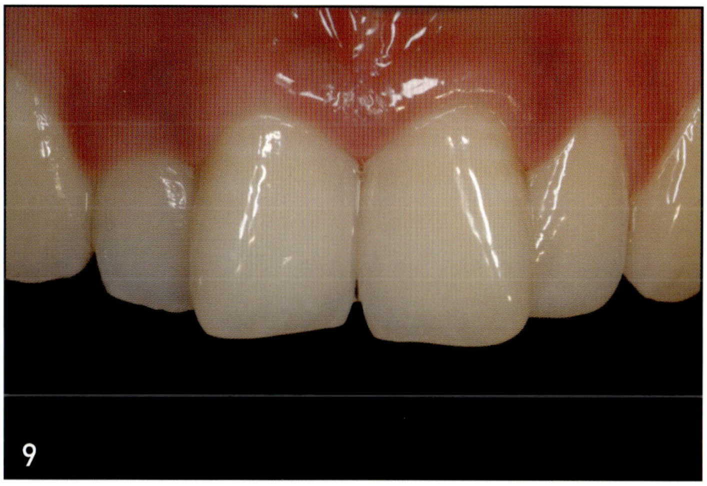

9

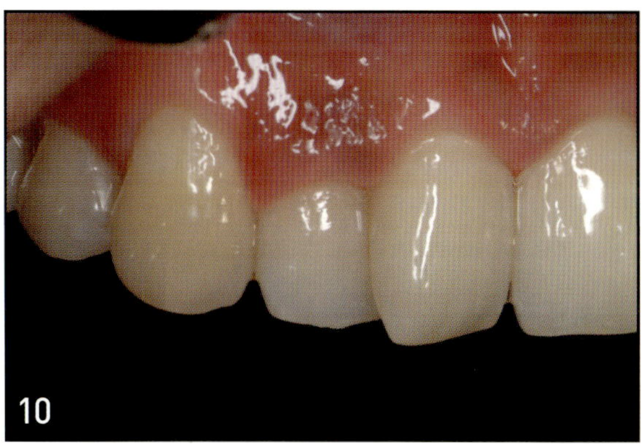

10

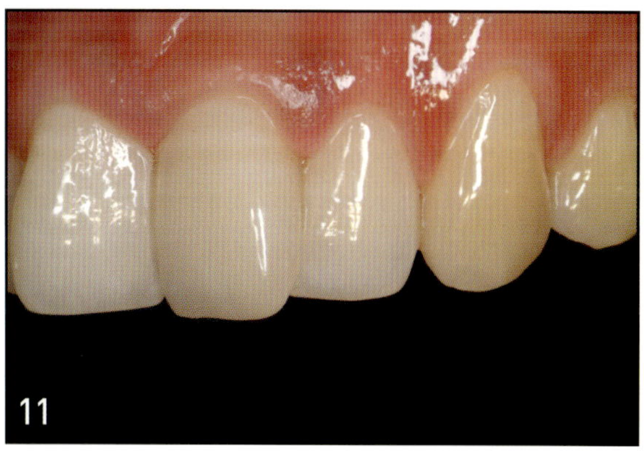

11

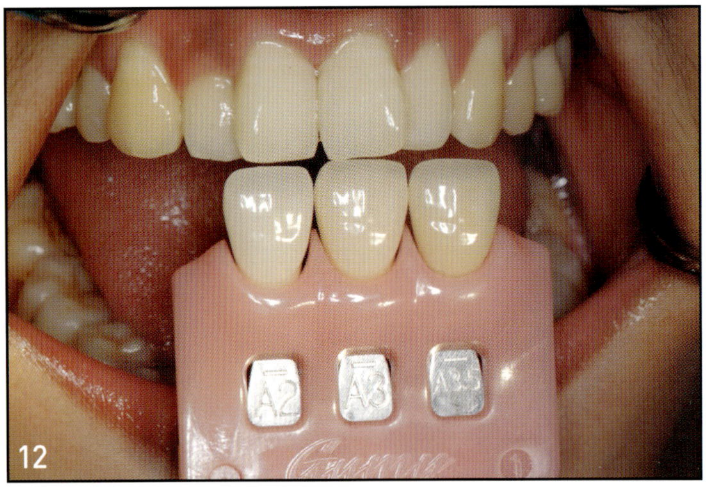

12

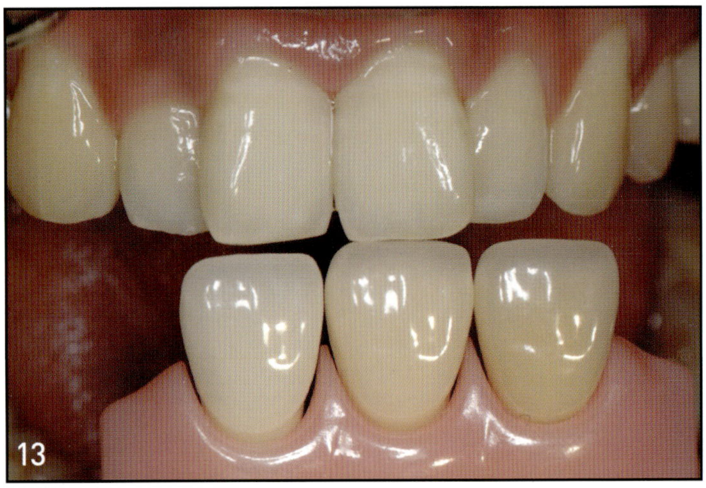
13

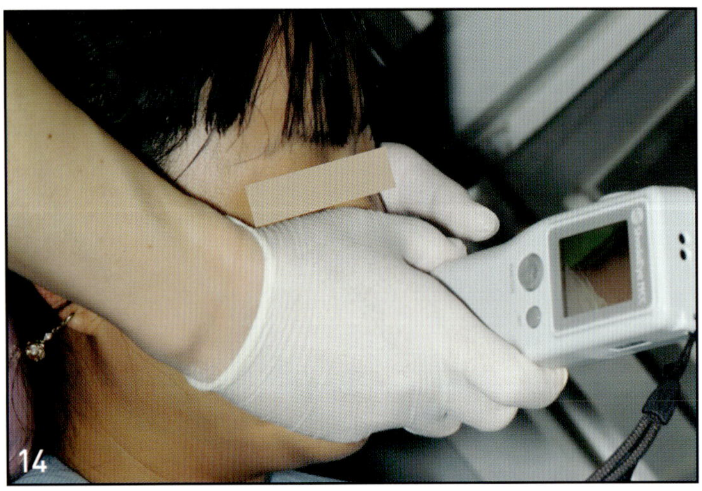
14

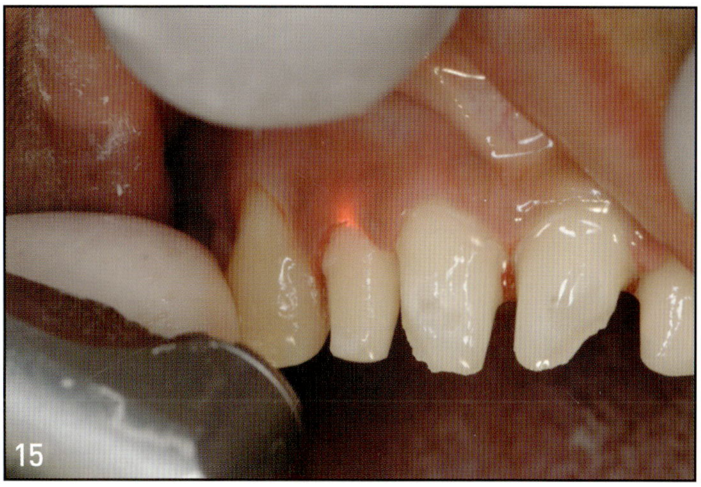

15

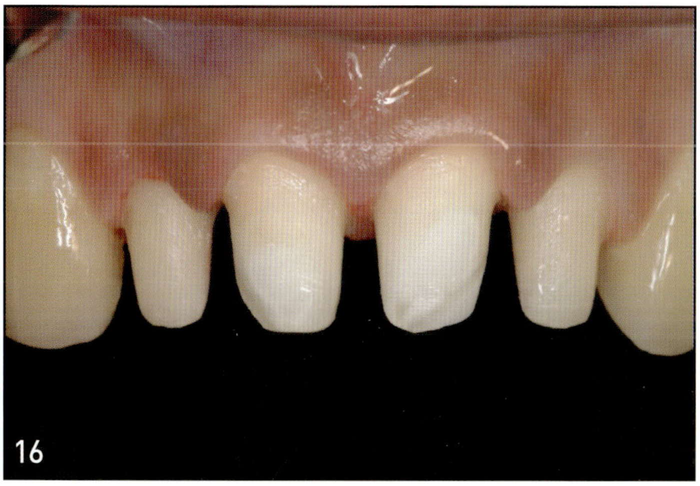

16

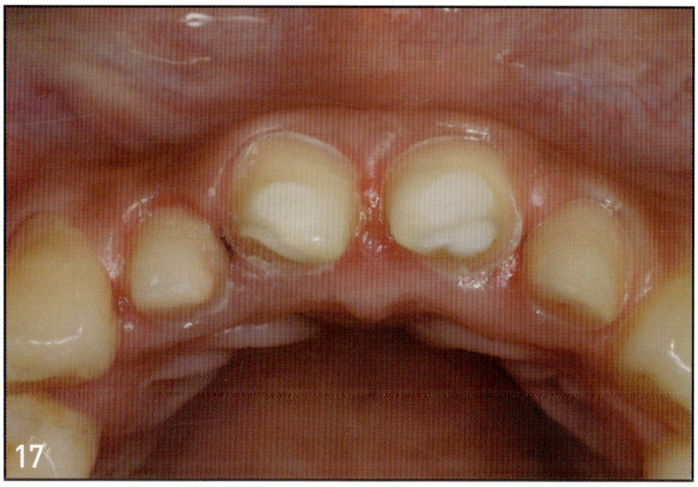

17

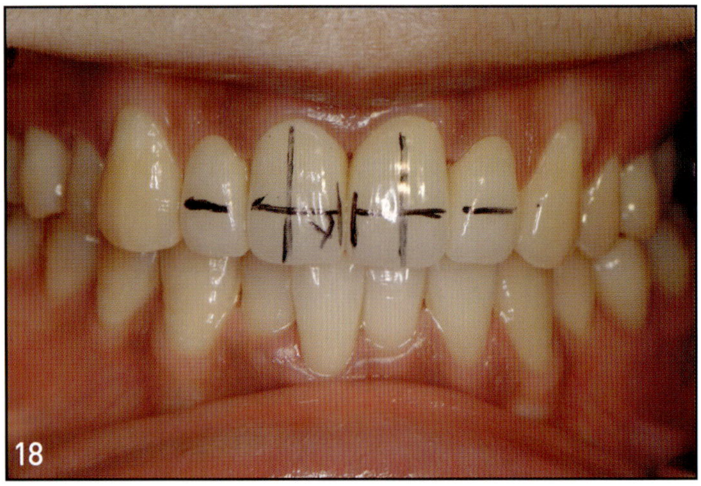
18

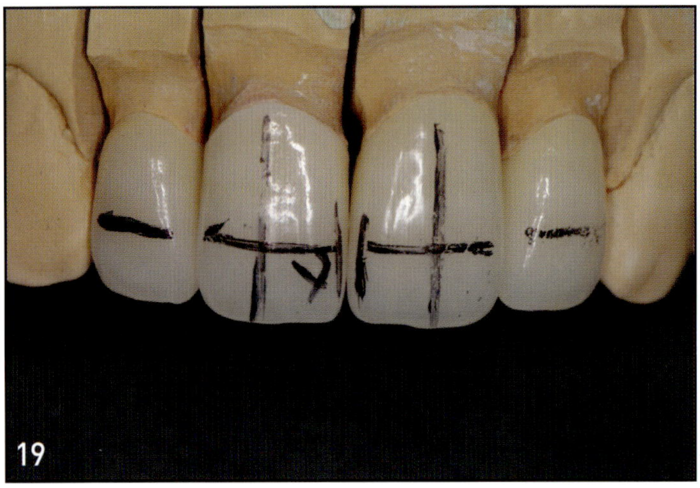
19

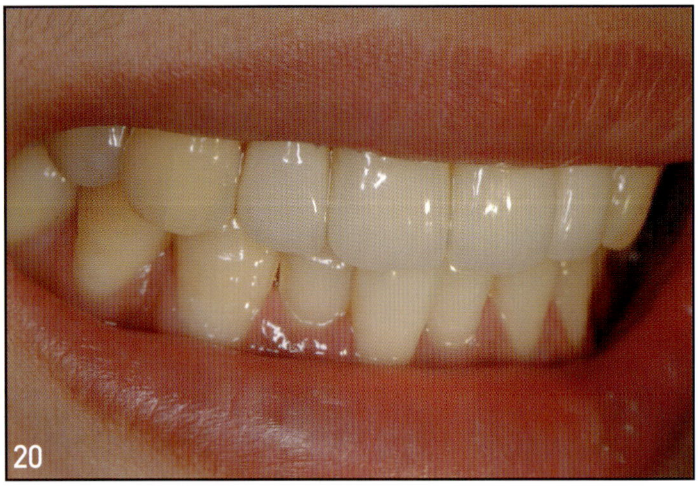
20

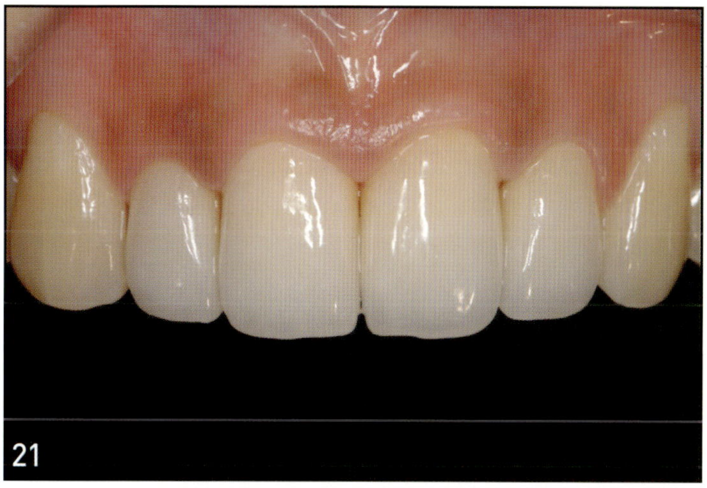

21

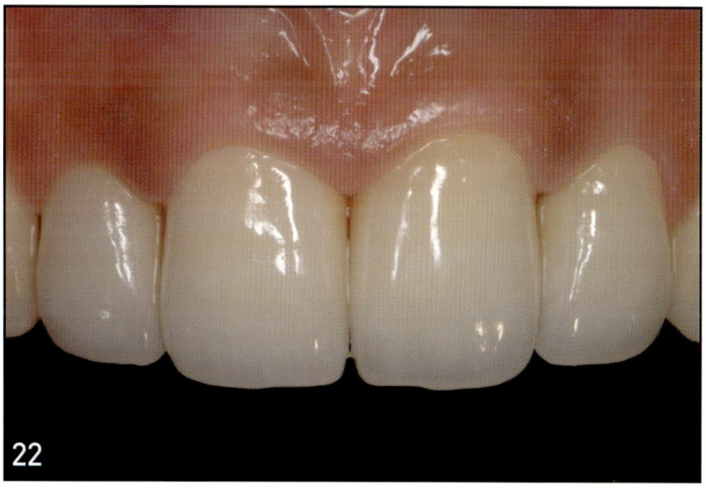

22

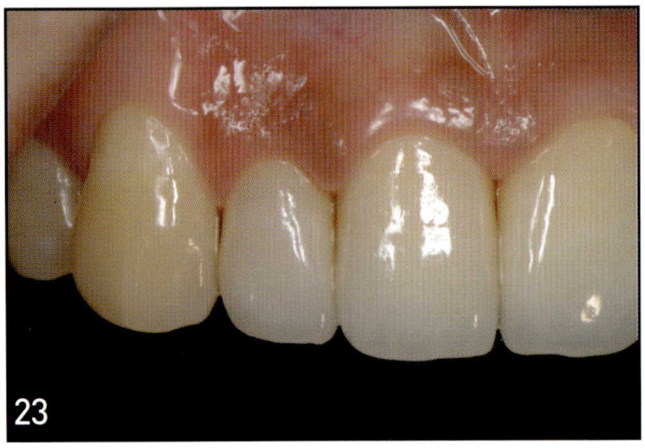
23

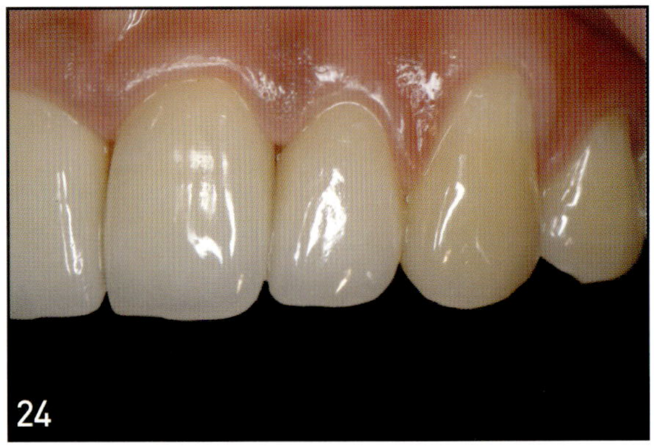
24

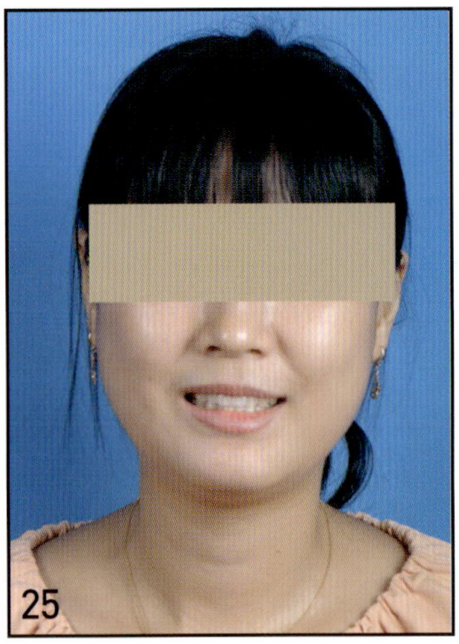
25

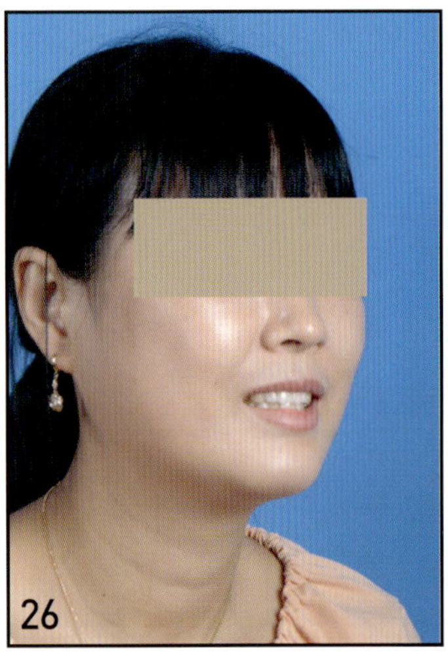
26

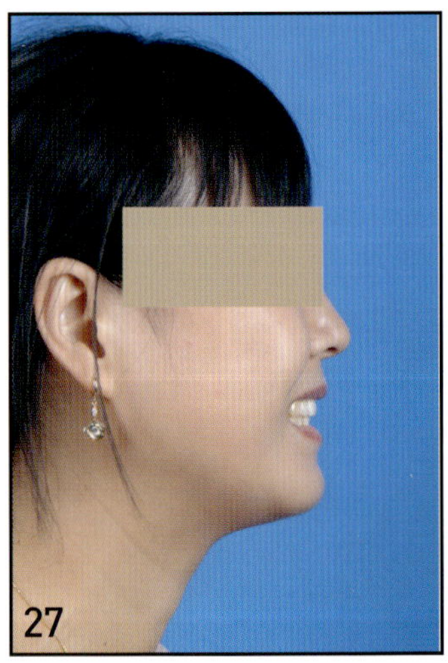
27

Case 5

- Zirkonzahn Zirconia Crown(Vintage ZR 사용)
- 전치부 왜곡으로 내원. Deep Bite로 절단연 Wave 부여

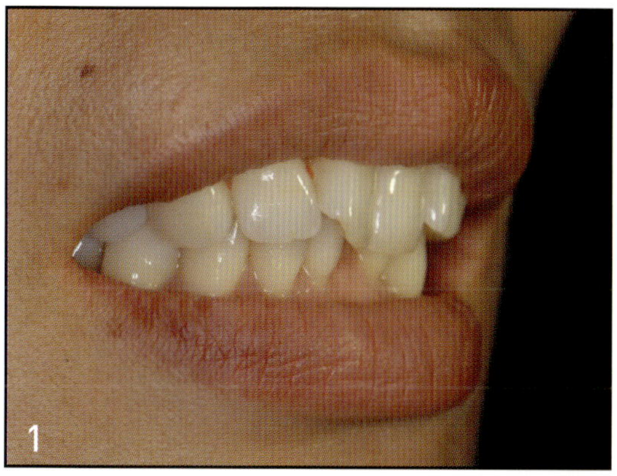

1

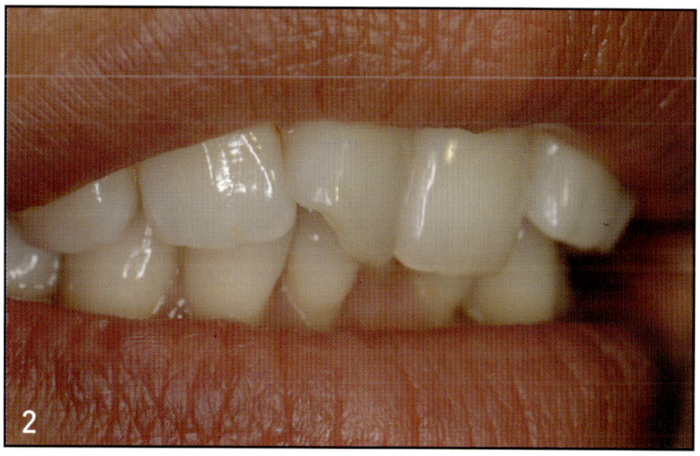

2

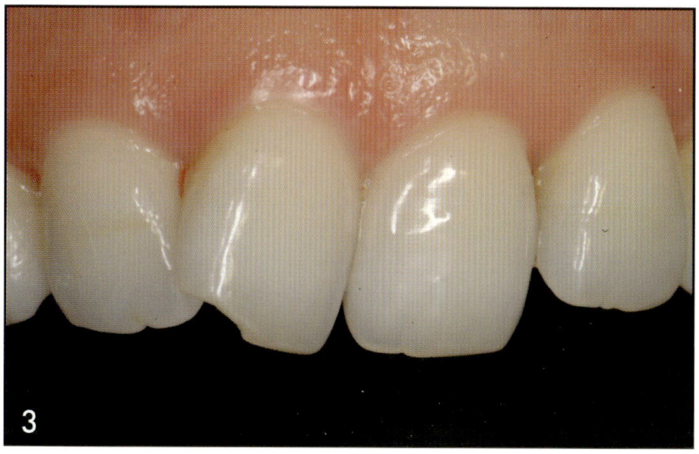

3

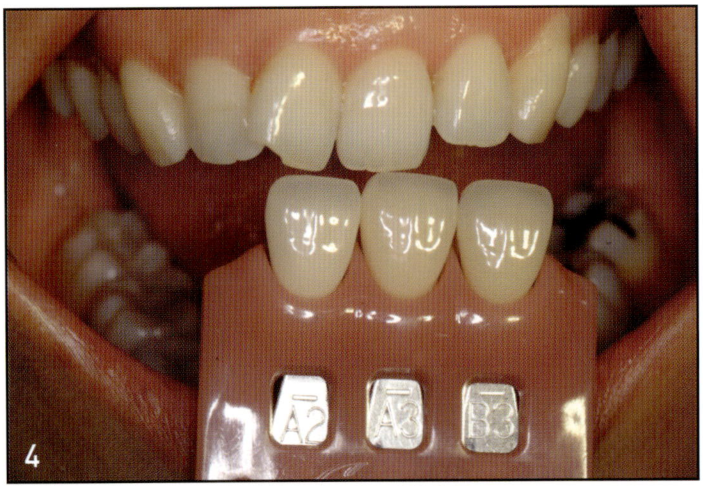
A2
A3
B3
4

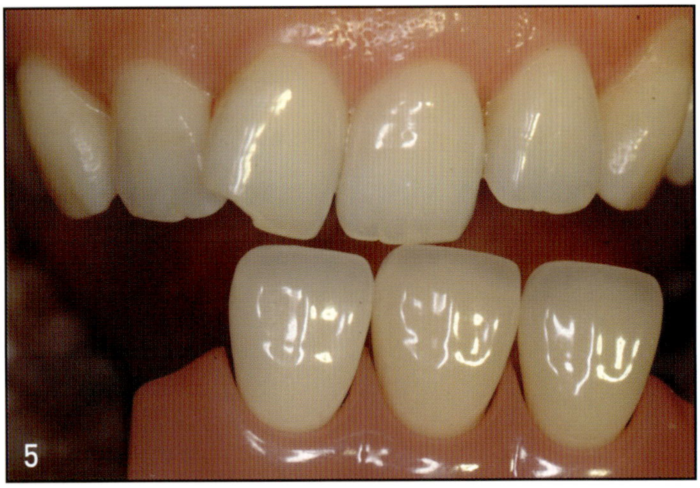
5

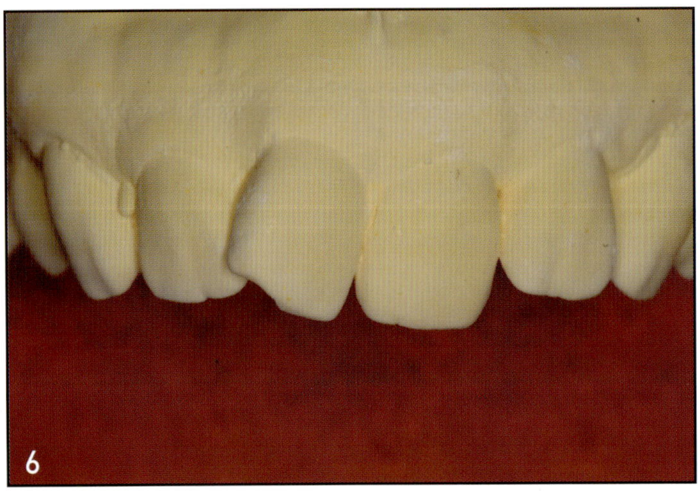
6

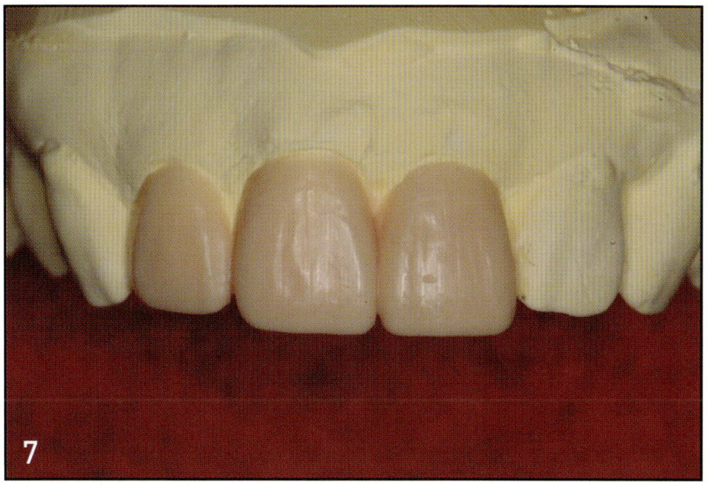

7

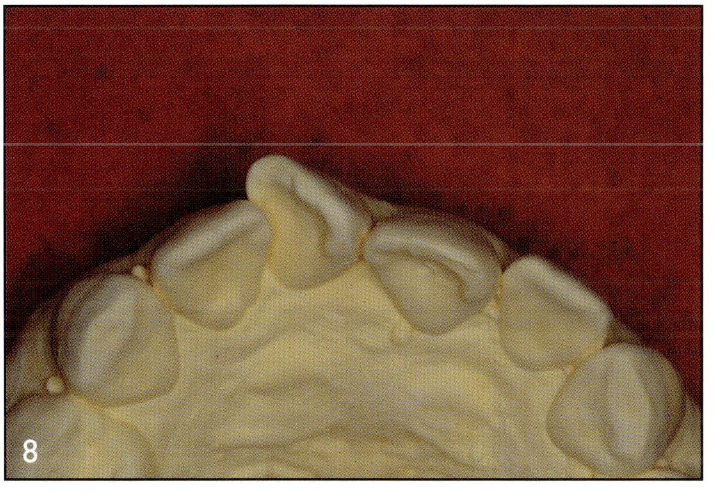

8

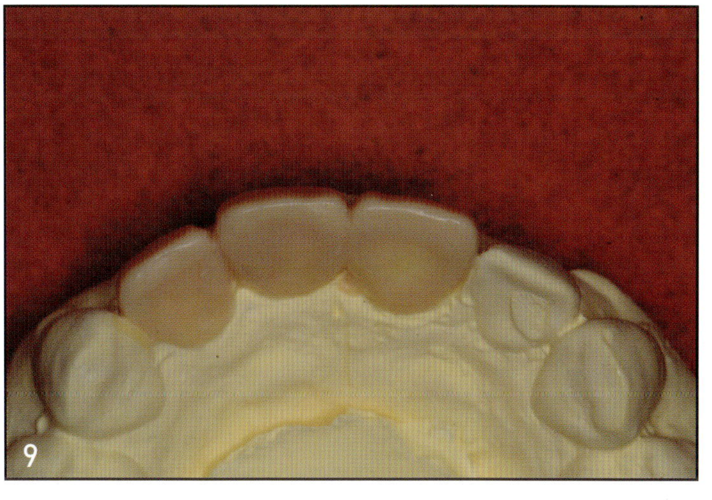

9

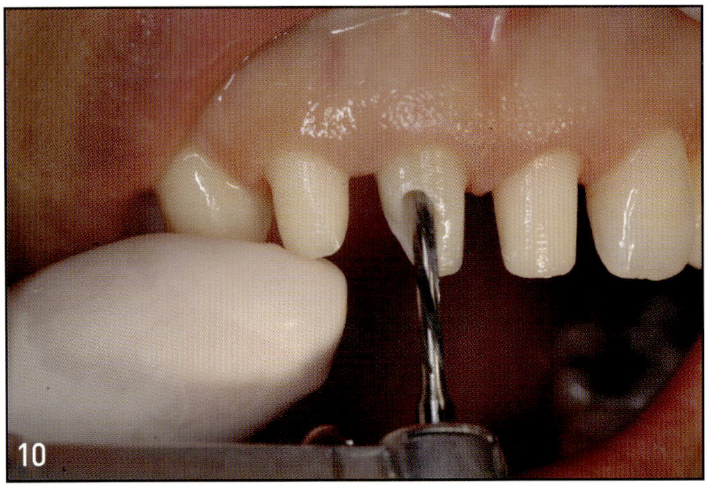

10

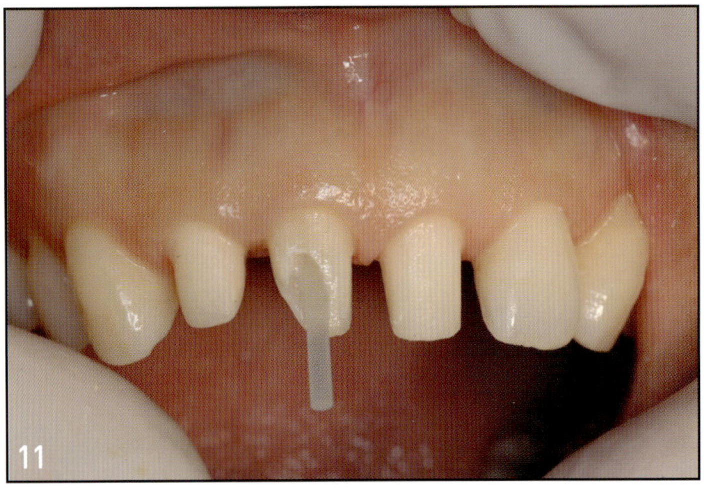

11

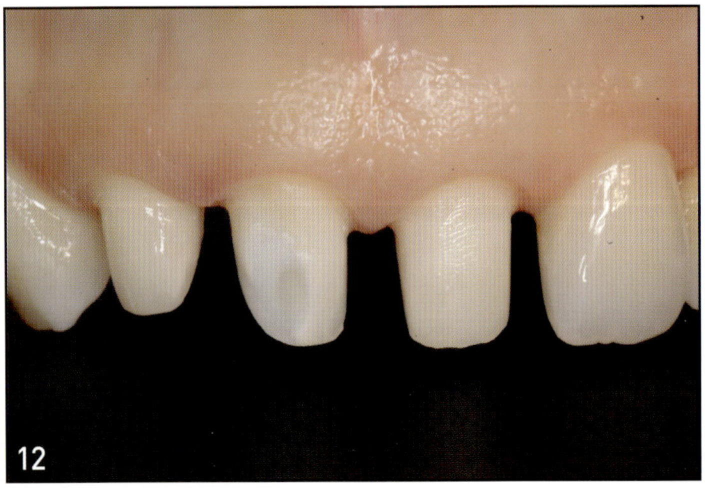

12

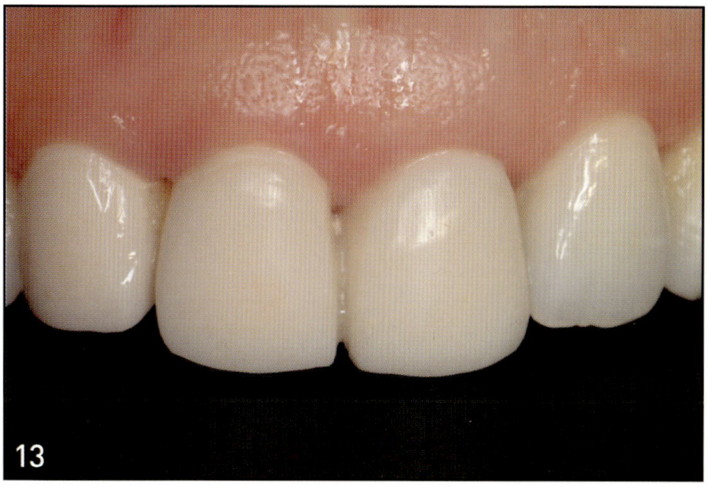
13

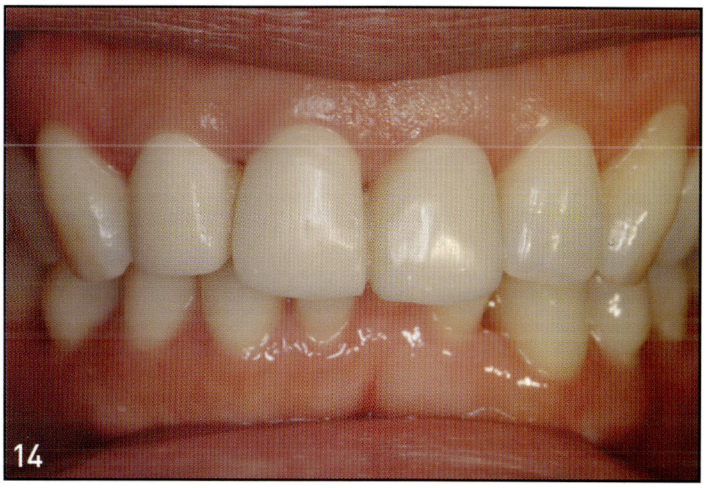
14

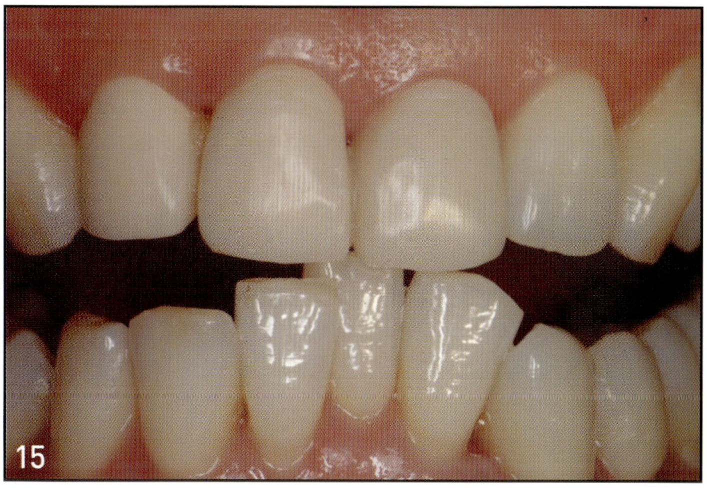
15

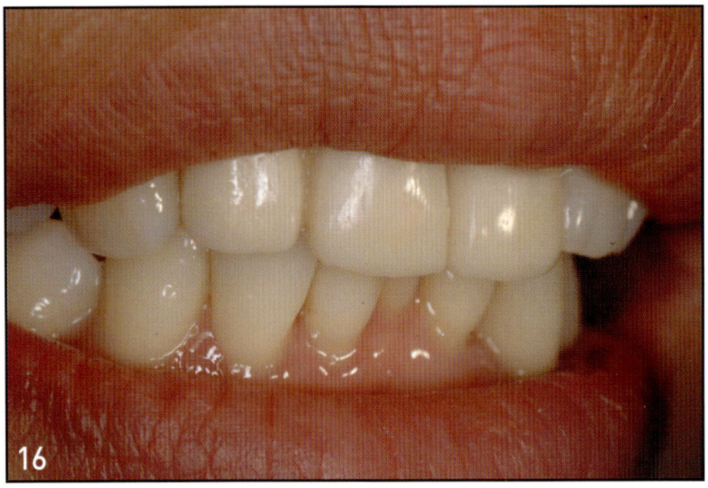

16

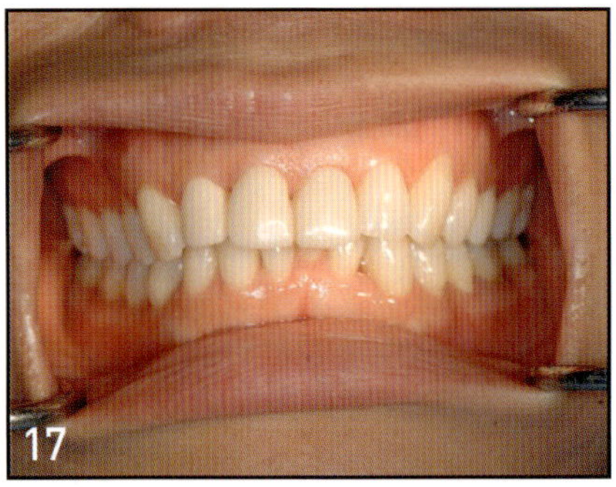

17

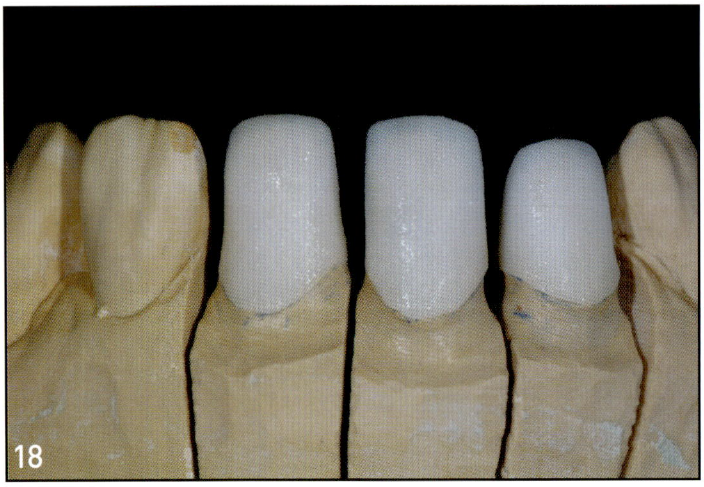

18

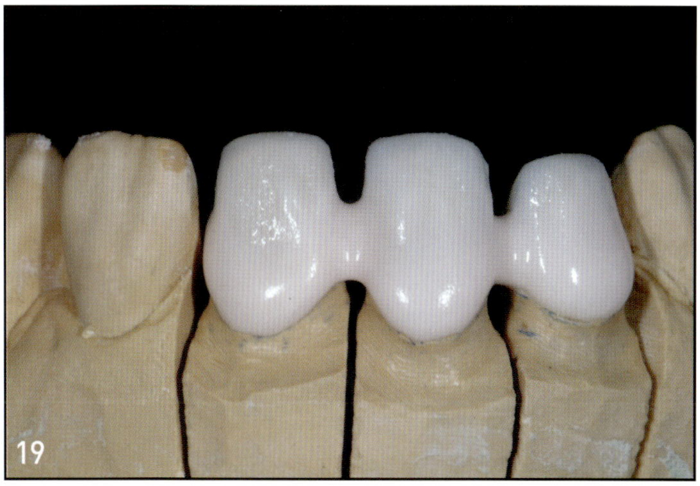
19

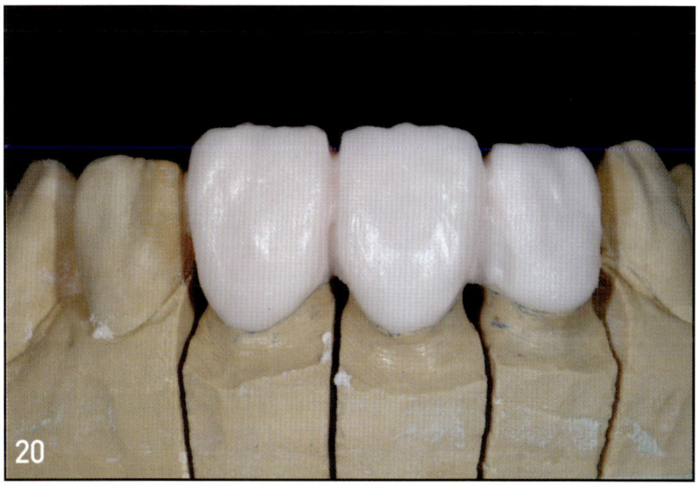
20

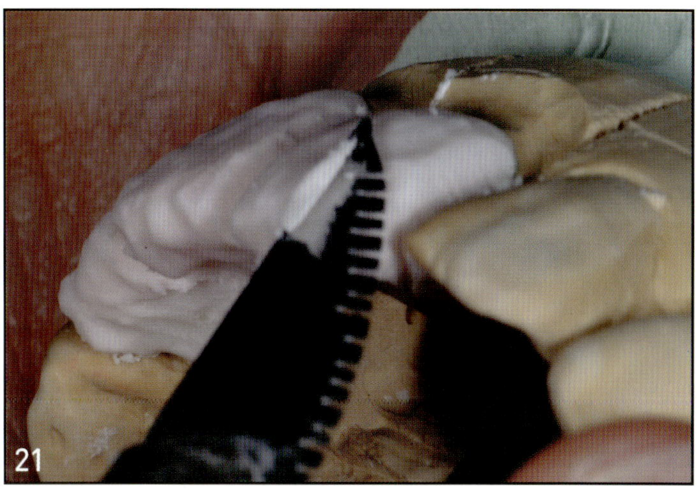
21

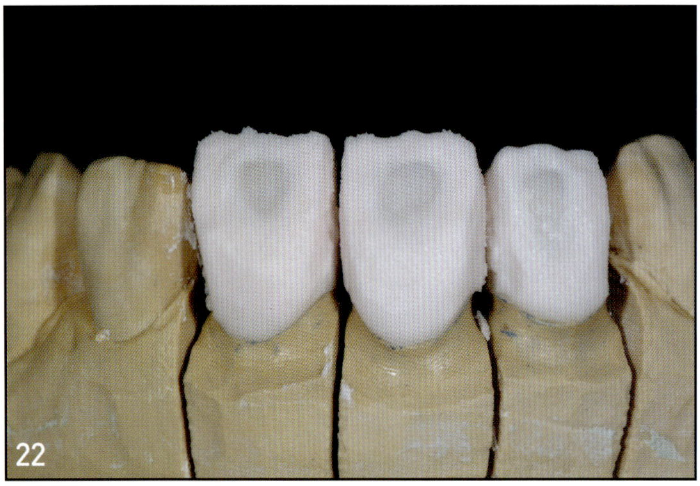

22

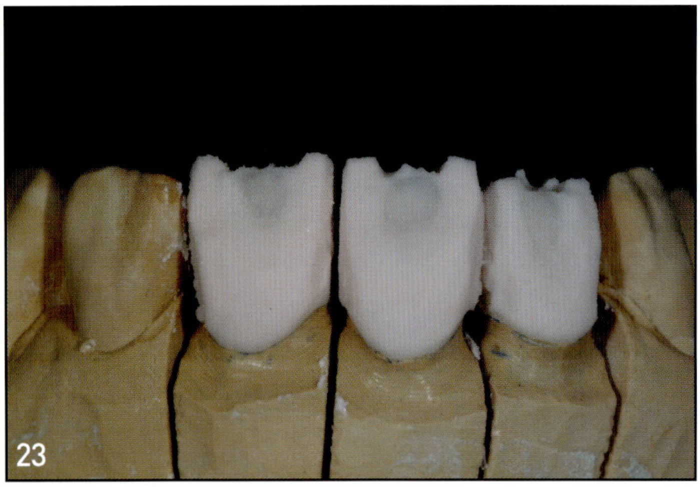

23

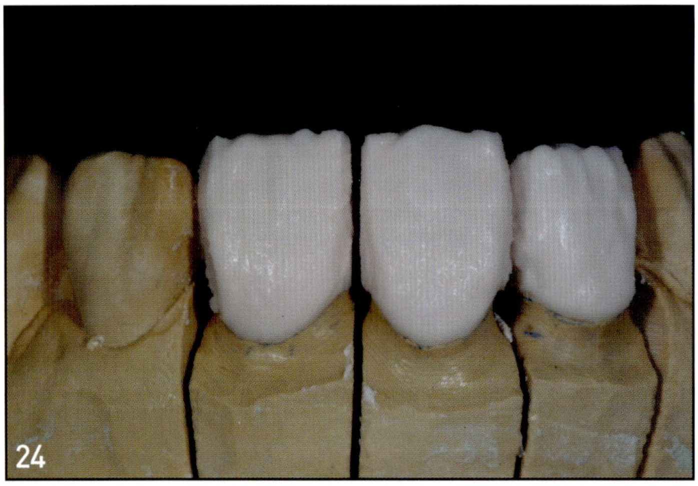

24

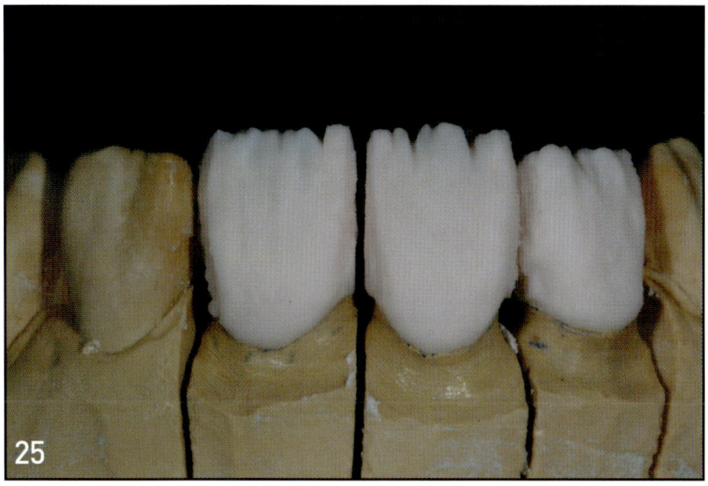
25

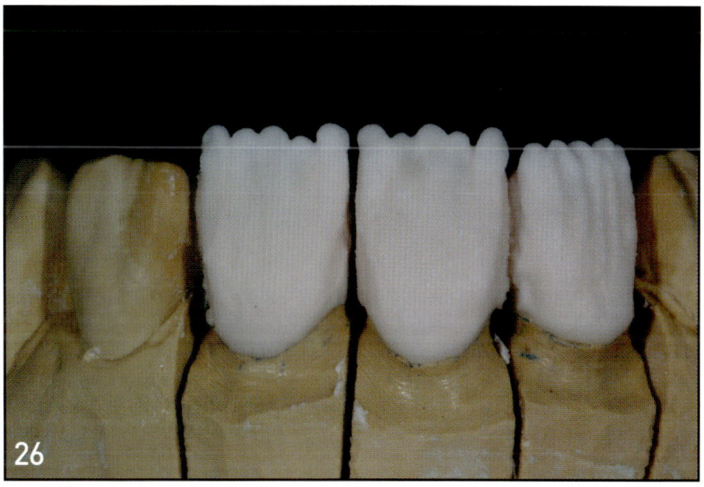
26

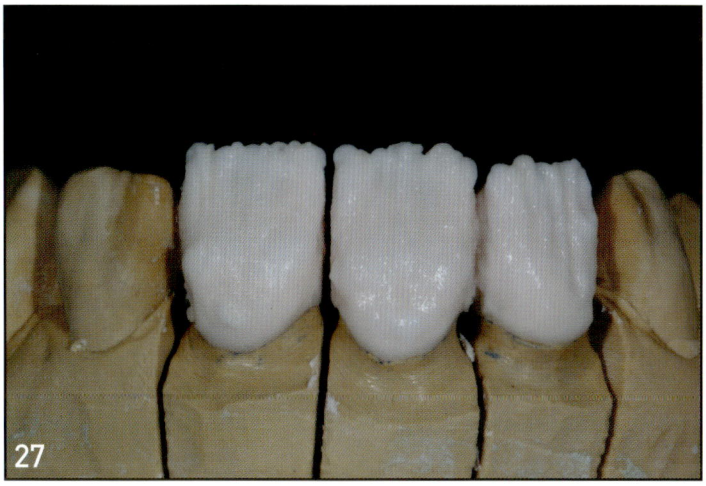
27

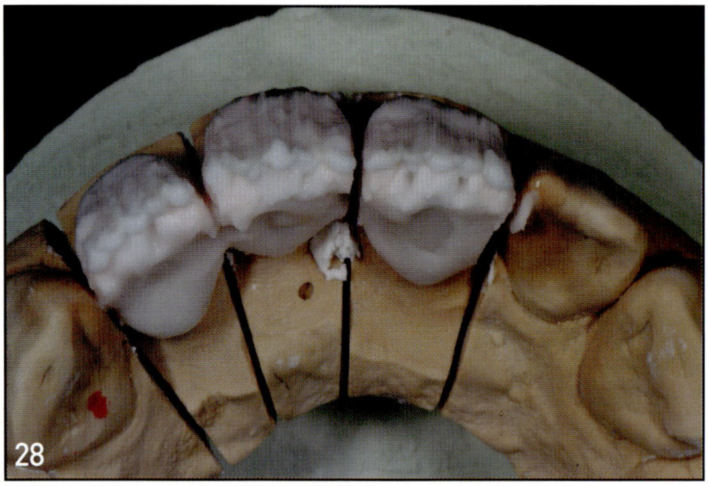

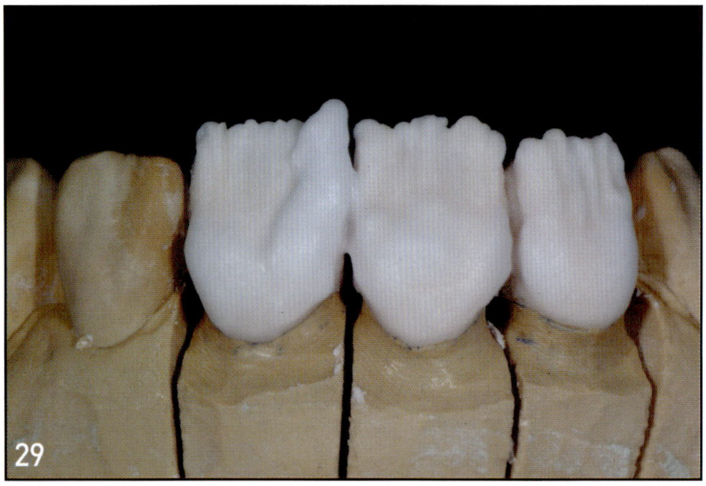

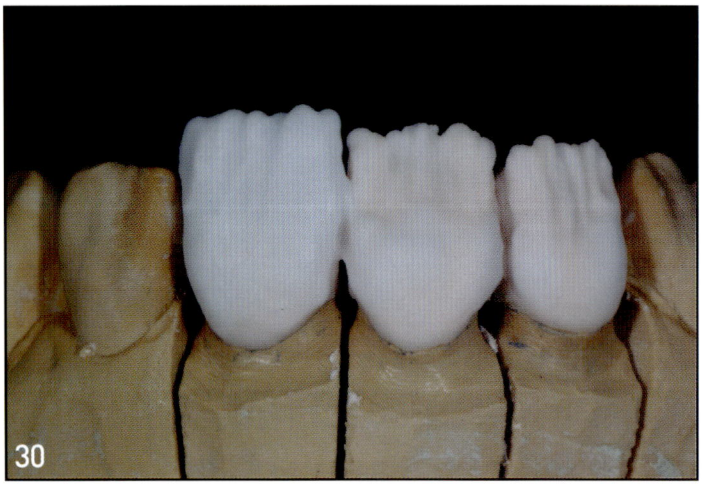

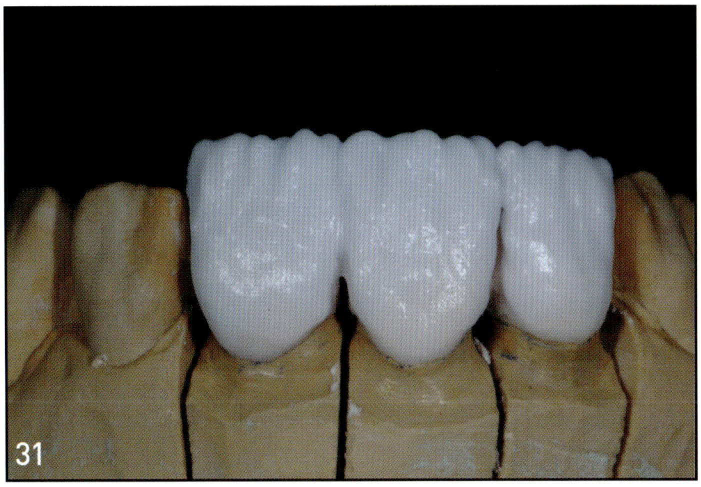

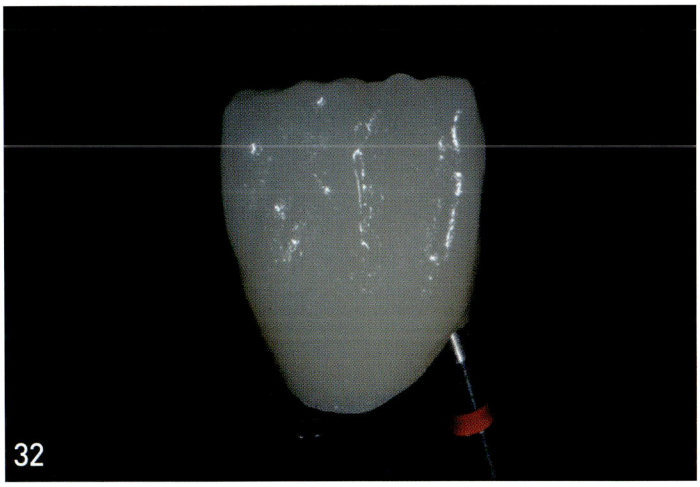

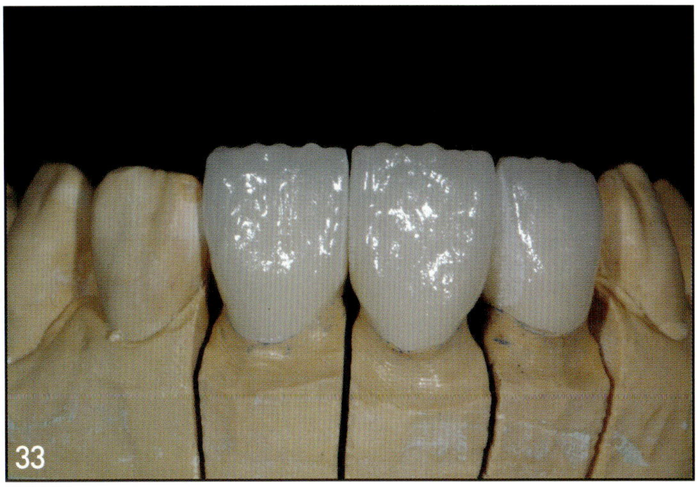

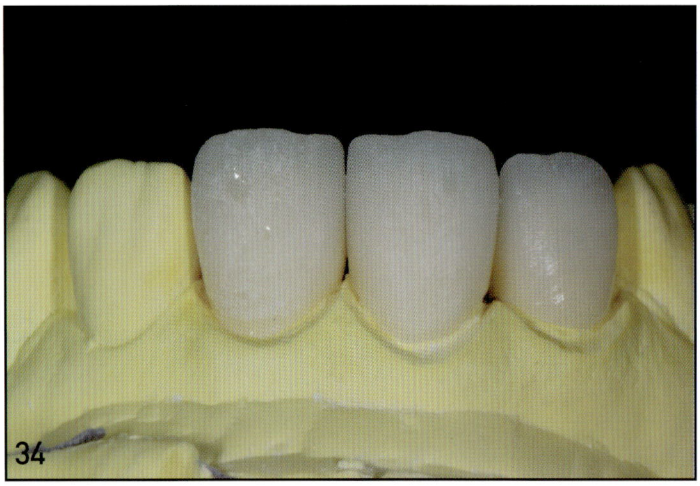
34

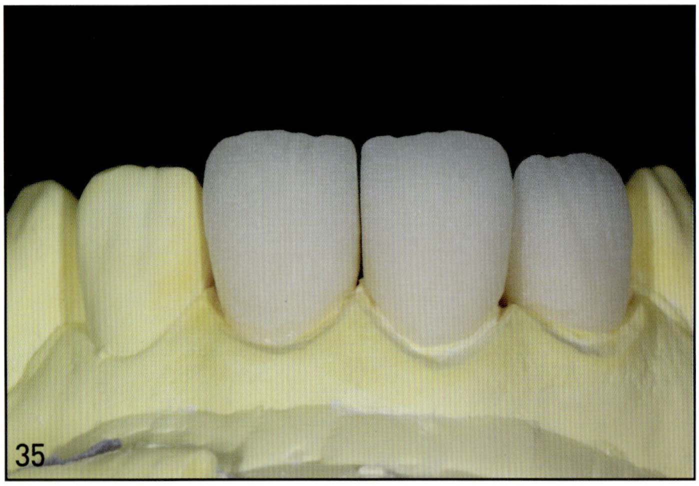
35

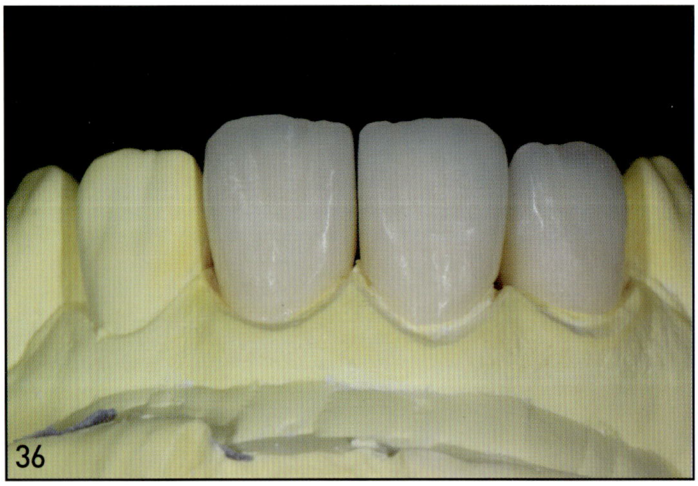
36

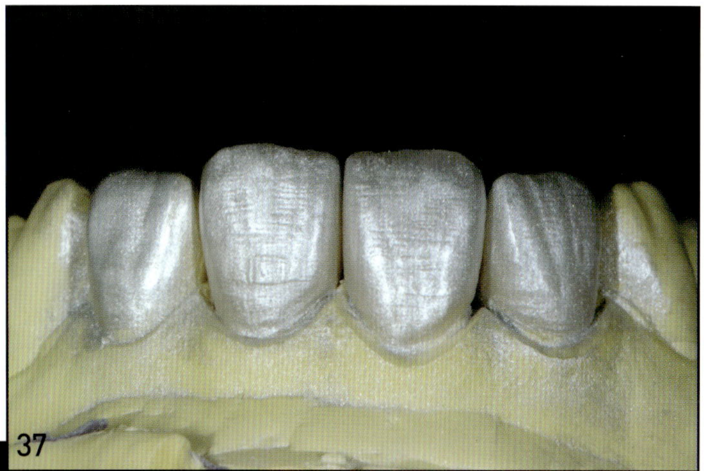

37

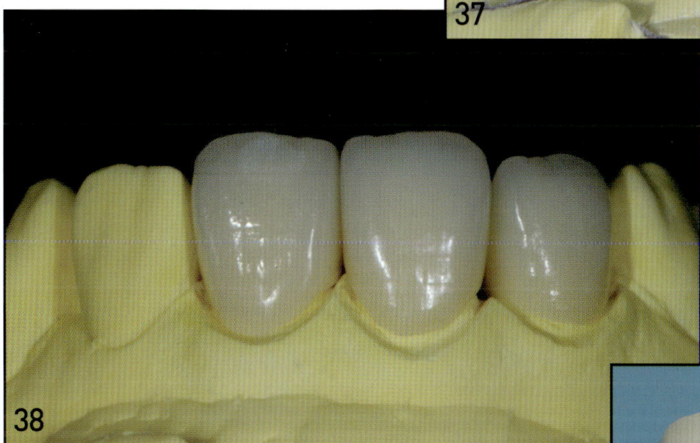

38

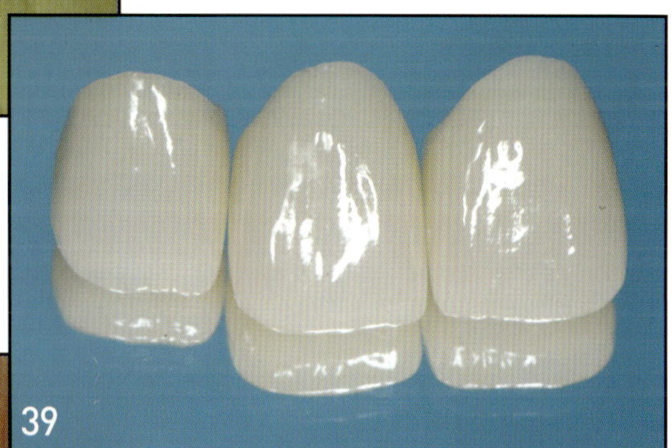

39

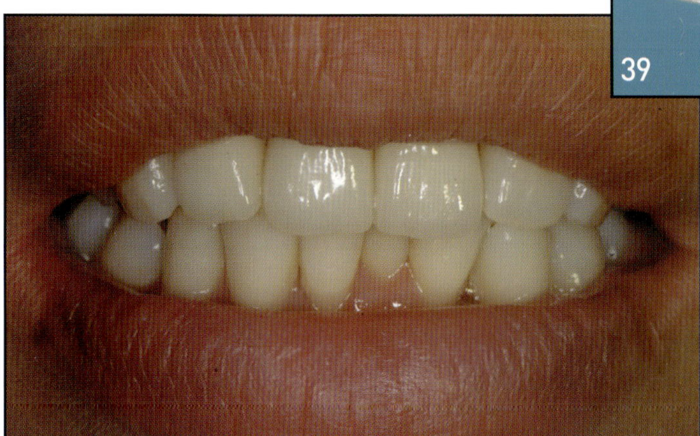

40

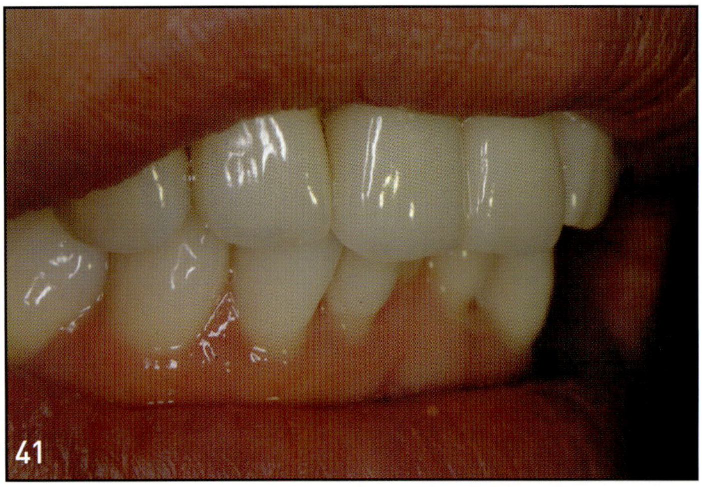
41

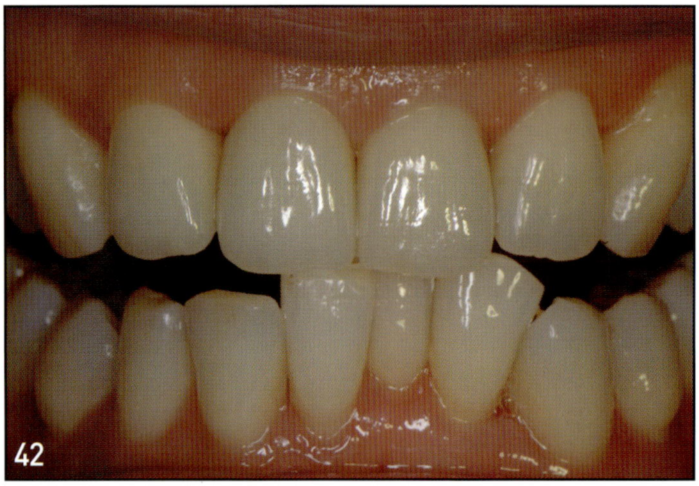
42

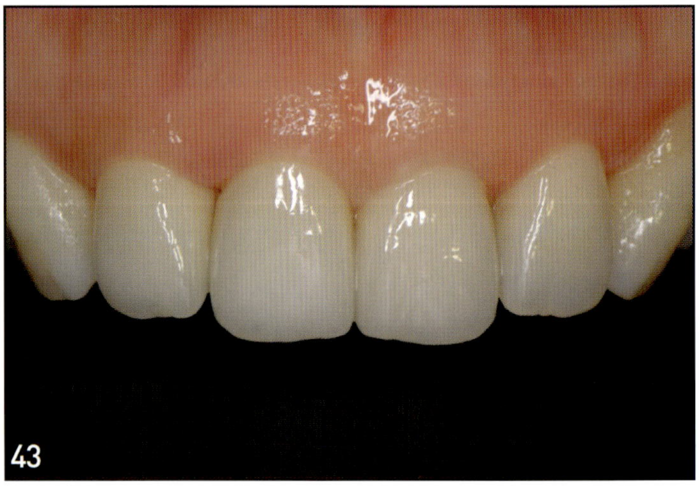
43

Case 6

- Zirkonzahn Zirconia Crown(Vintage ZR 사용)
- 전치부 심미적 불만으로 내원

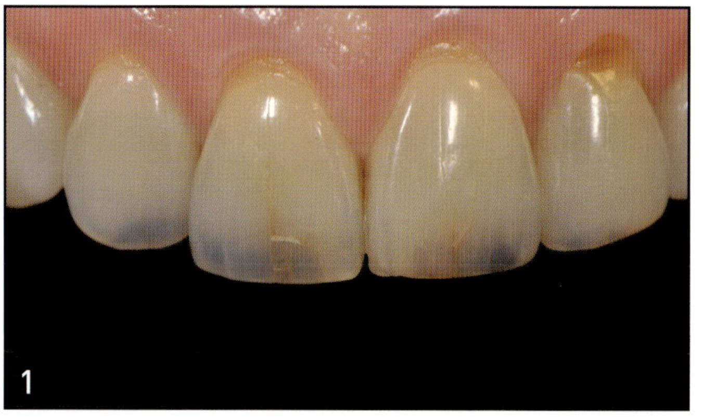

1

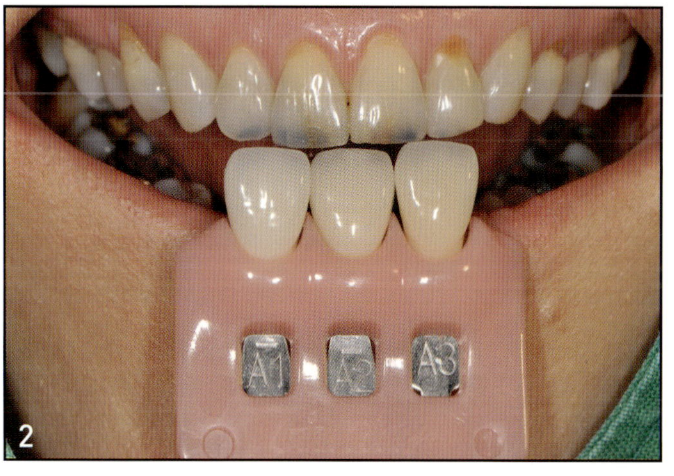

2

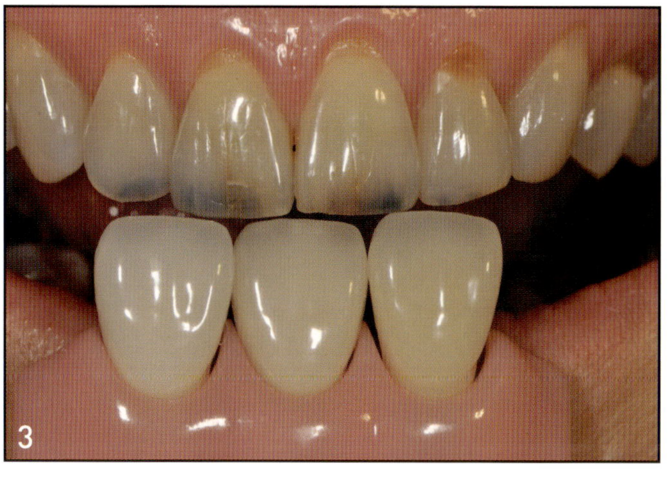

3

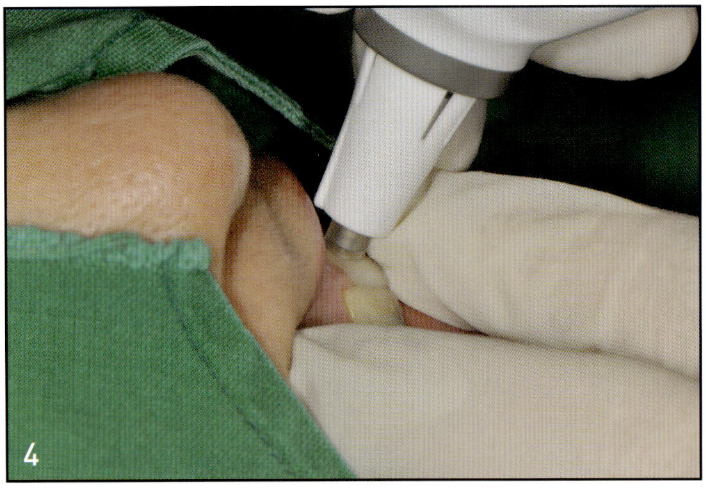
4

Data No. 0000002
Mode:Tooth

Position: 22 (1)

NCC =R3

V. Classical=A3*
Shade =+3. 0
Value =±0
Hue =R2

5

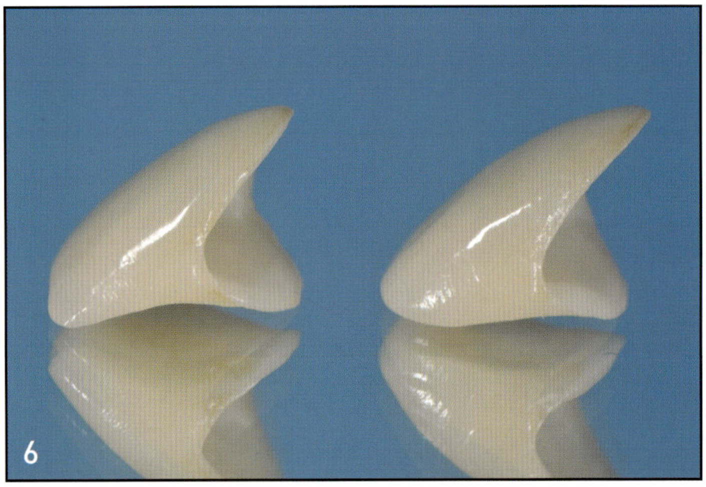
6

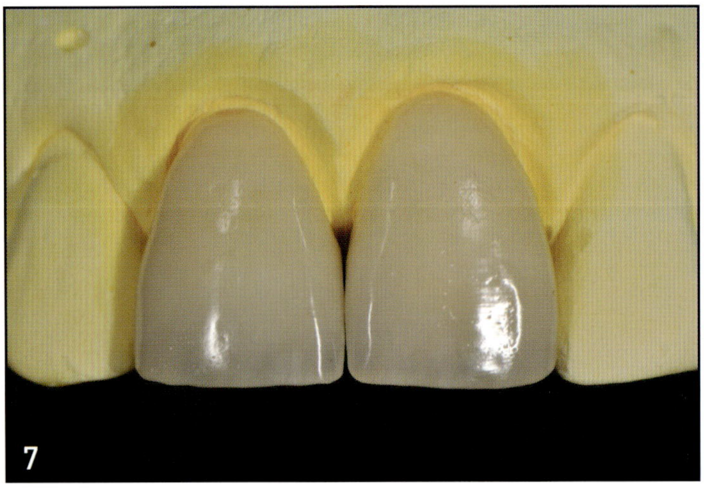
7

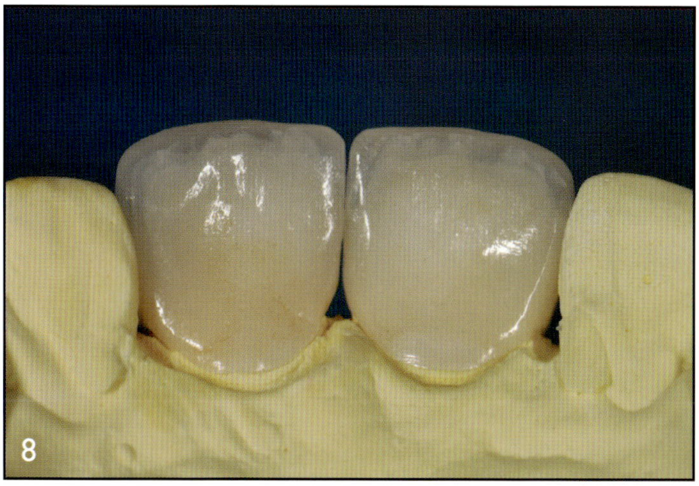
8

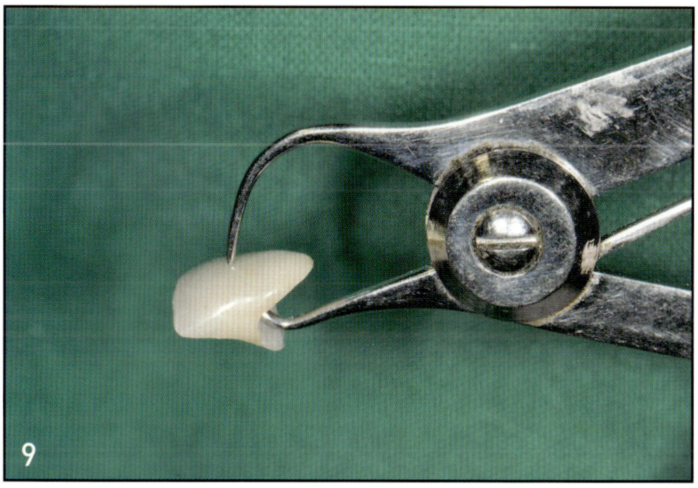
9

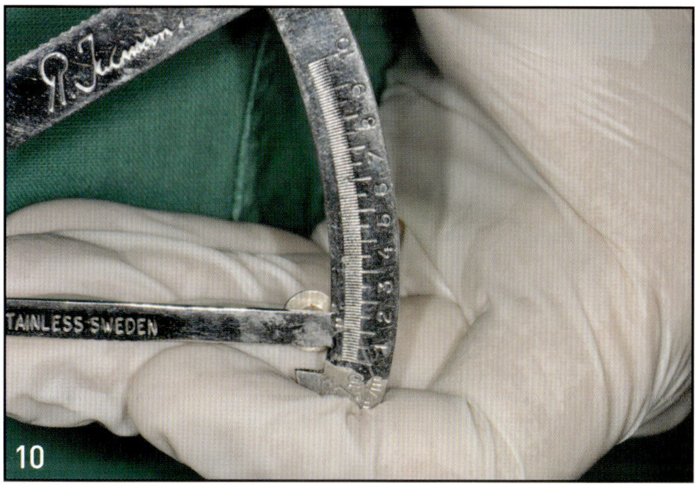
TAINLESS SWEDEN
10

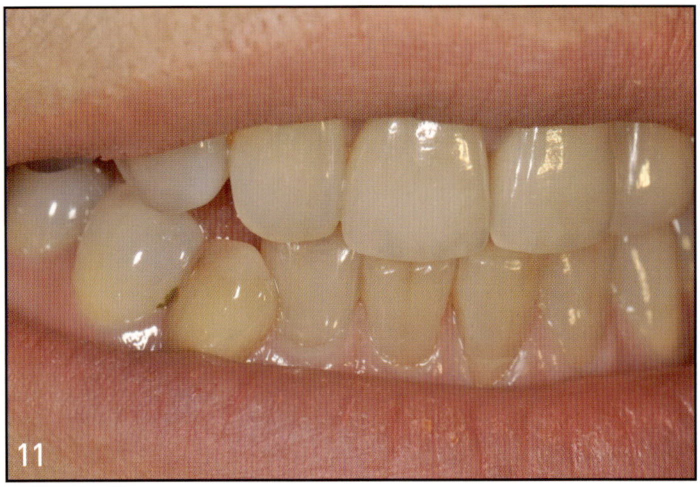

11

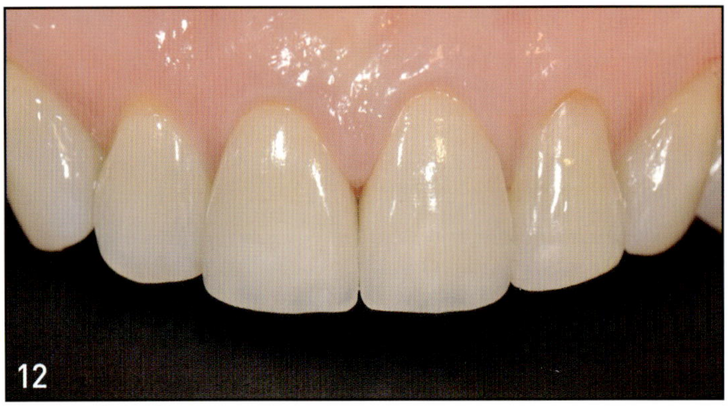

12

Case 6 – 기공과정

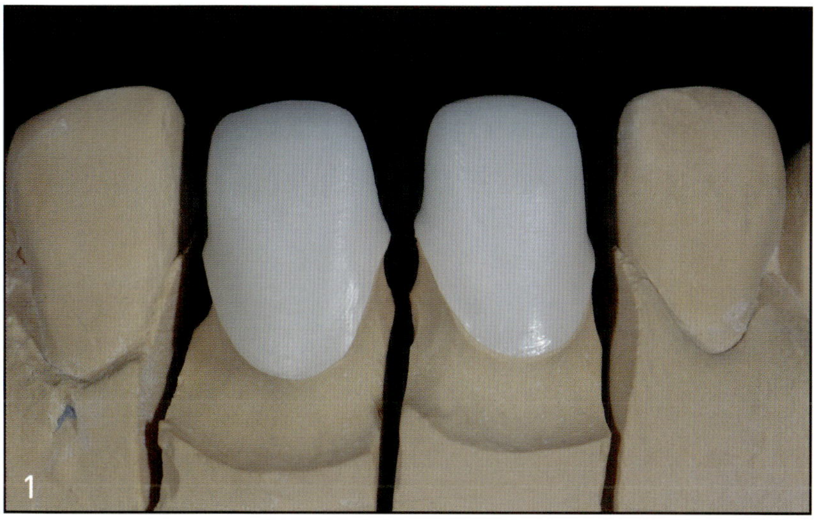

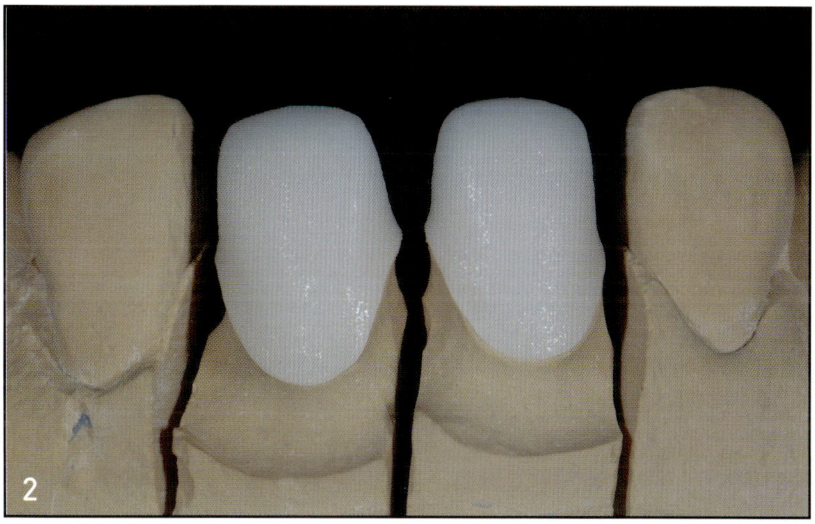

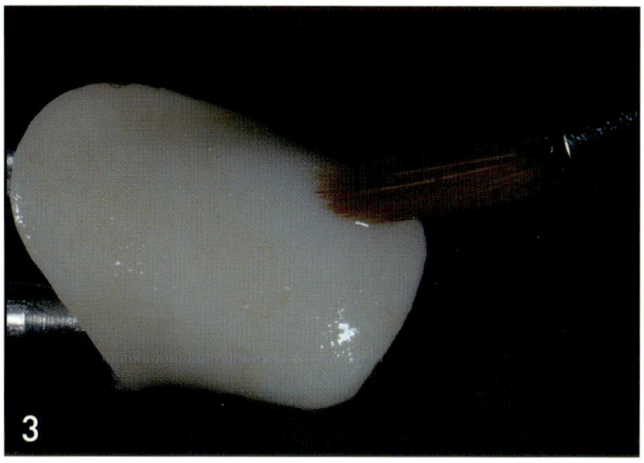

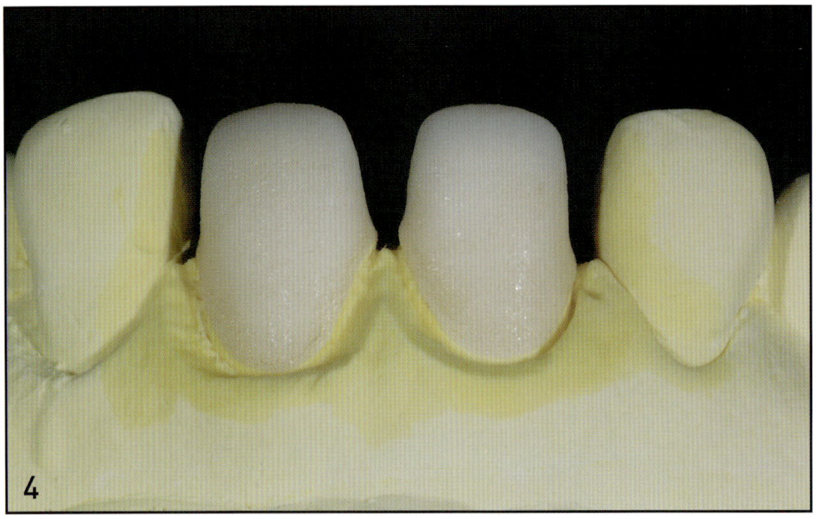

4

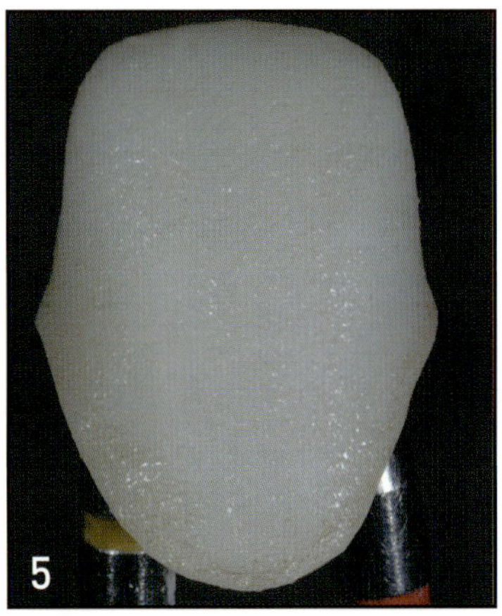

5

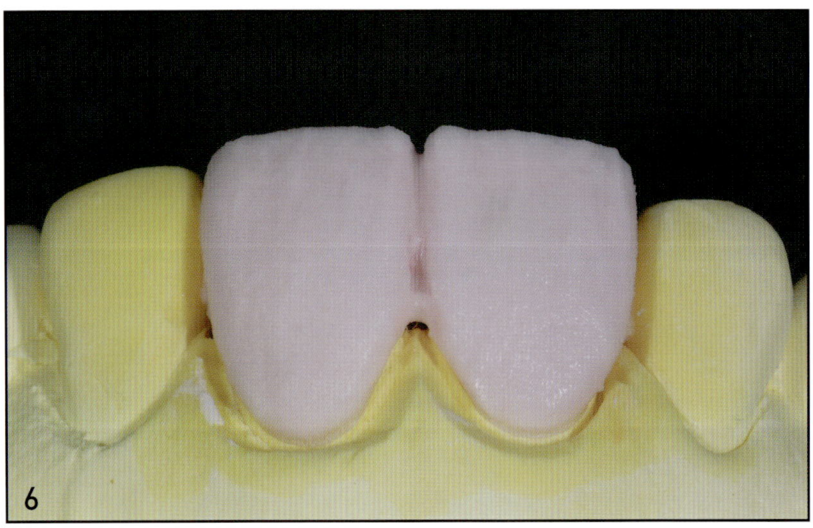

6

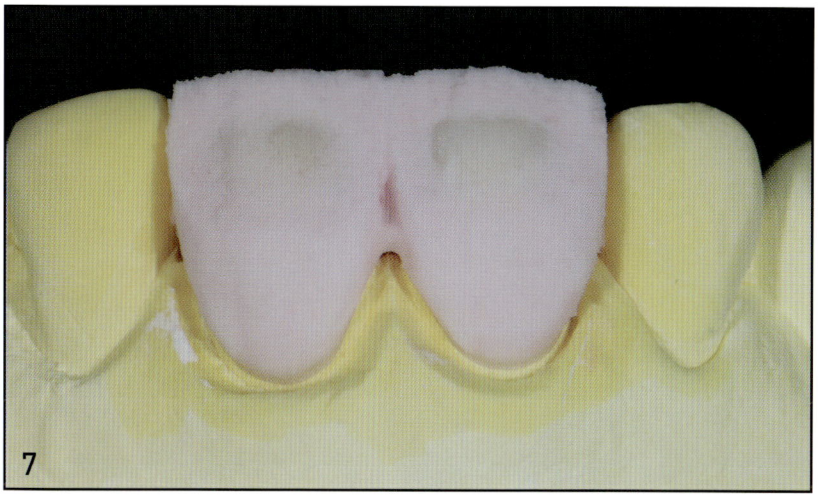
7

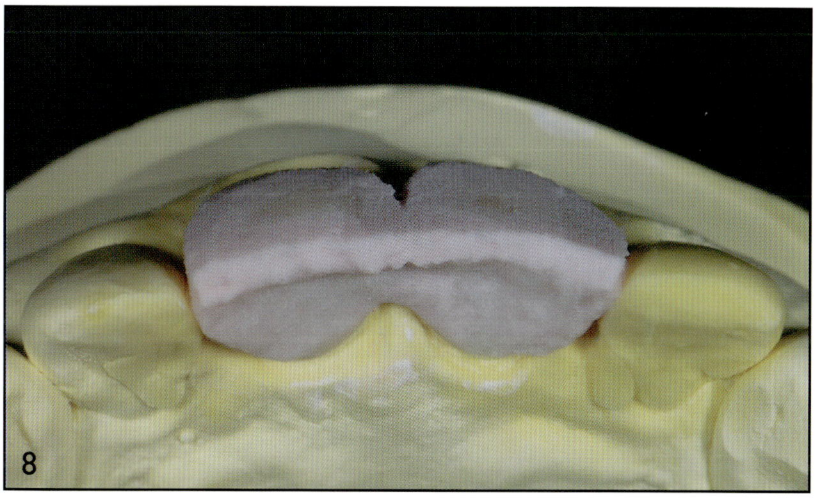
8

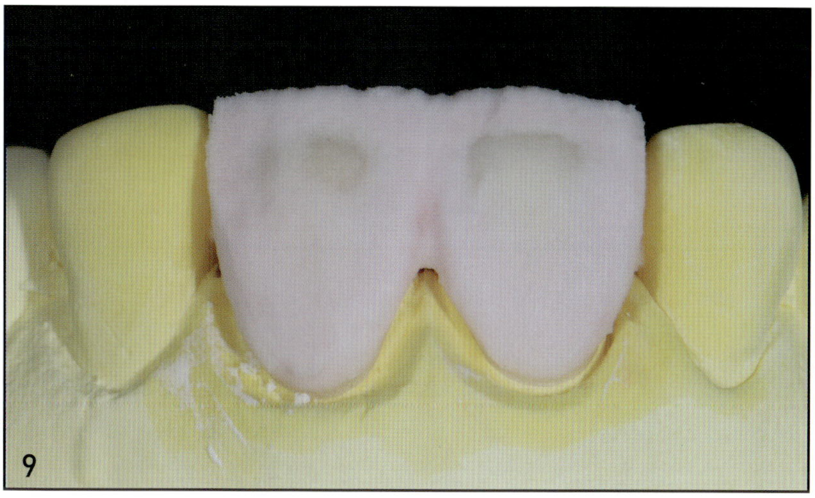
9

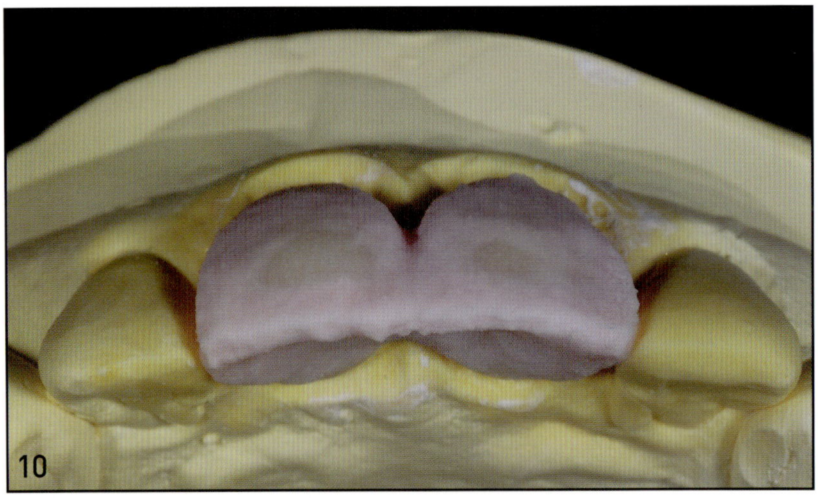
10

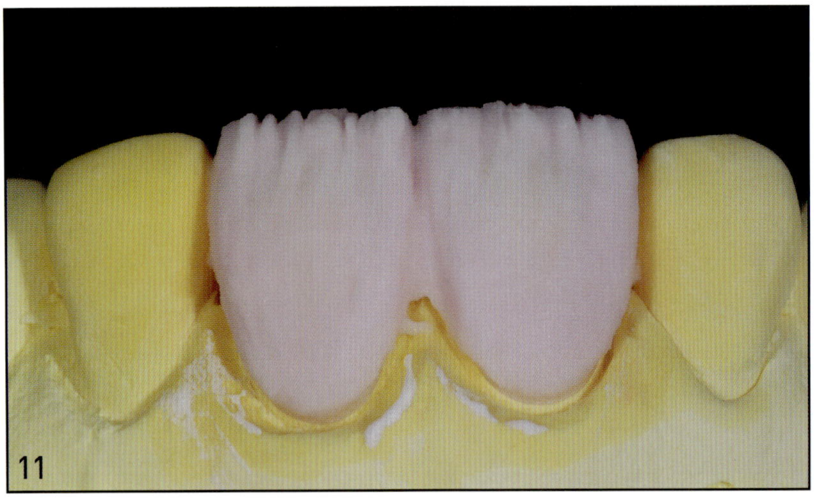
11

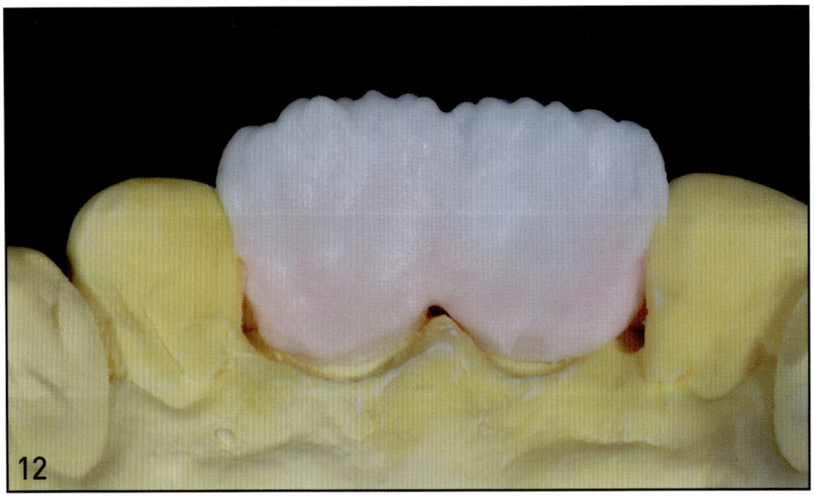
12

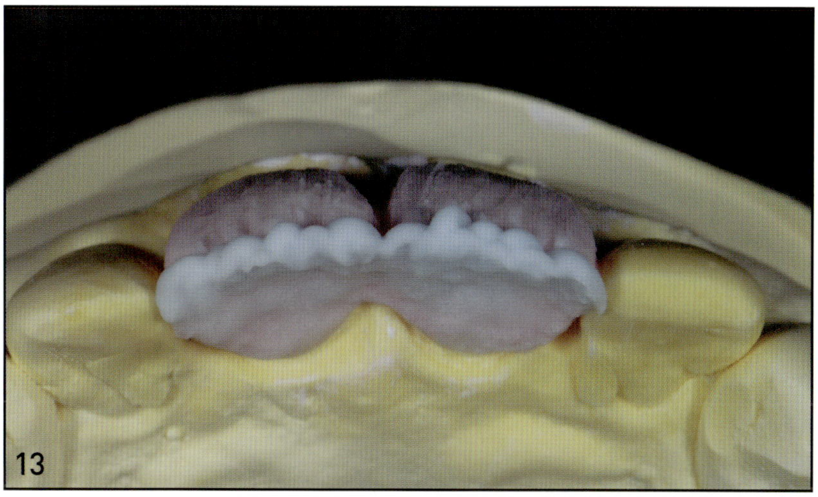

13

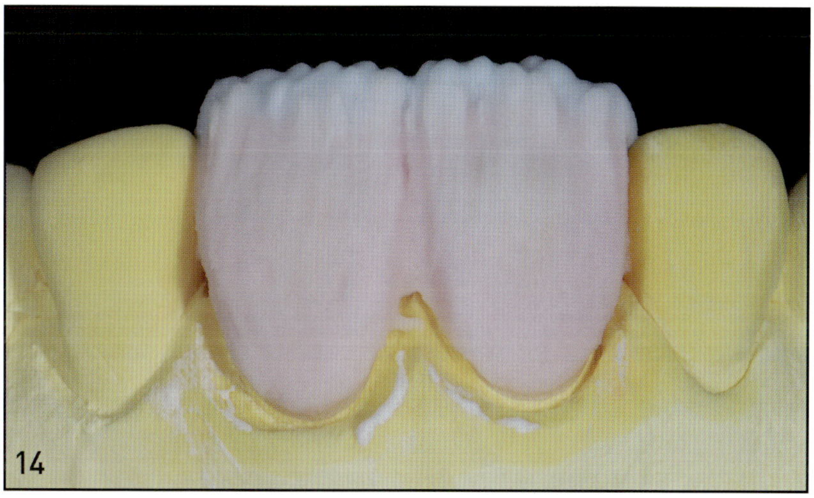

14

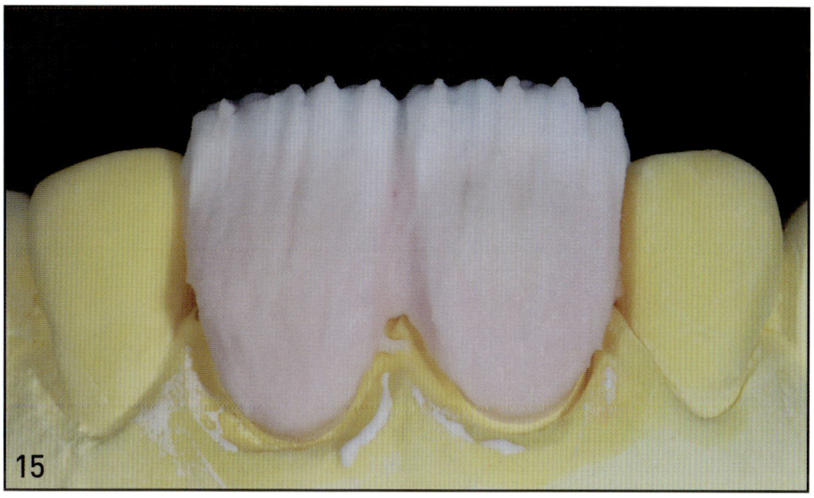

15

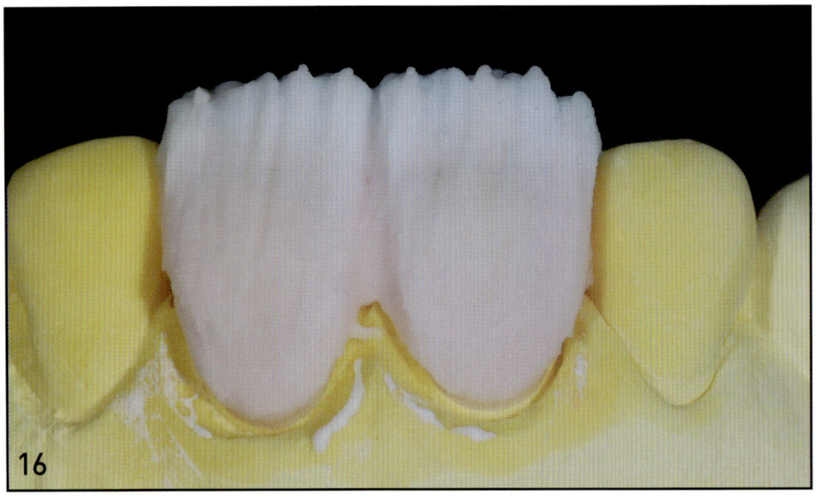
16

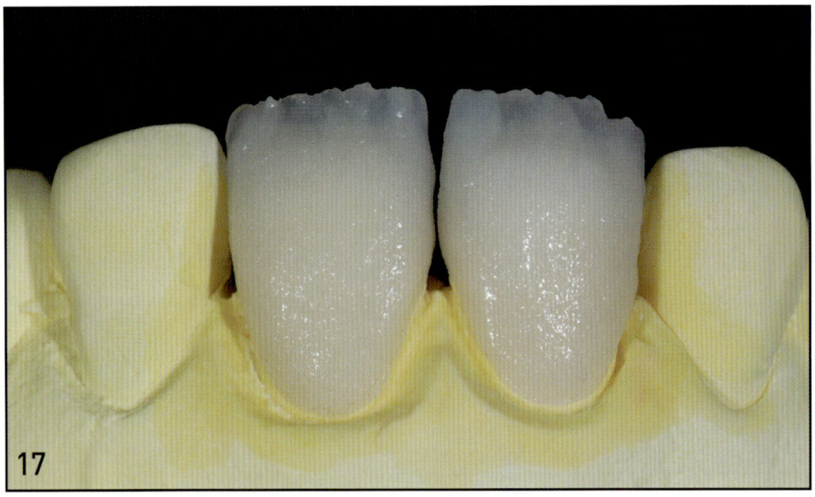
17

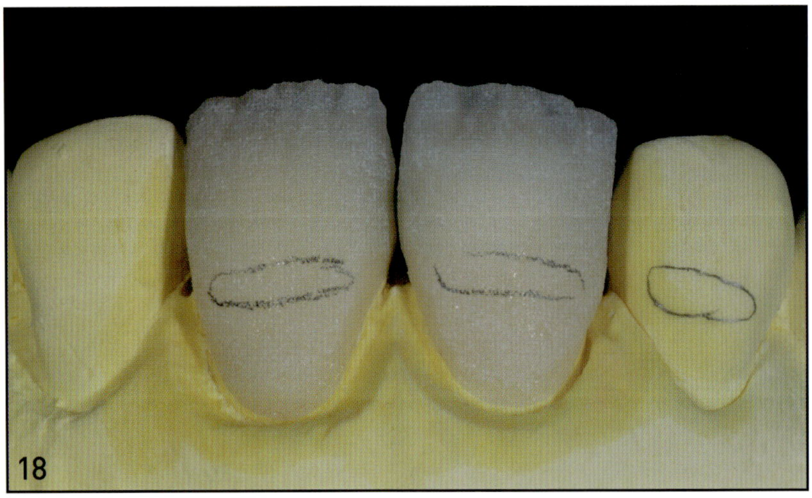
18

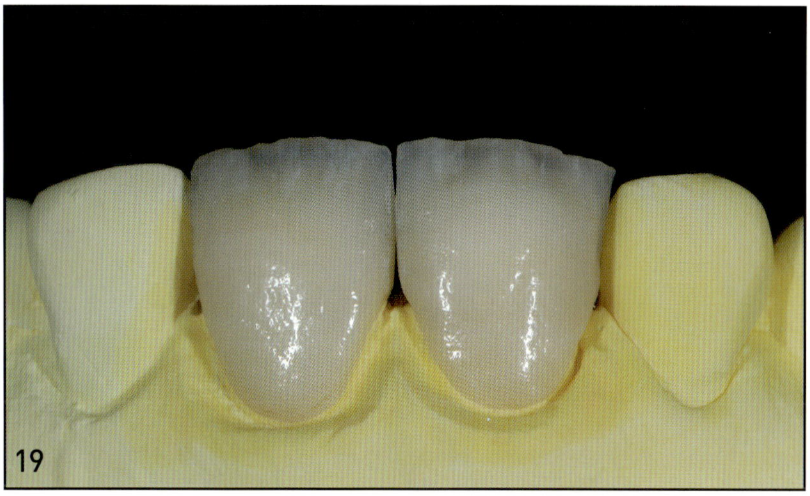

19

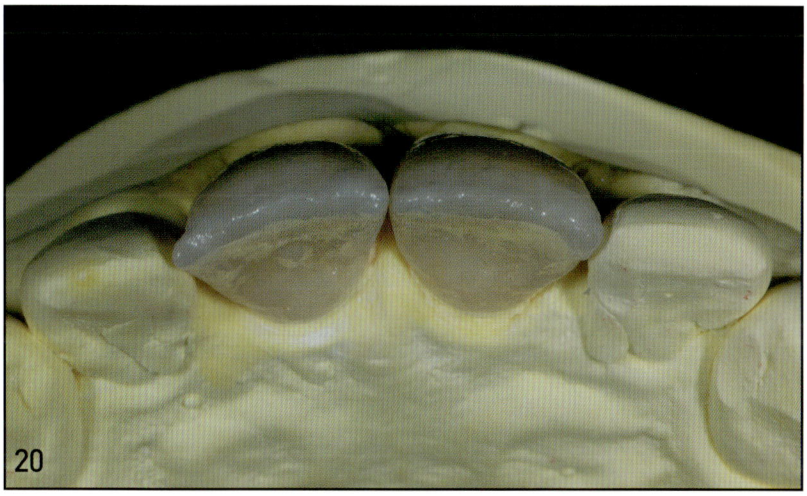

20

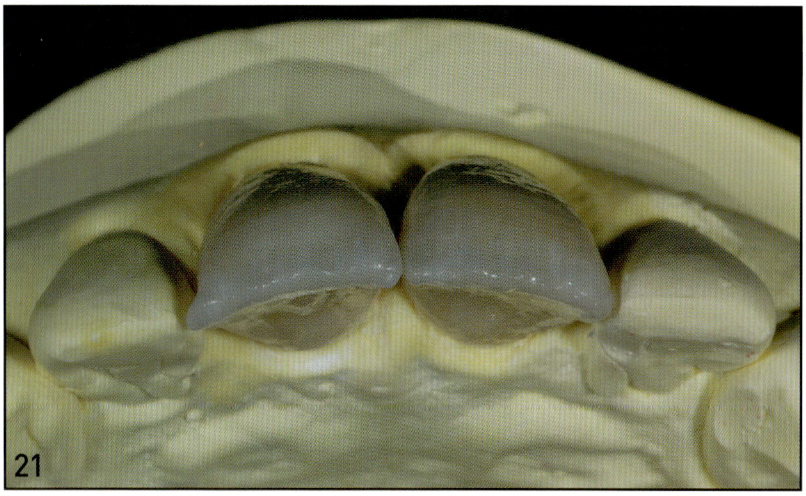

21

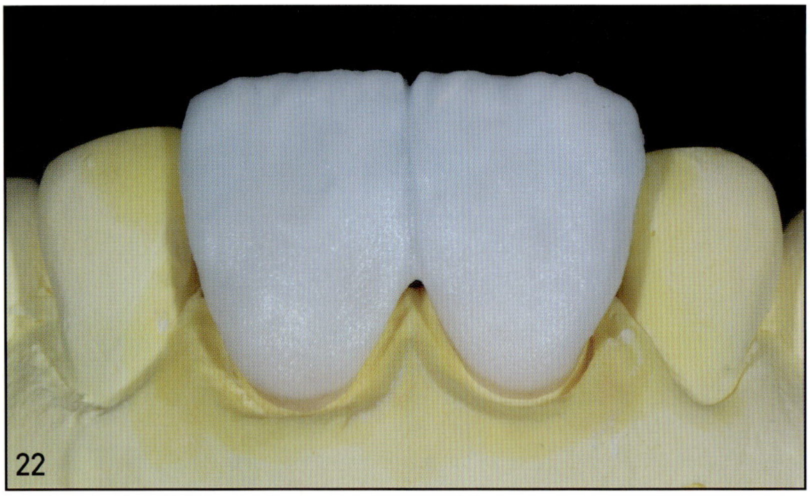
22

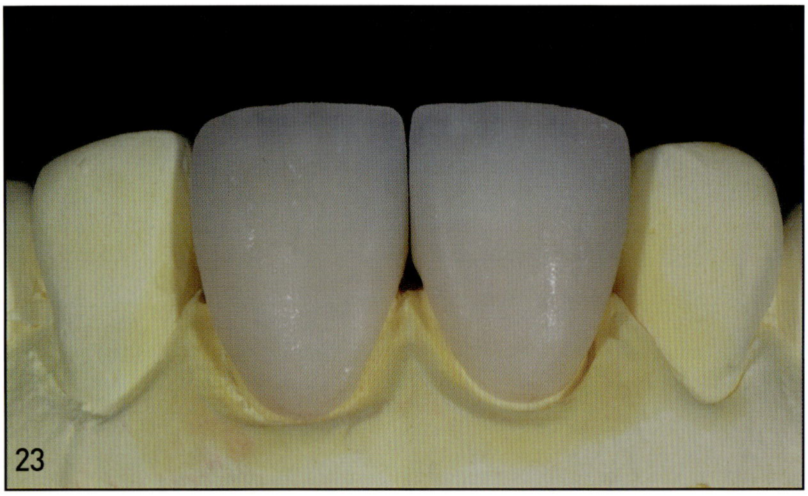
23

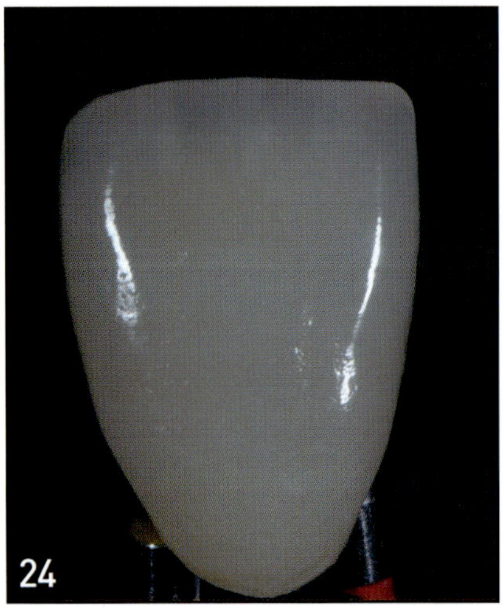
24

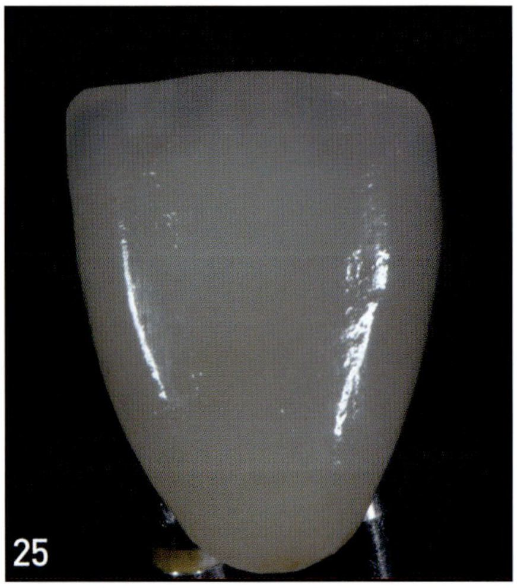
25

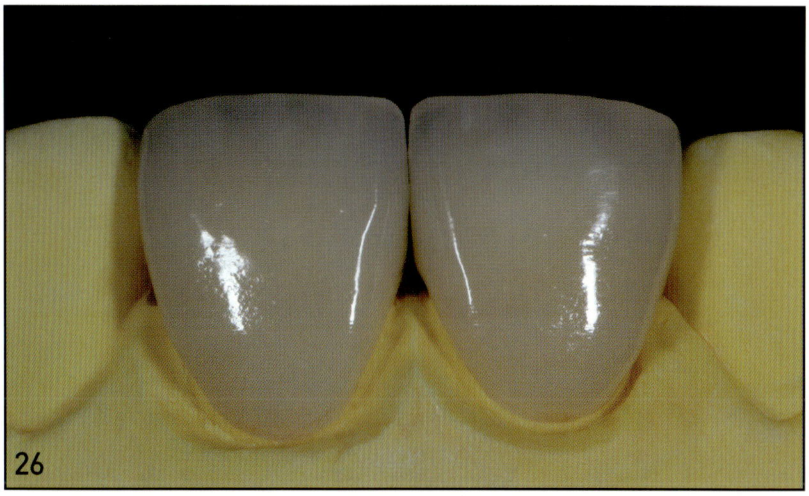
26

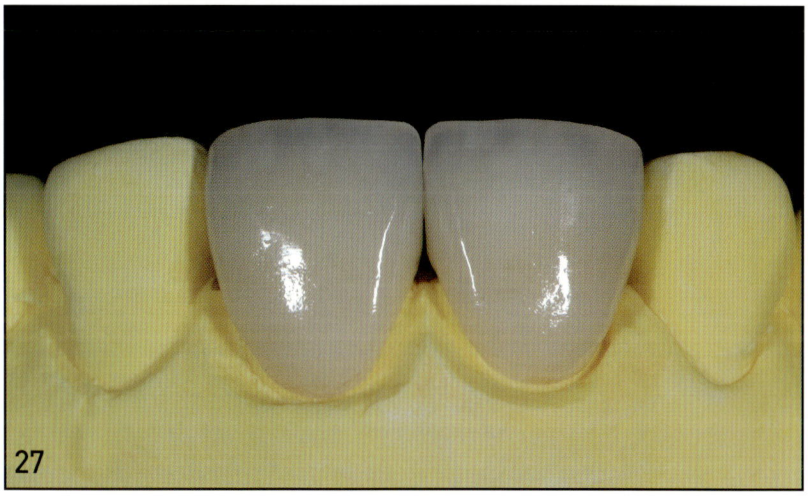
27

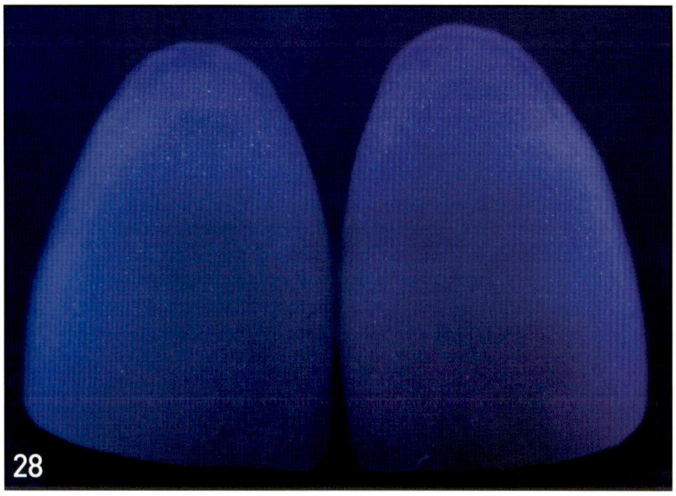
28

Case 7

- Zirkonzahn Zirconia Crown(Vintage ZR 사용)
- 전치부 배열 불만으로 내원

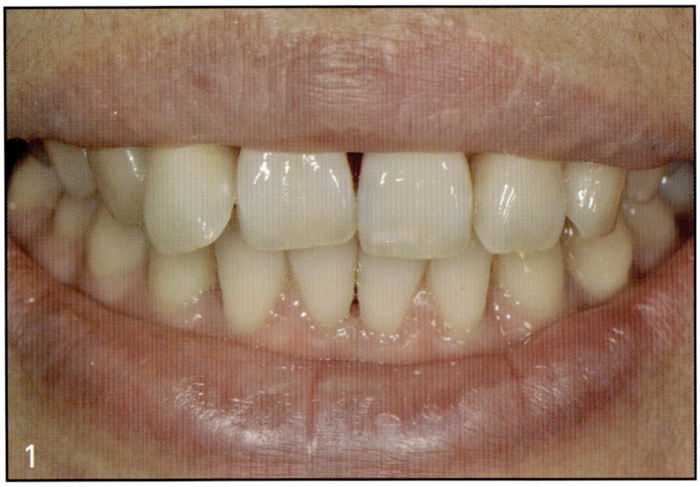
1

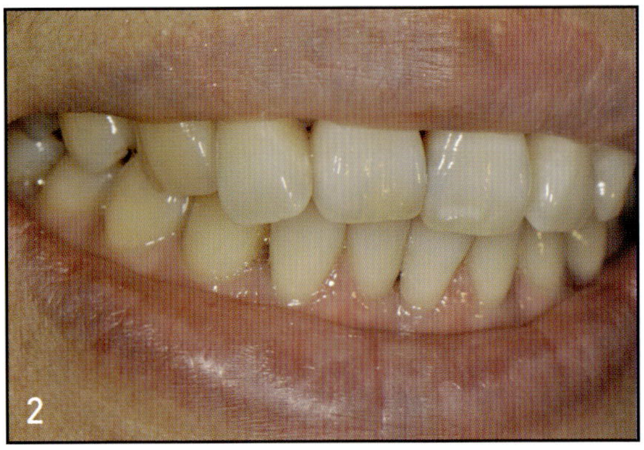
2

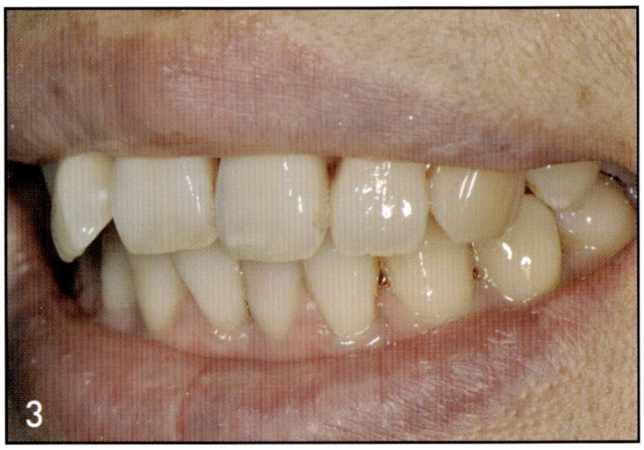
3

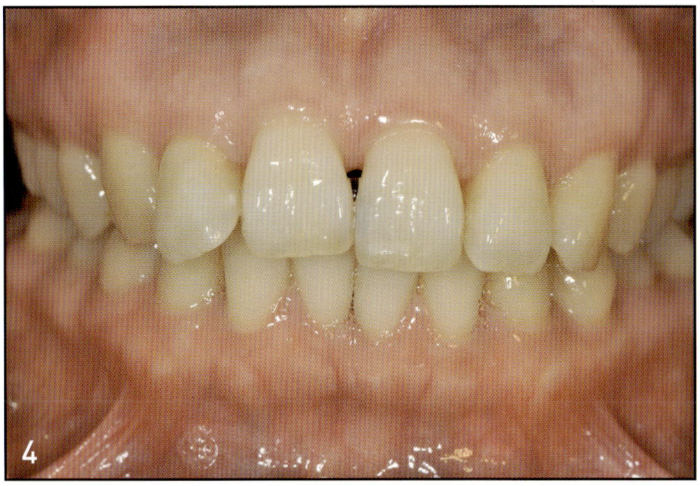
4

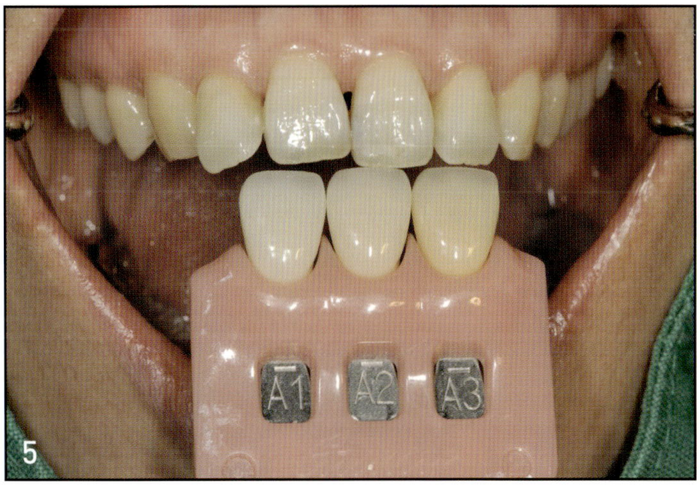
A1
A2
A3
5

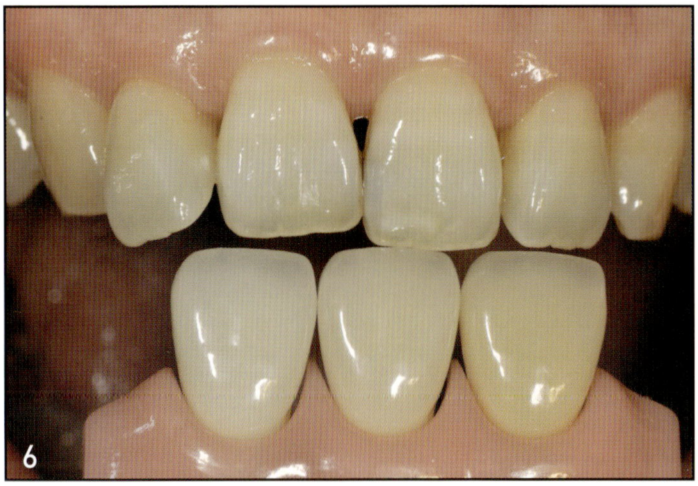
6

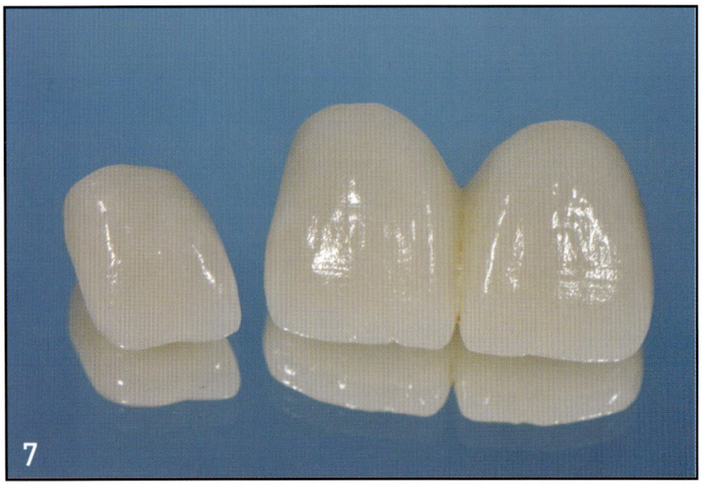

7

NCC = A2

V.Classical = A2*
Shade = +2.0
Value = ±0
Hue = A2

8

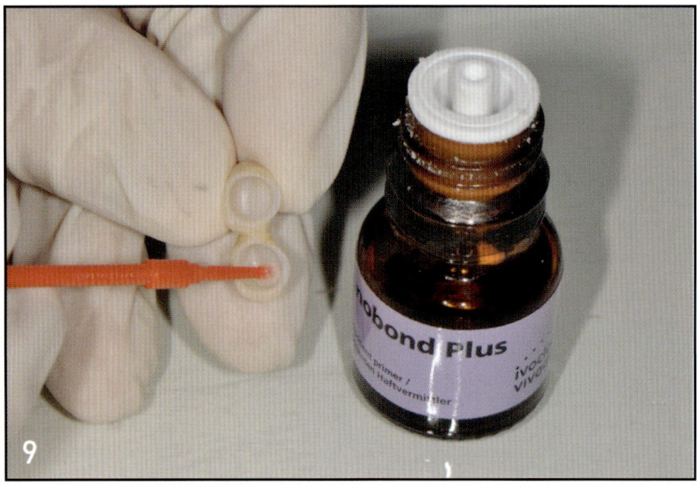

9

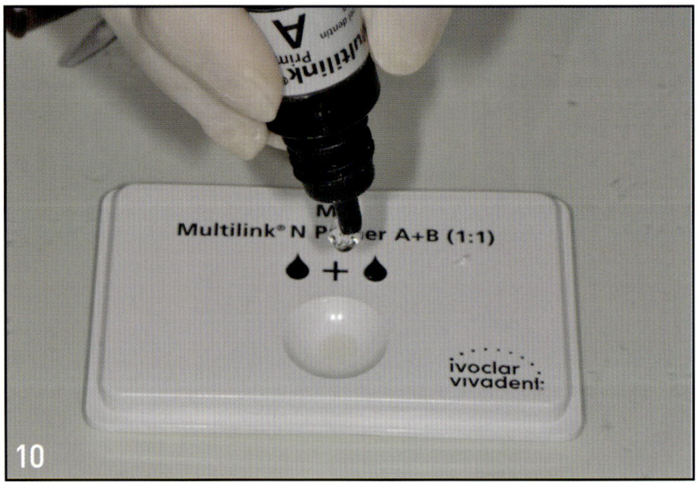

10

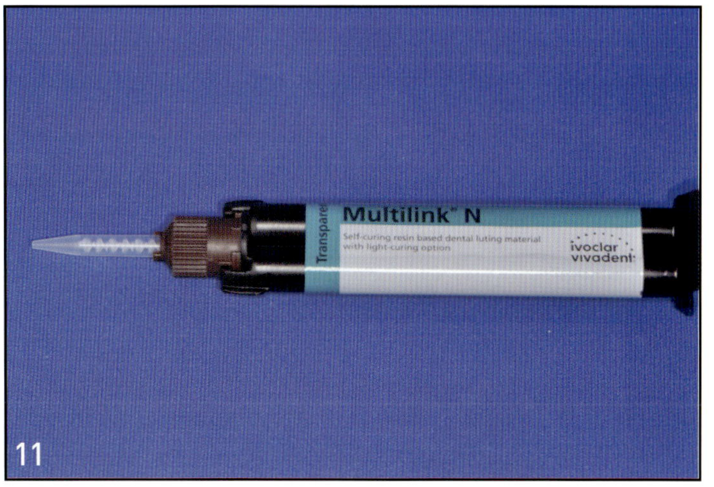
Multilink N
Self-curing resin based dental luting material with light-curing option
ivoclar vivadent

11

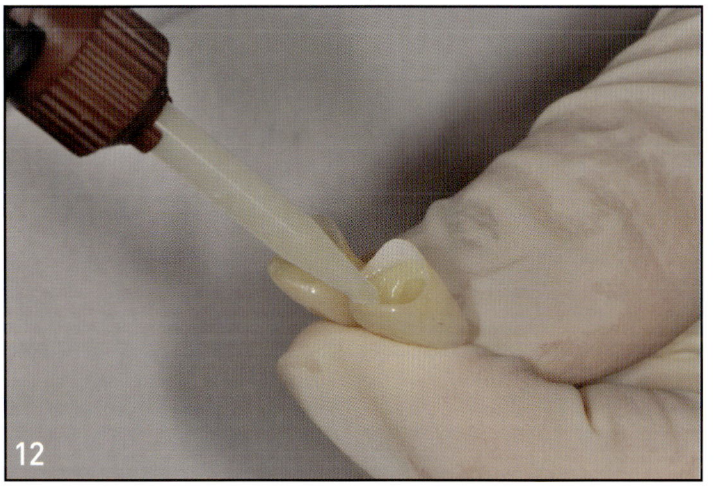

12

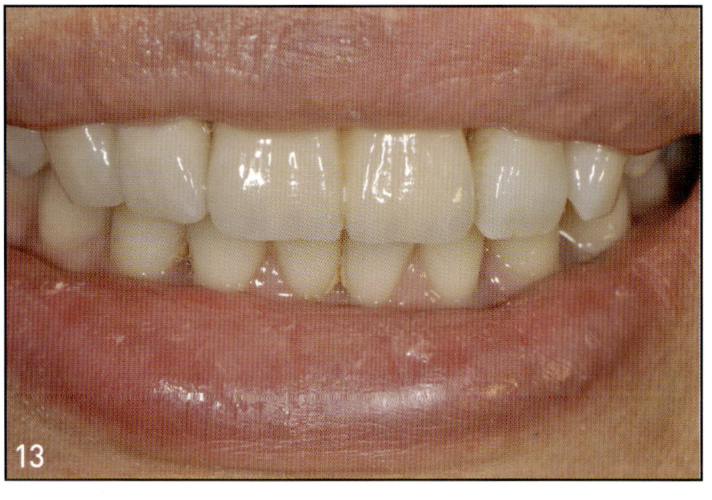

13

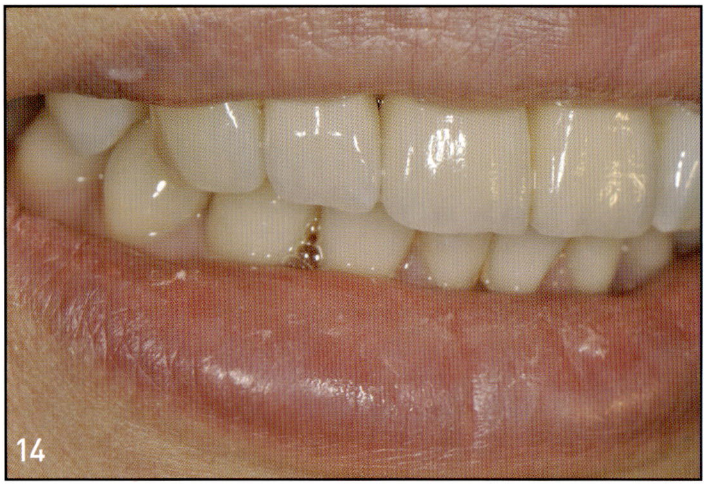

14

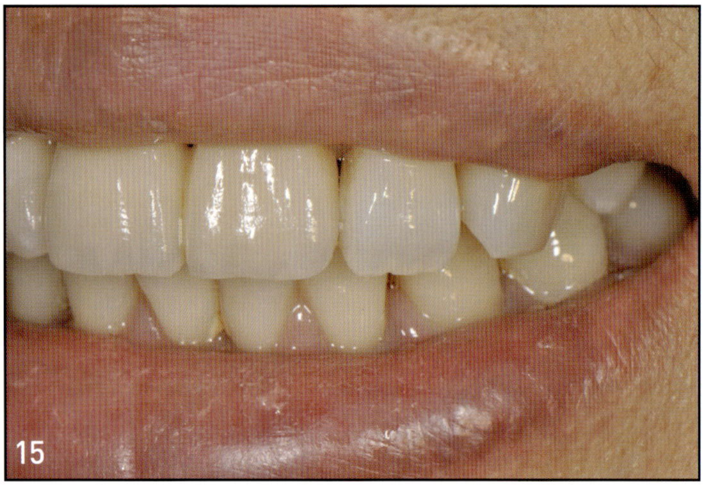

15

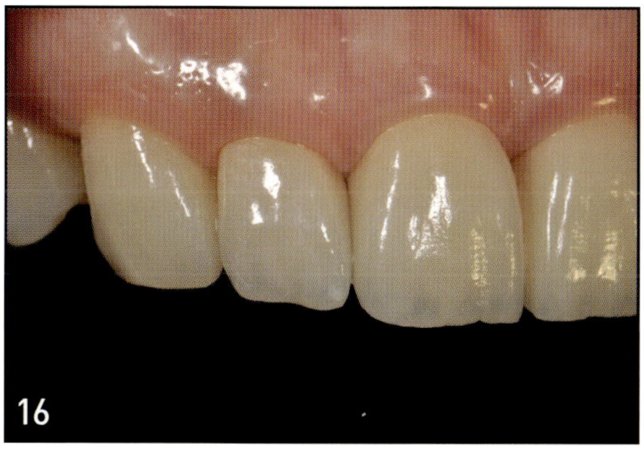
16

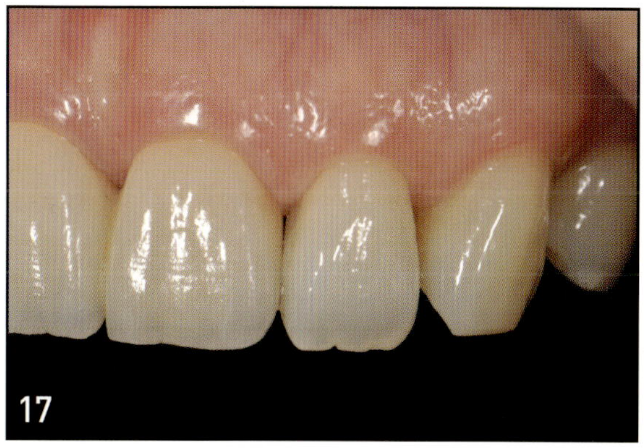
17

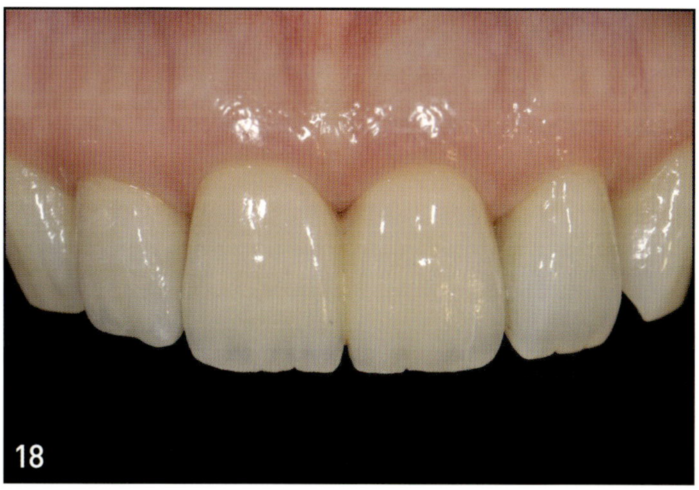
18

Case 8

- CEREC Zirconia Crown(Vintage ZR 사용)
- 전치부 변색으로 내원

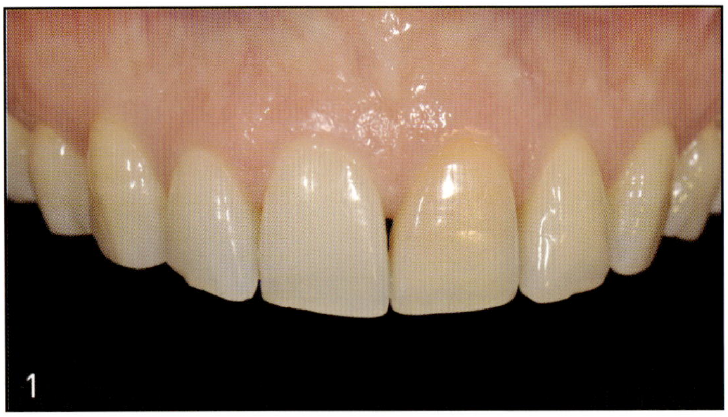

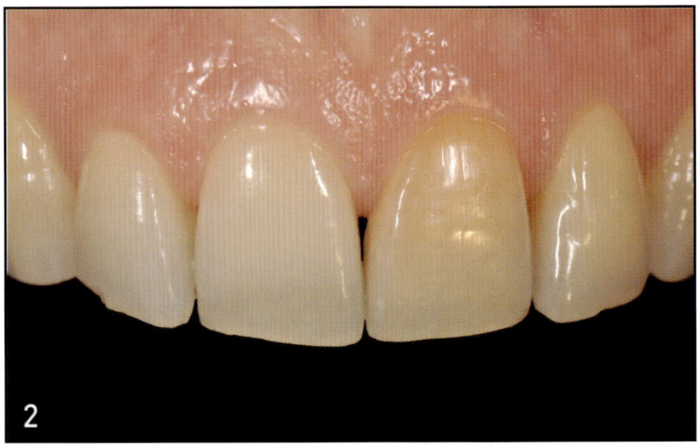

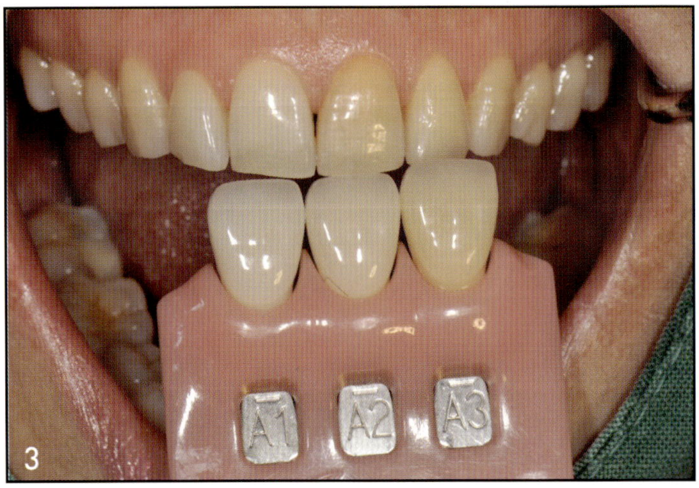

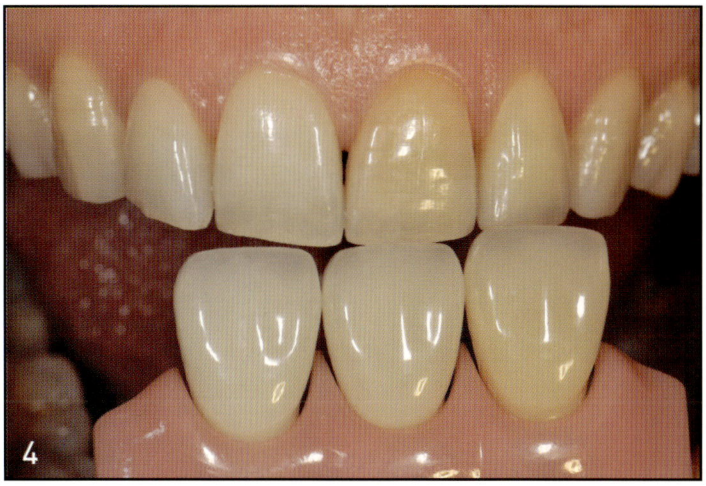

4

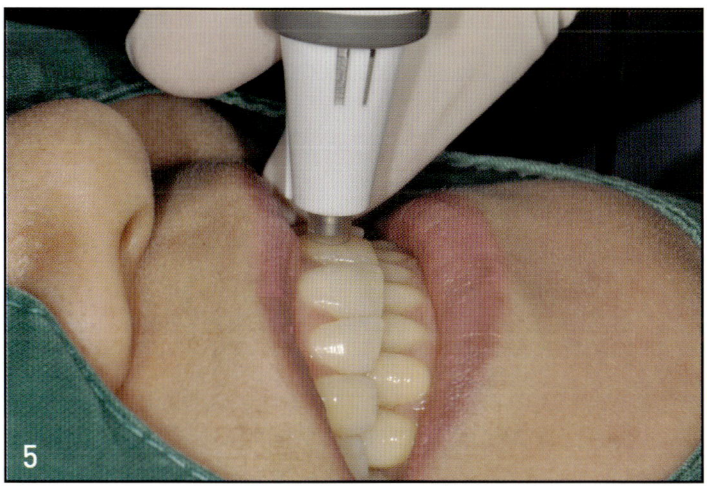

5

NCC	= VR3.5
V.Classical	= A3.5★★
Shade	= +3.0
Value	= +2.0
Hue	= R2

Recipe

Opaque

R3.50	.1
R4.0	.1

Body

VR 3.5B	.1
VR 4B	.1

Enamel

OPAL	59.1
OPAL	60.1

6

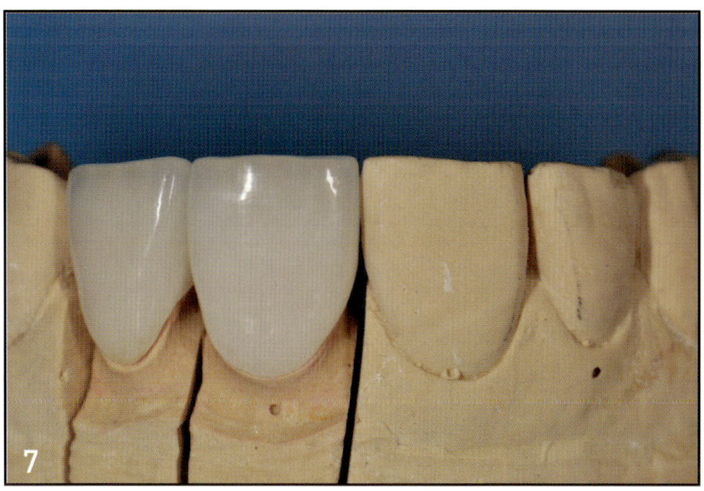

7

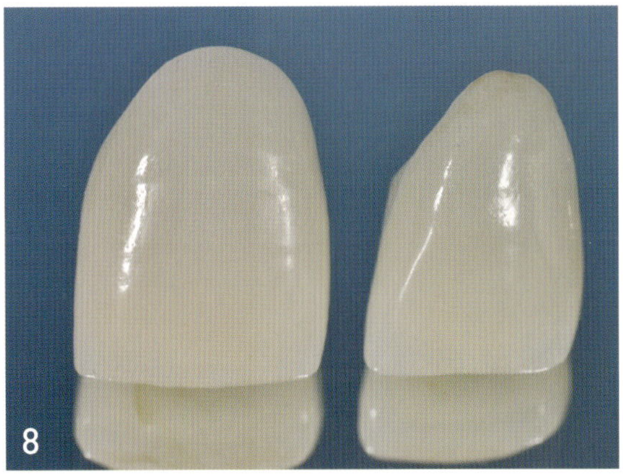

8

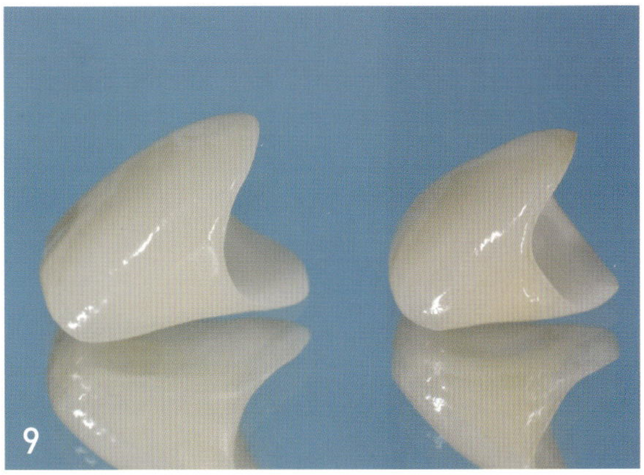

9

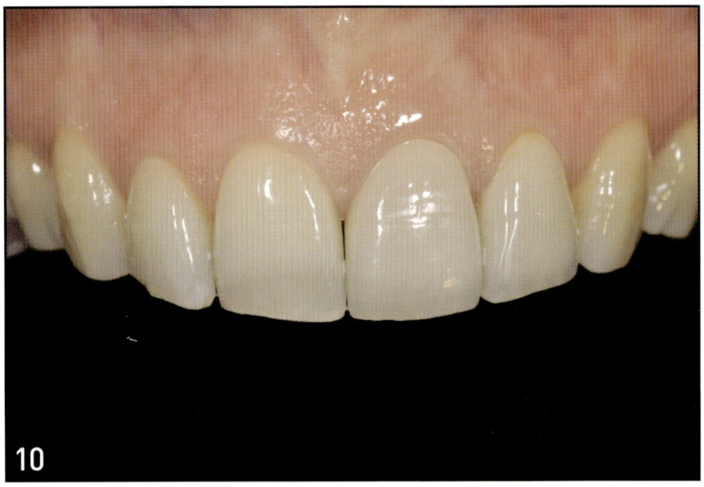

10

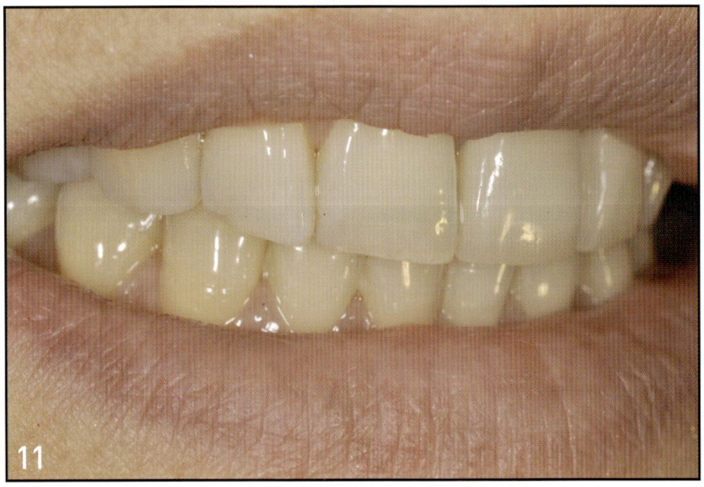

11

Case 9

- Zirkonzahn Zirconia Crown(Vintage ZR 사용)
- 구 보철물 불량으로 내원

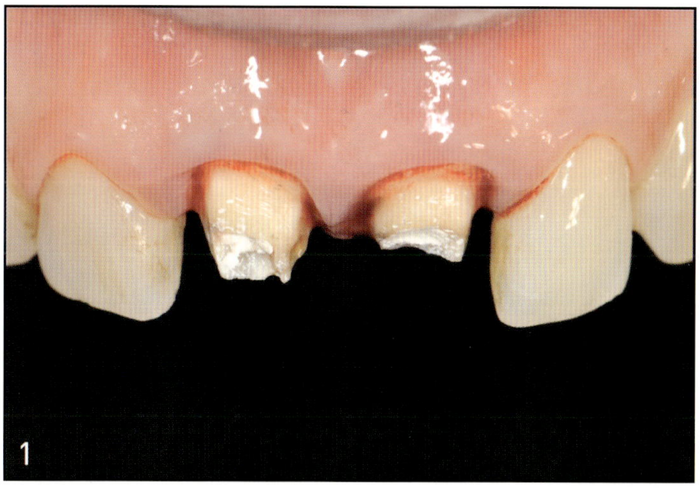

1

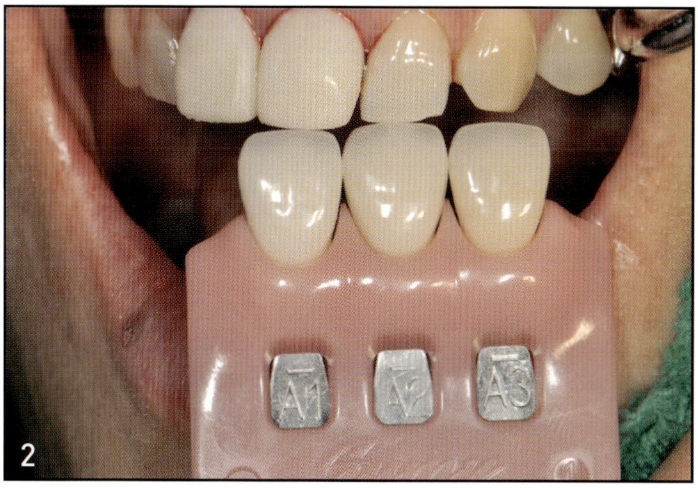

2

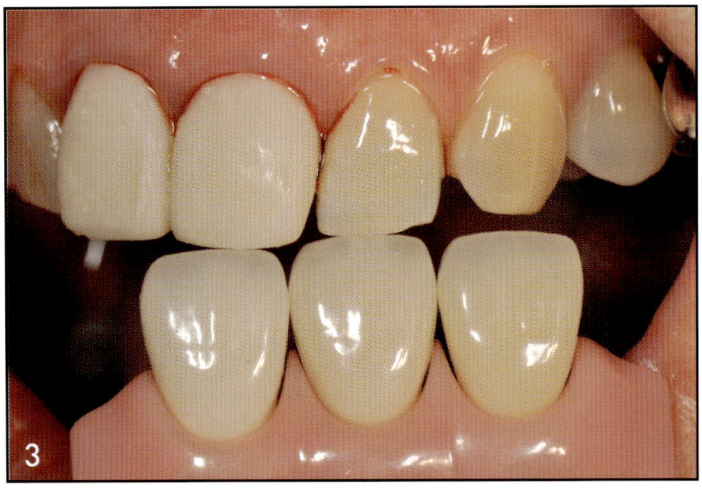

3

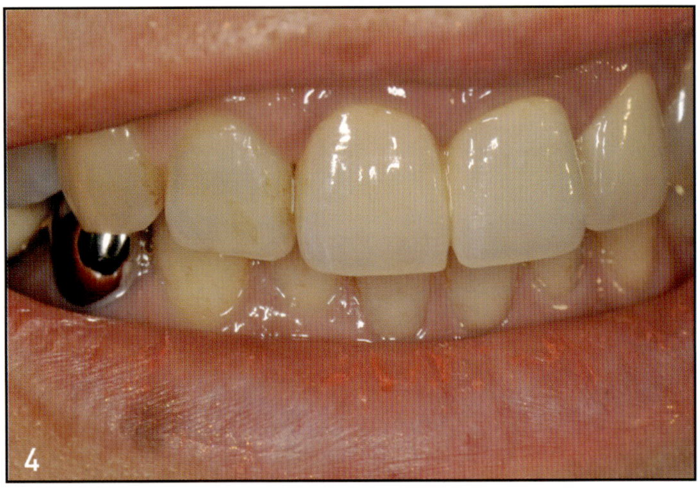

4

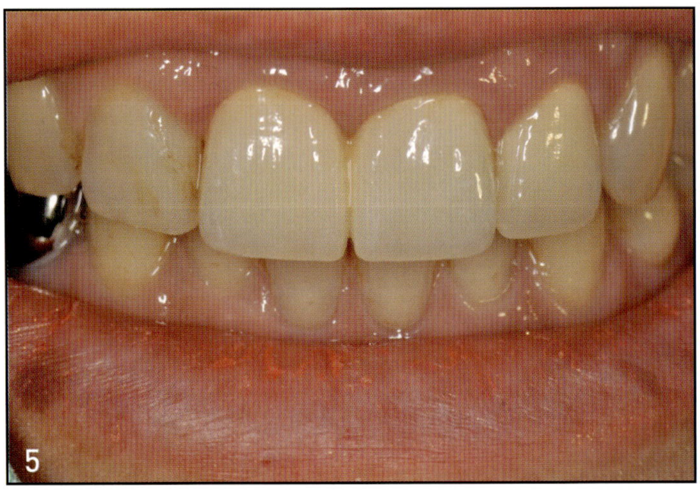

5

Case 9 – 기공과정

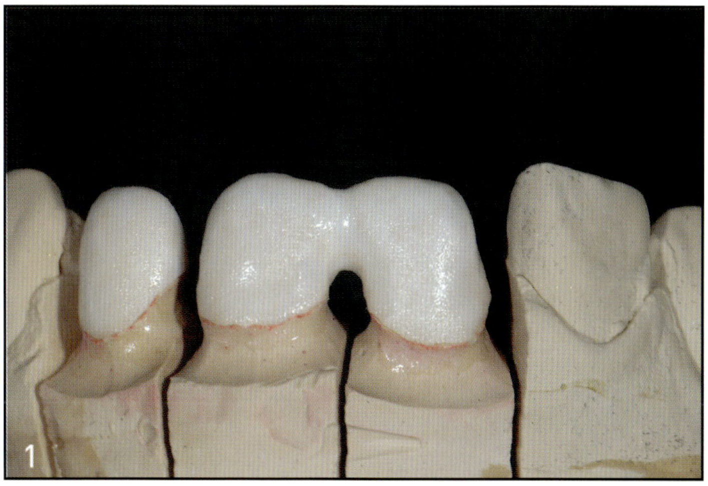

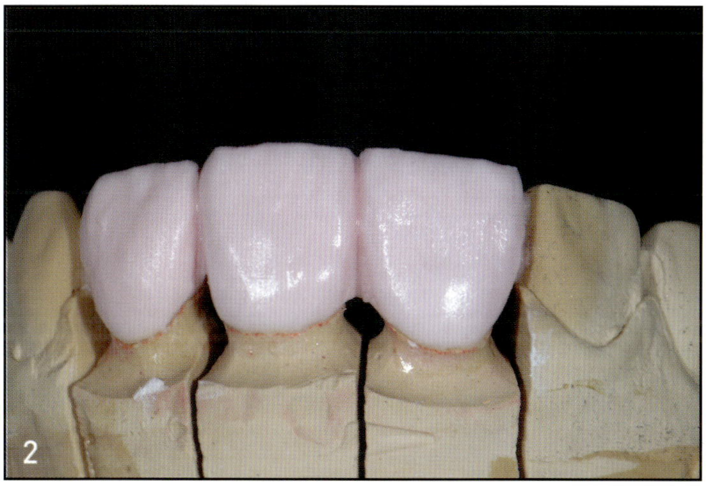

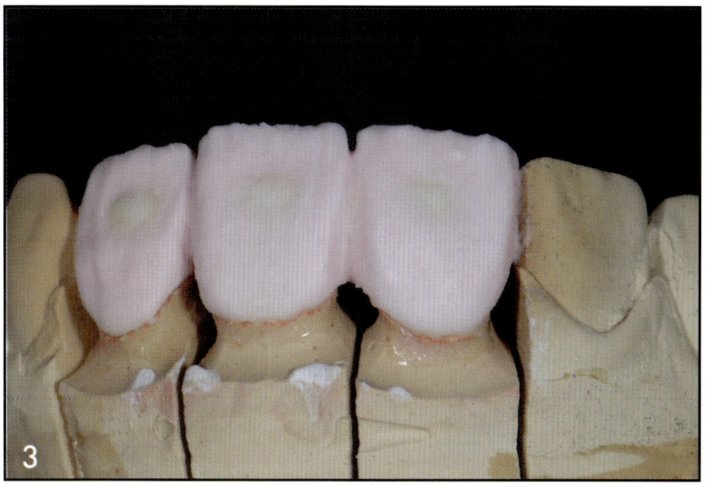

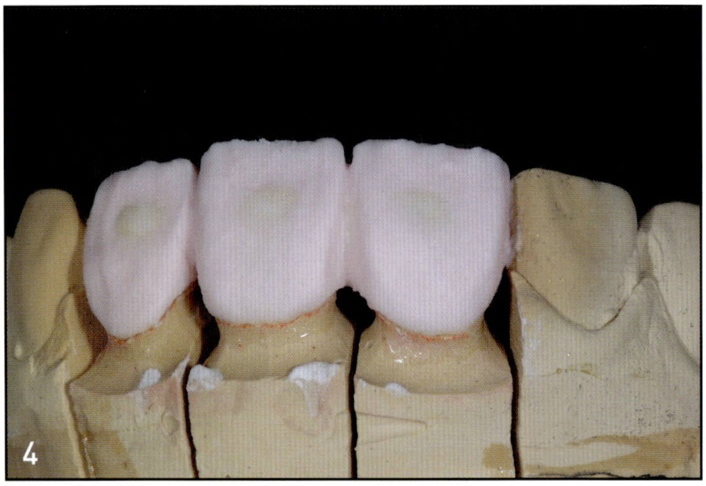

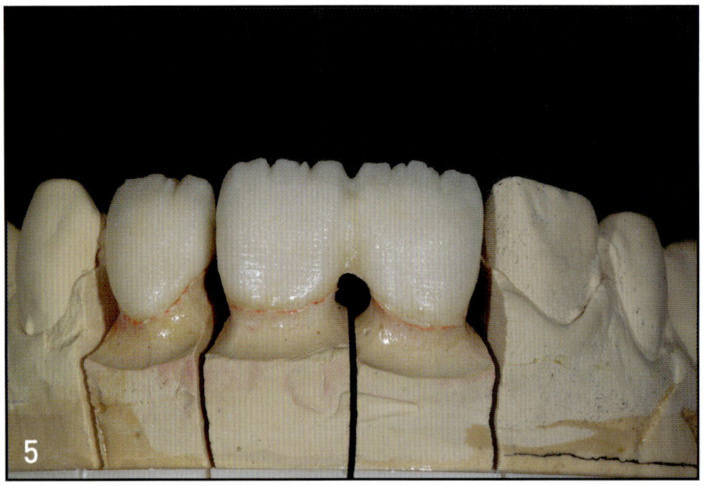

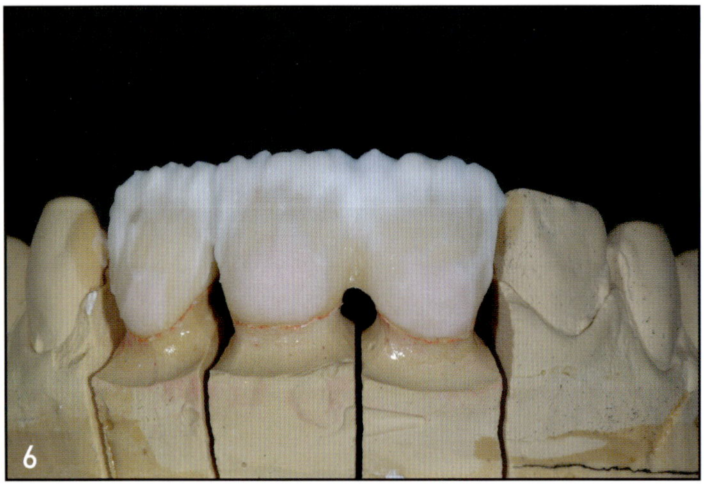

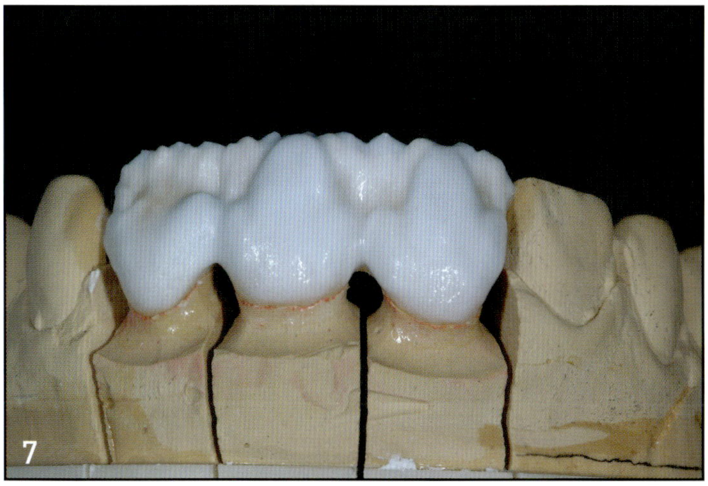
7

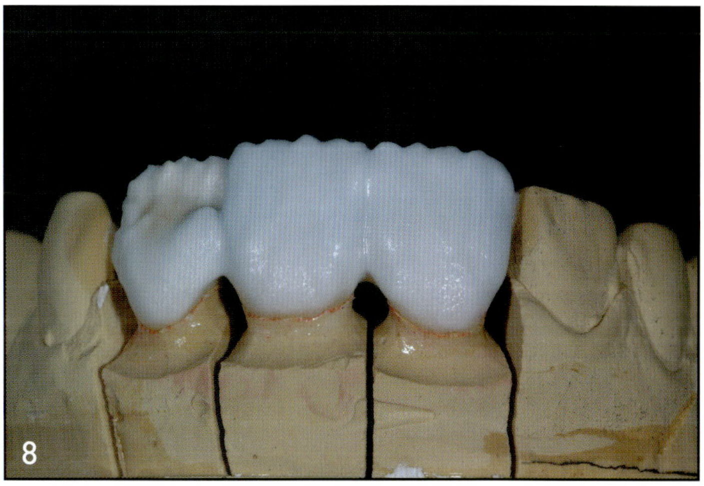
8

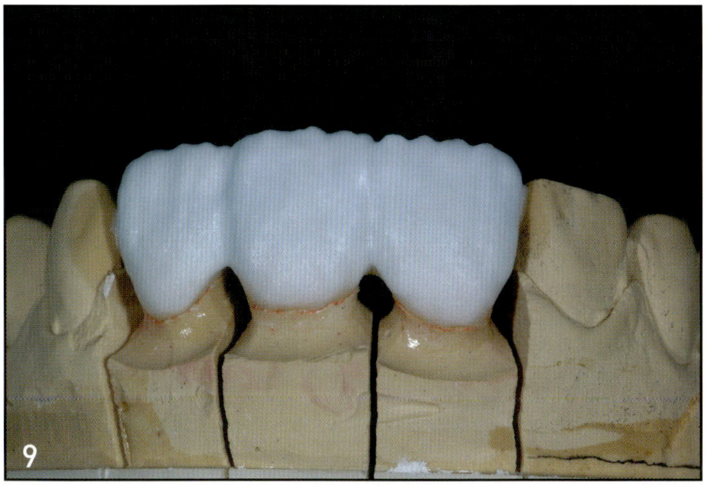
9

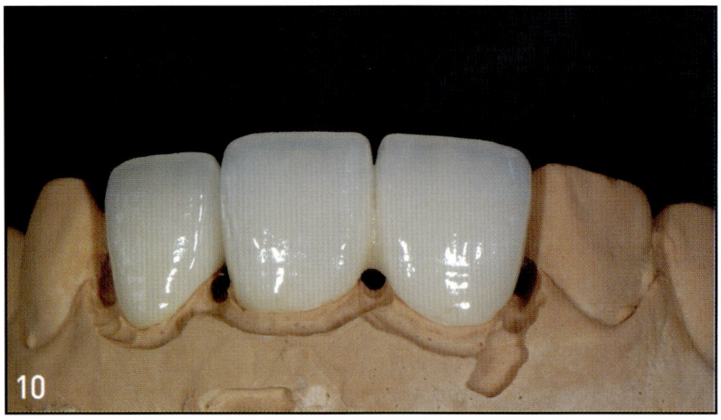

10

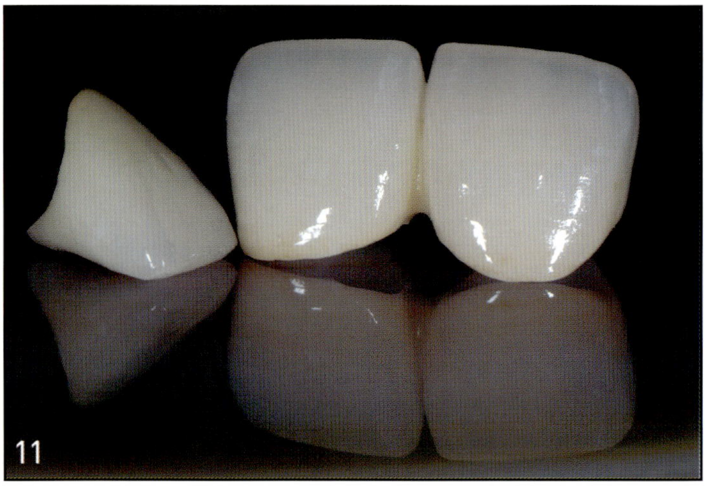

11

Case 10

- CEREC IPS e.max CAD Crown(e.max Ceram 사용)
- 좌 · 우 측절치 왜곡으로 내원

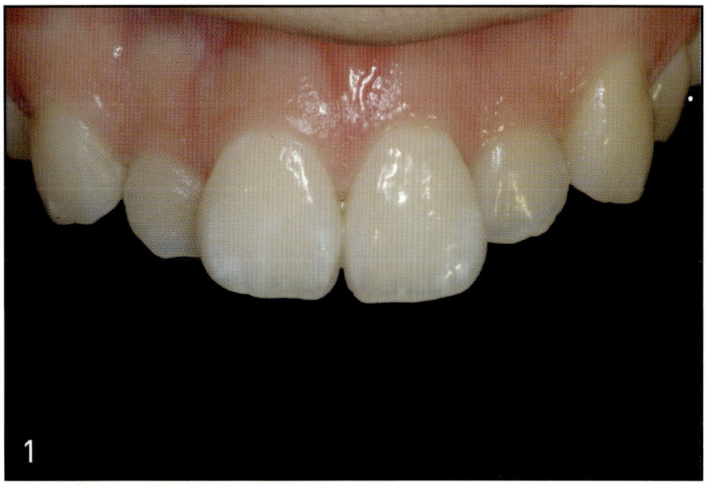

1

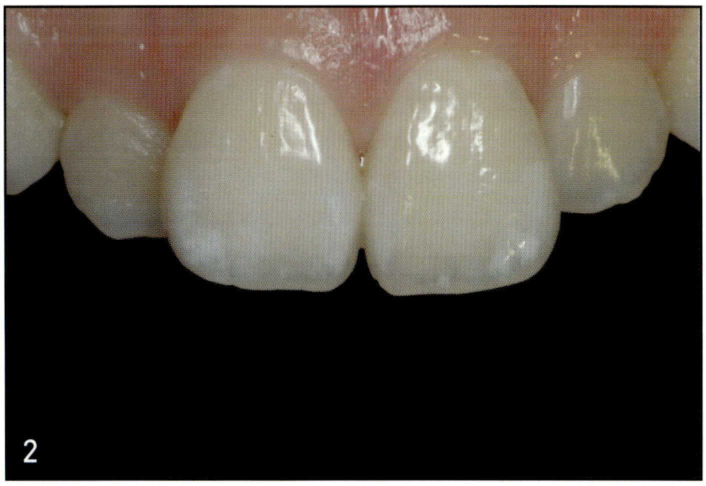

2

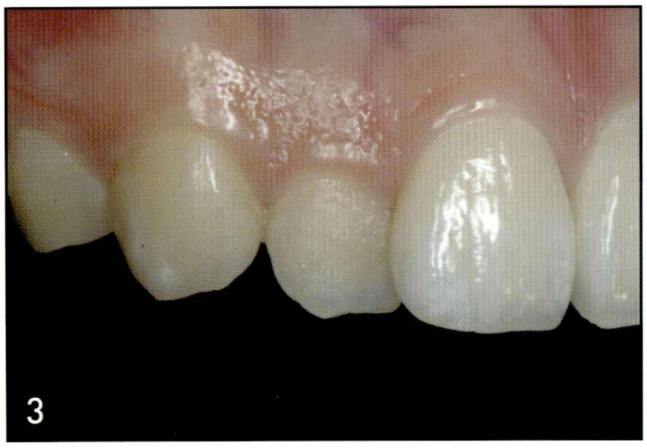
3

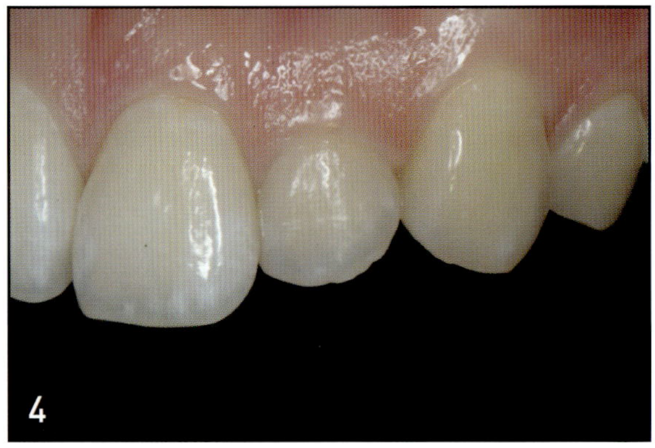
4

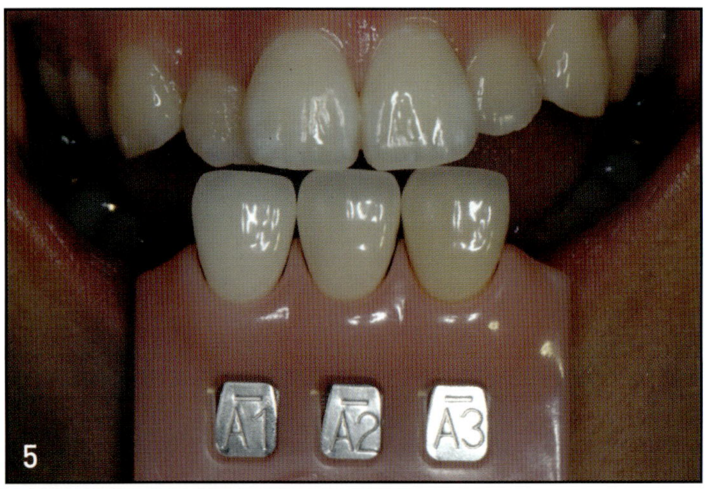

5

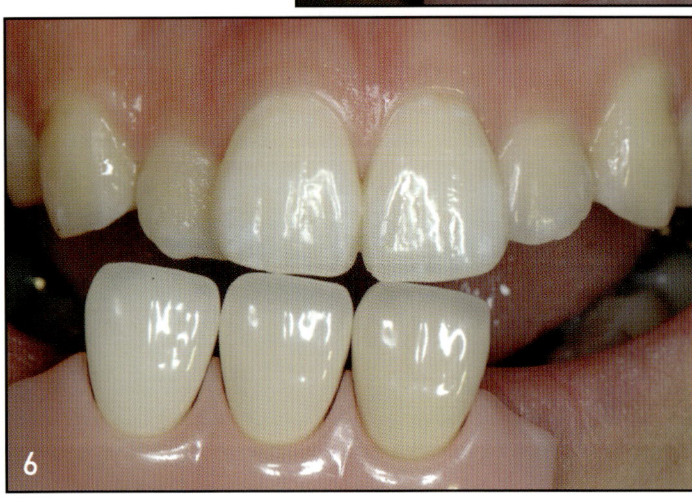
6

Data No. 0000081
Mode: Tooth
Position: 21 (I)
NCC =R2
V. Classical=A2*
Shade =+2. 0
Value =±0
Hue =R2

7

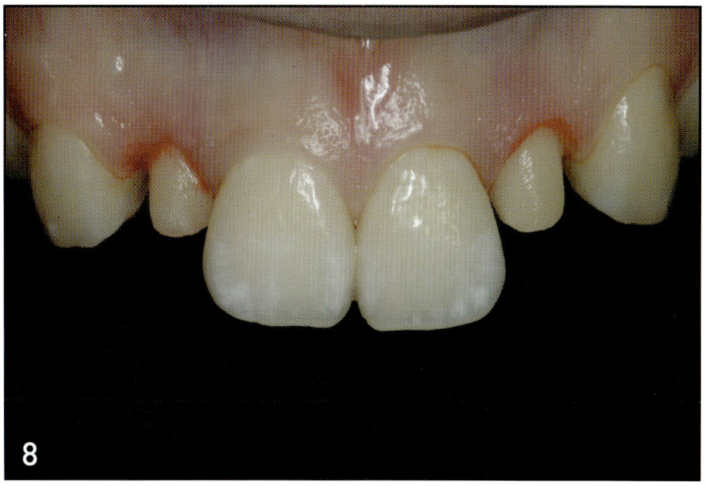
8

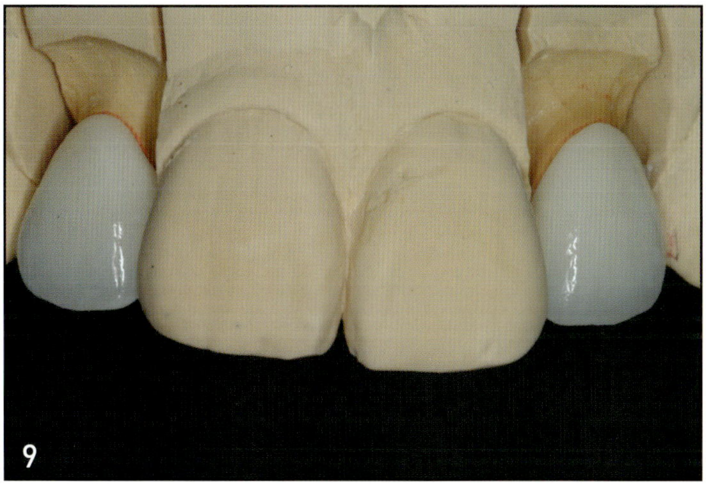
9

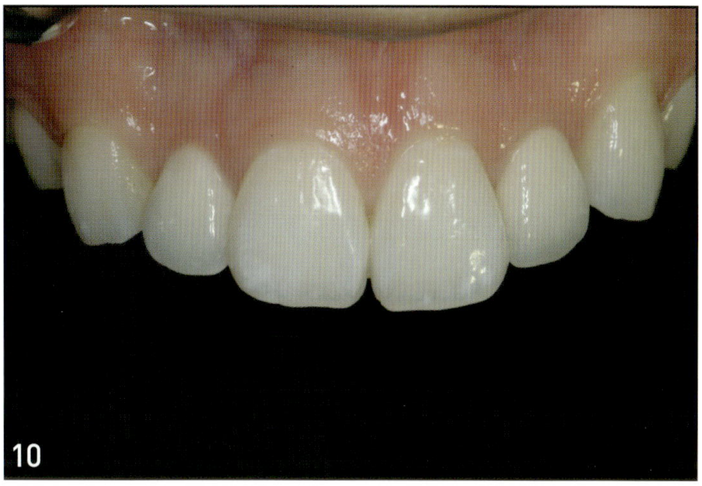
10

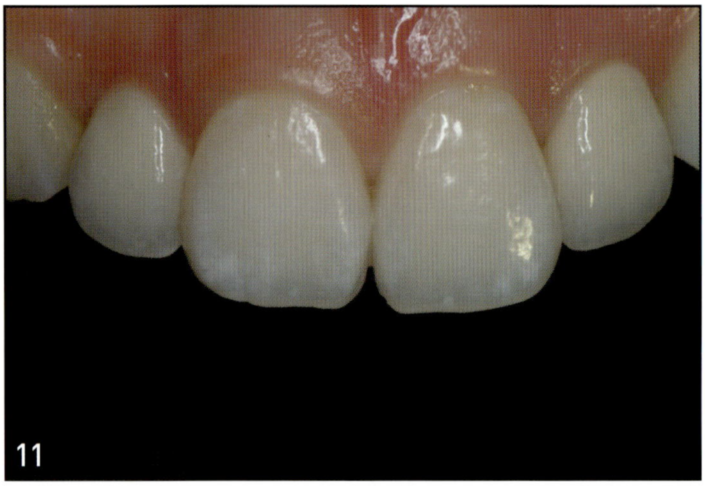

11

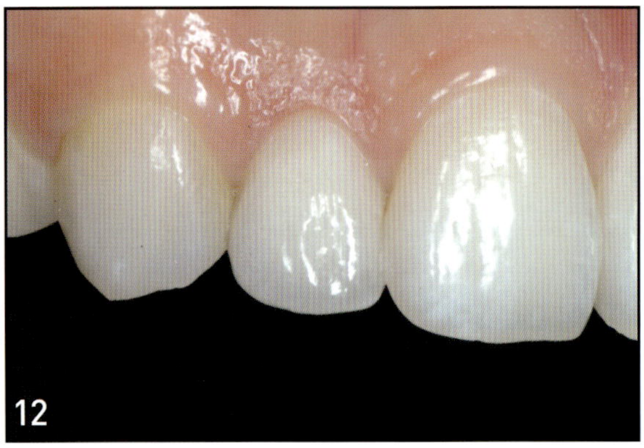

12

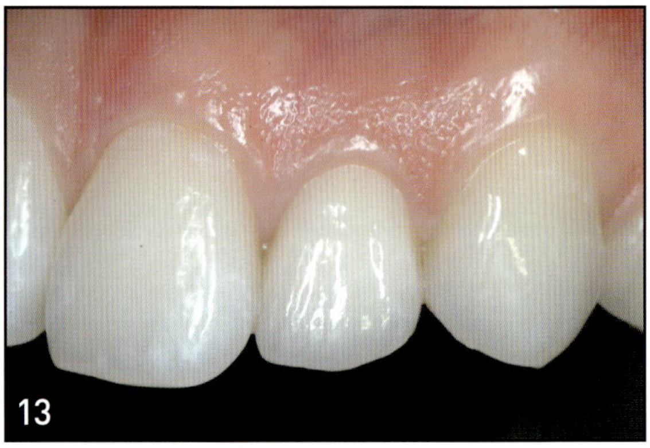

13

Case 11

- CEREC Zirconia Crown(Vintage ZR 사용)
- 좌측 측절치 변색으로 내원

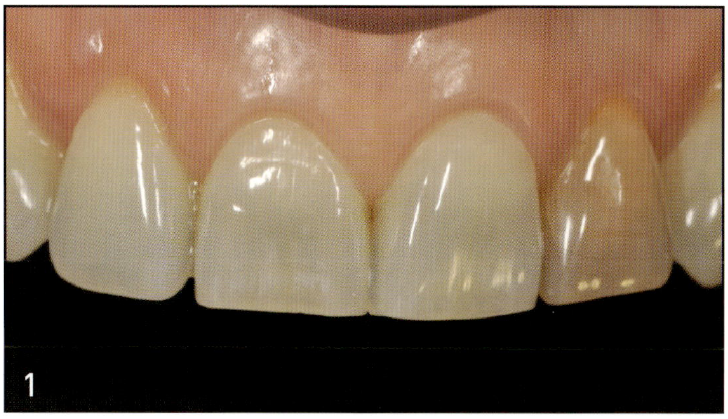

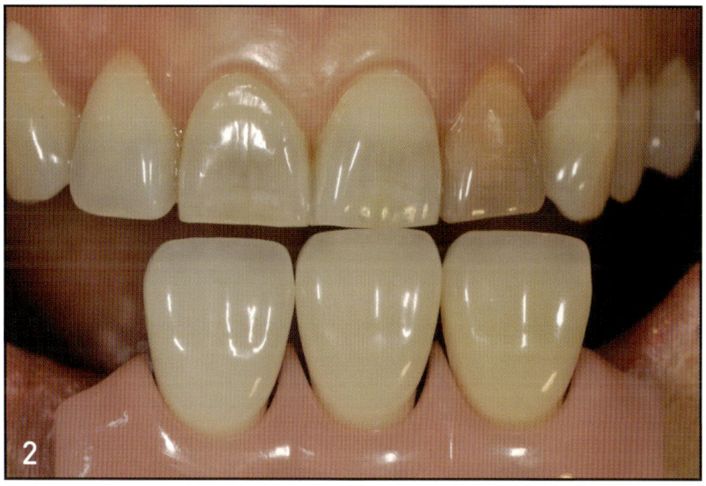

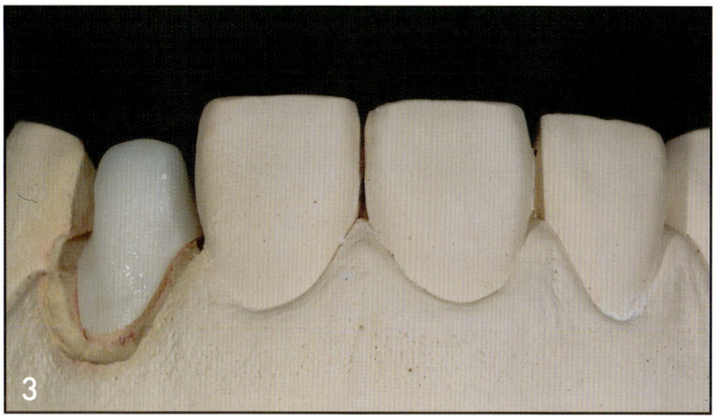

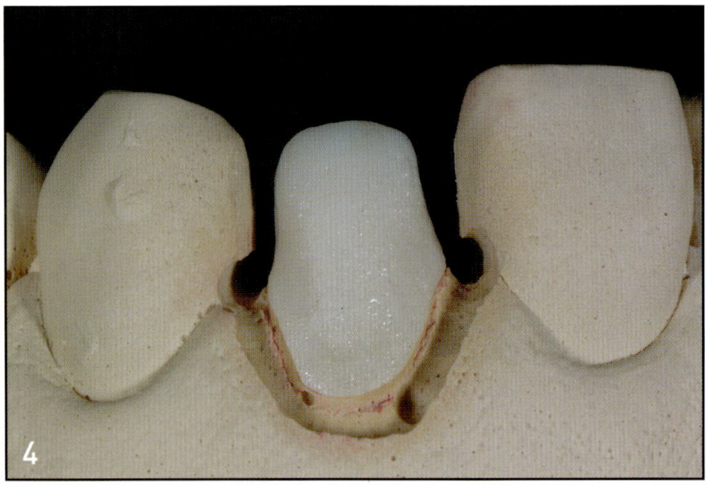

4

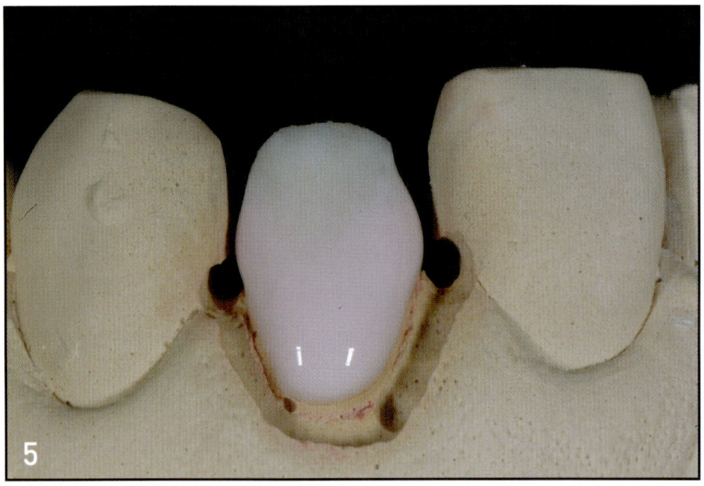

5

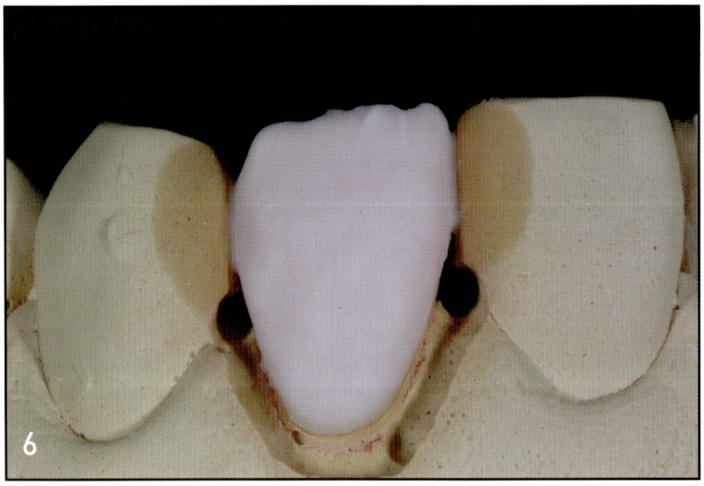

6

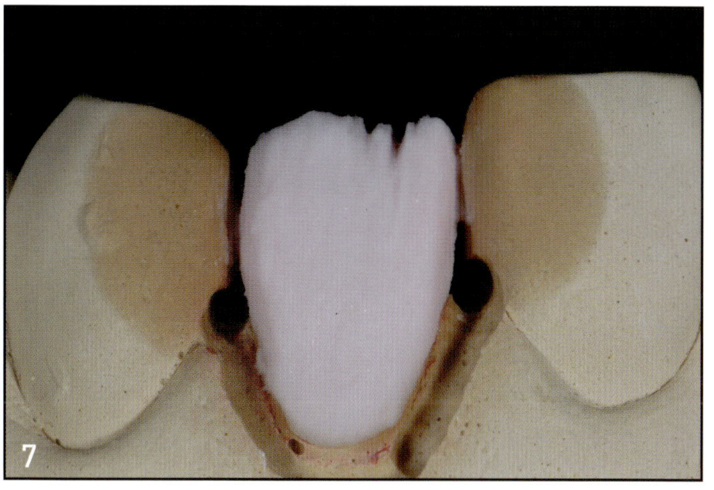
7

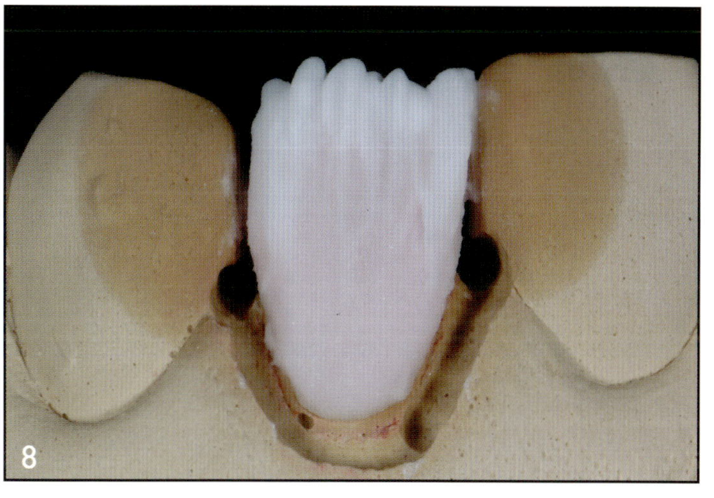
8

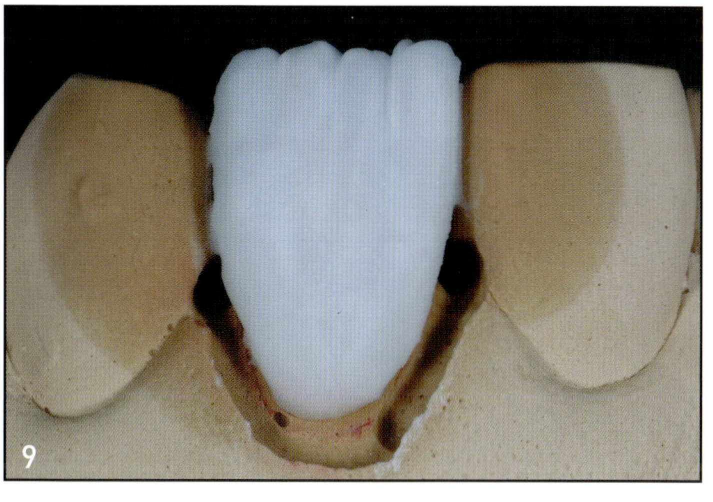
9

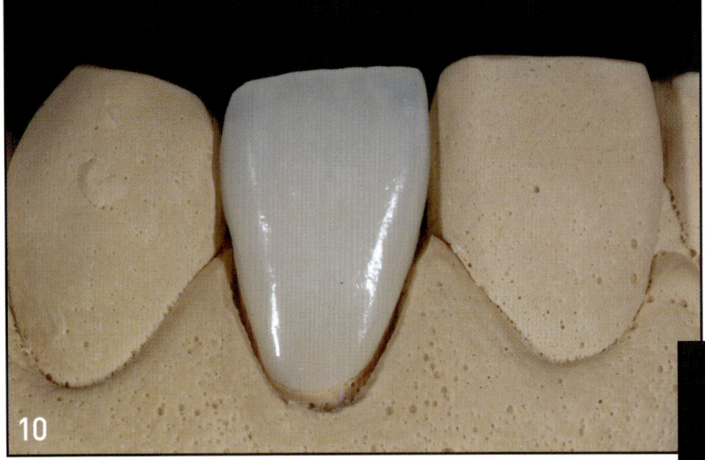

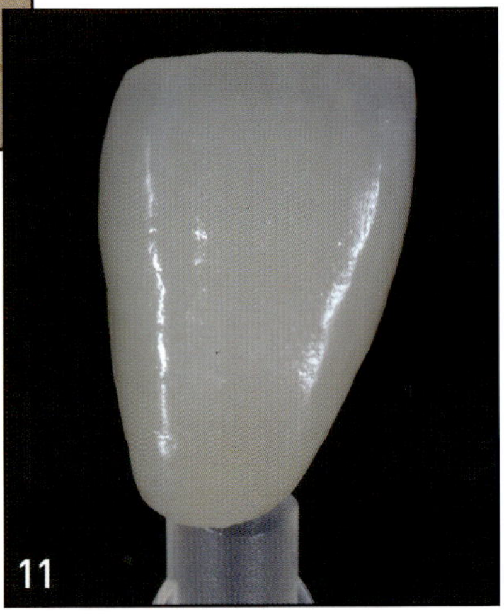

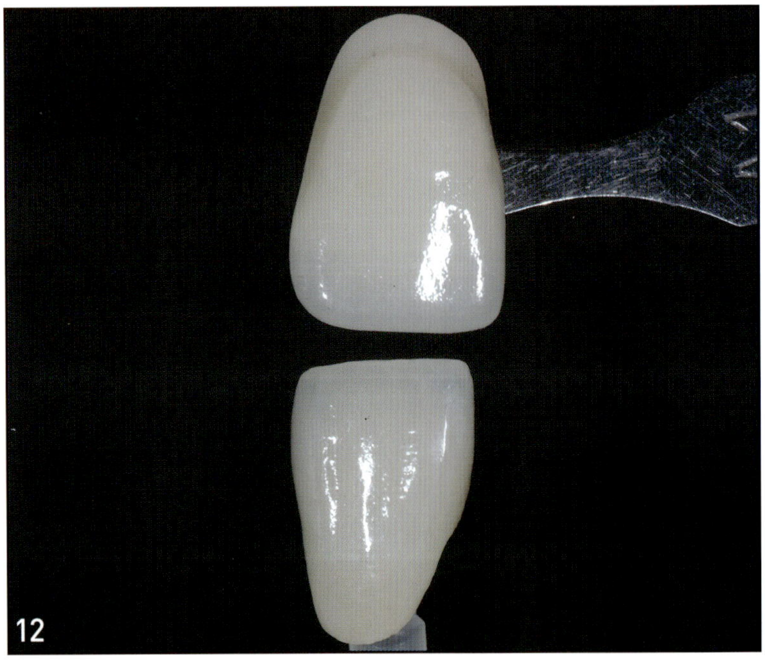

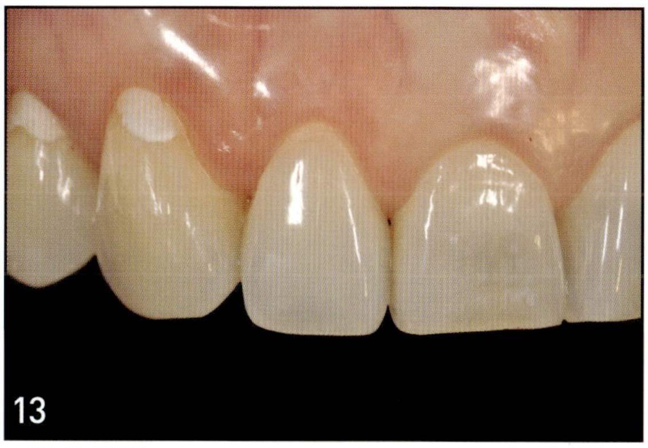

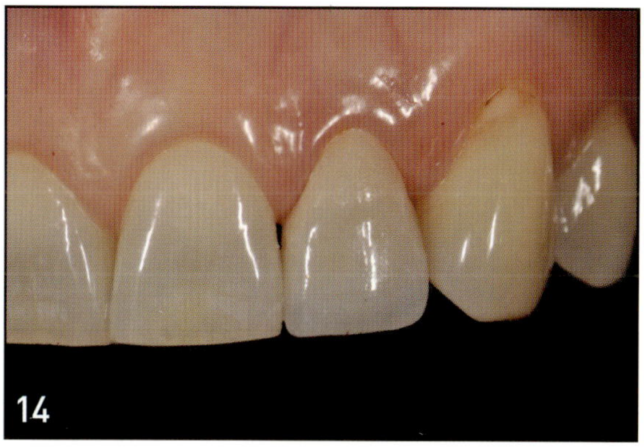

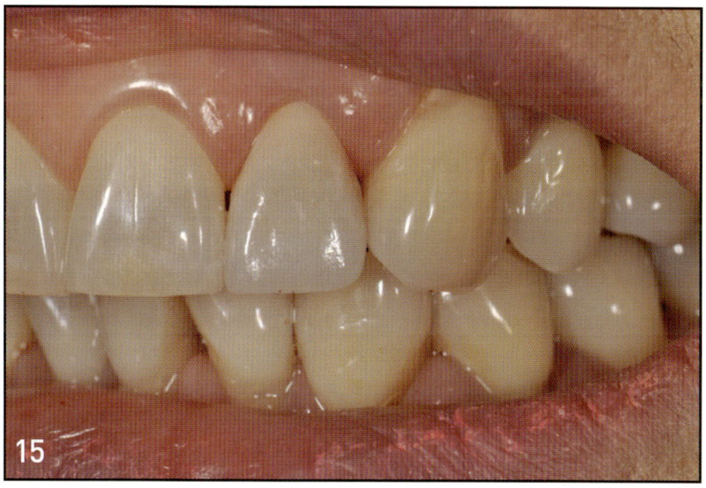

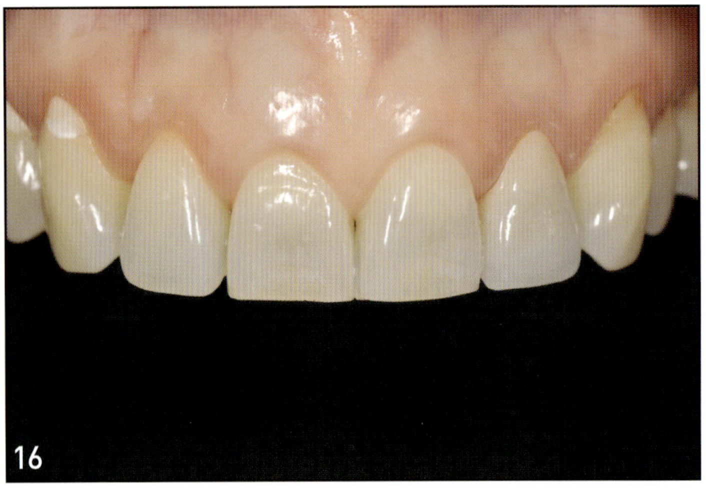

16

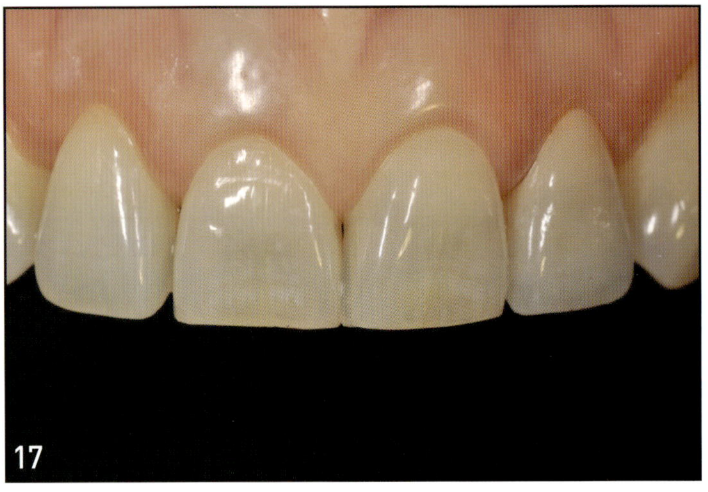

17

Case 12

- CEREC VITA MarkⅡ Laminate(Stain Technique 사용)
- 우측 중절치 파절로 내원

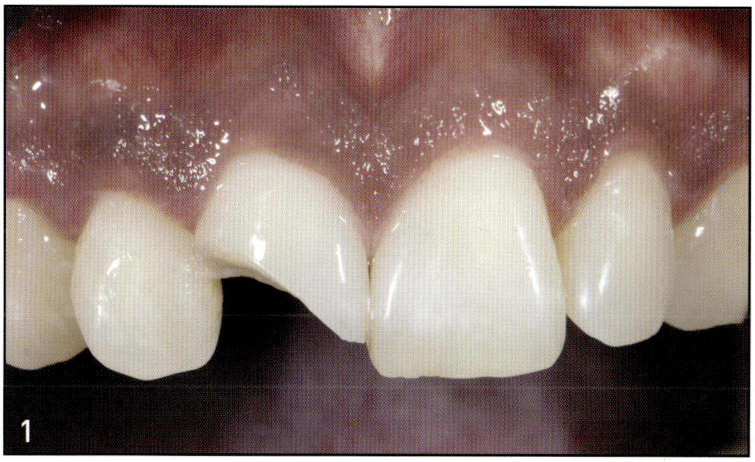
1

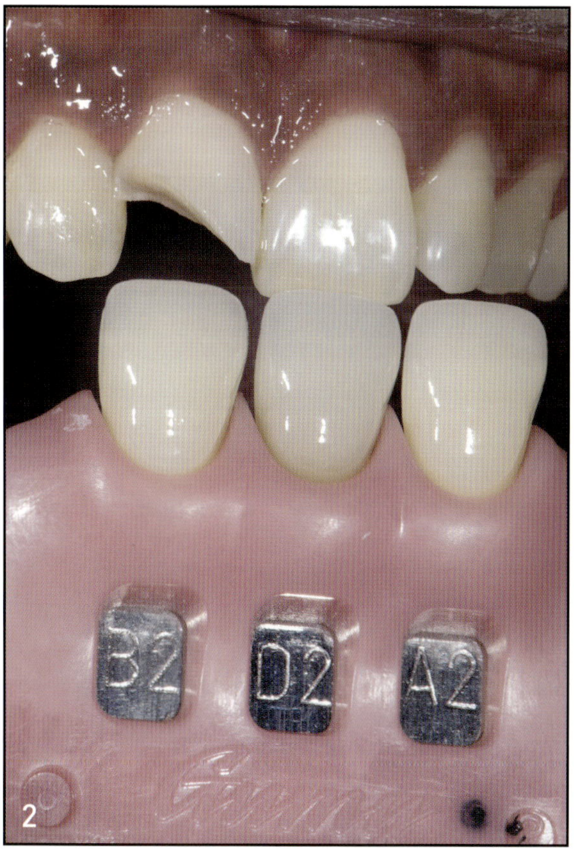

2

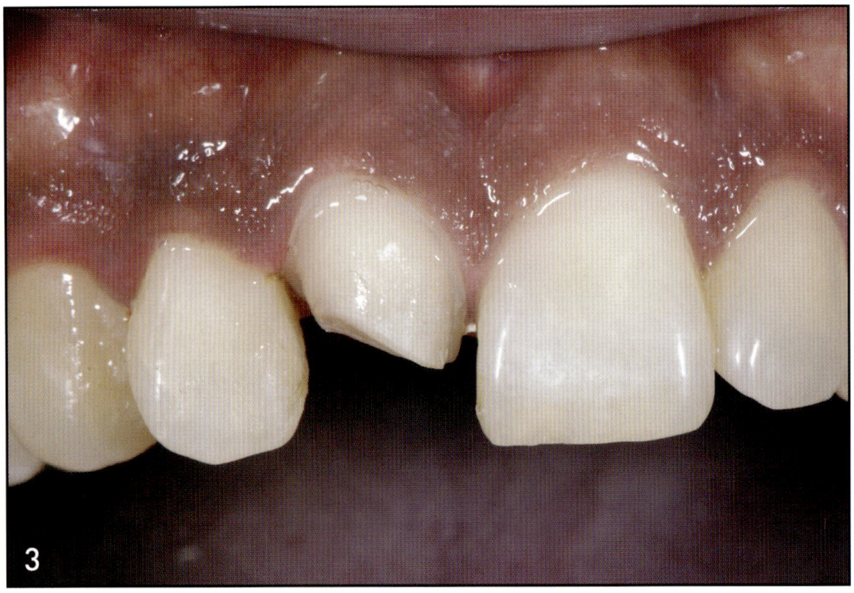

3

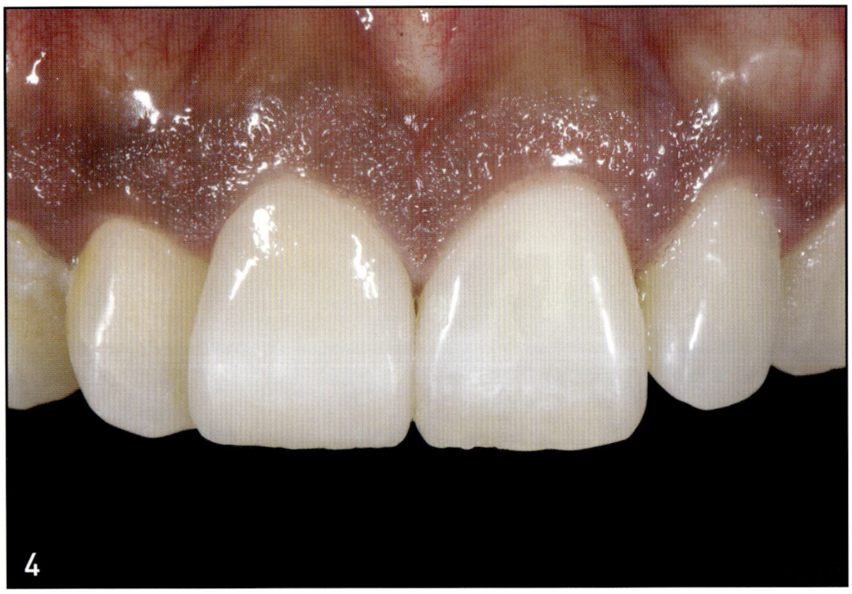

4

Case 13

- CEREC IPS e.max CAD Crown(e.max Ceram 사용)
- 전치부 심미적 불만으로 내원(구 보철물 파절)

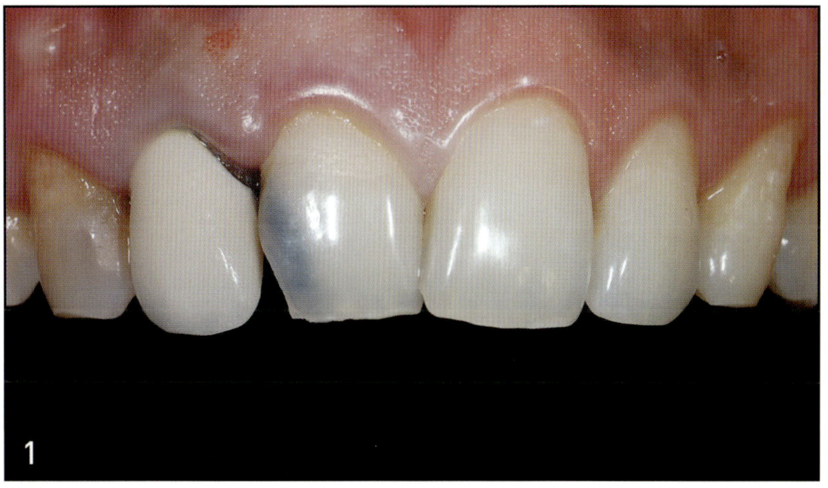

1

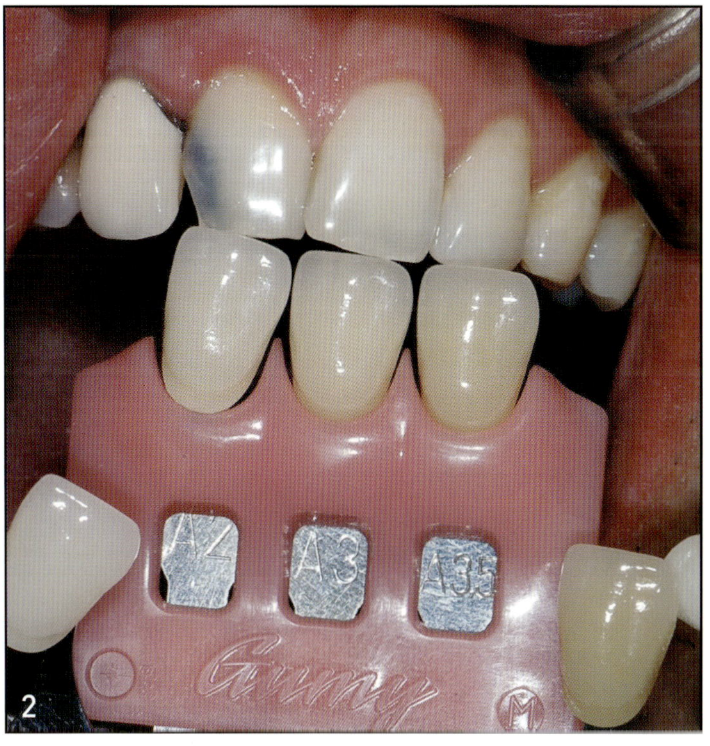

2

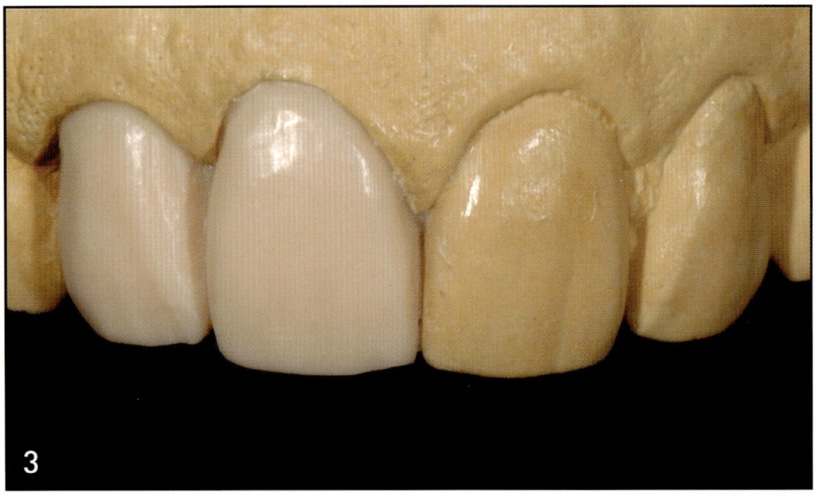
3

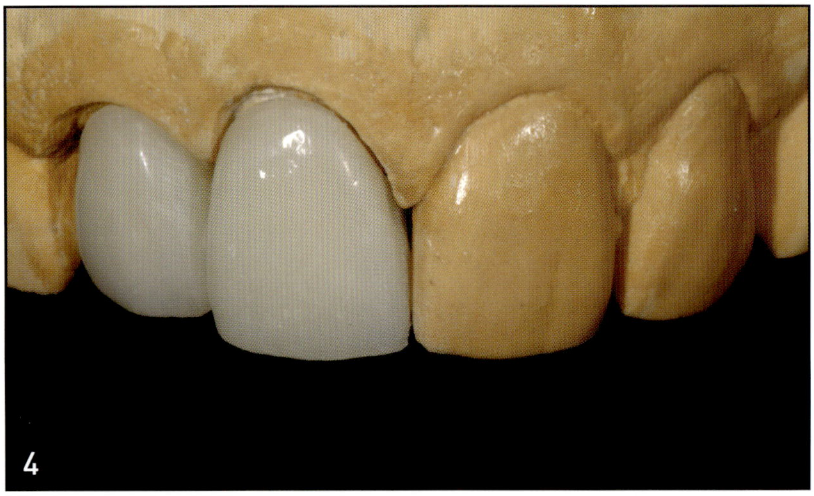
4

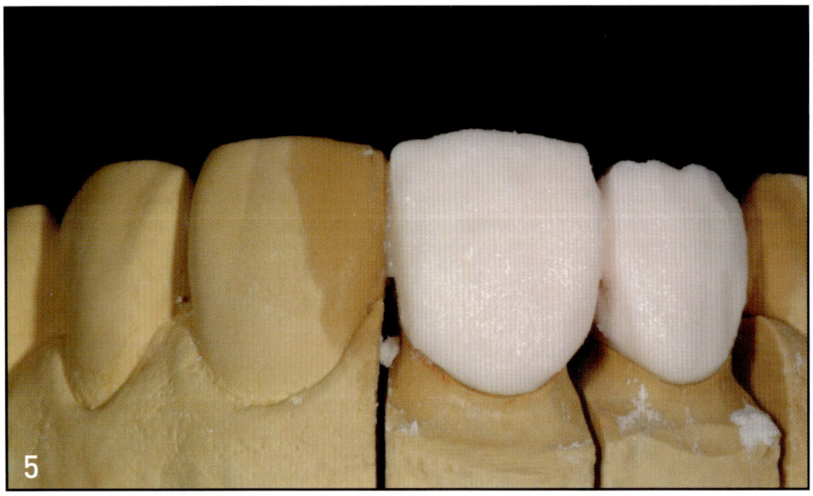
5

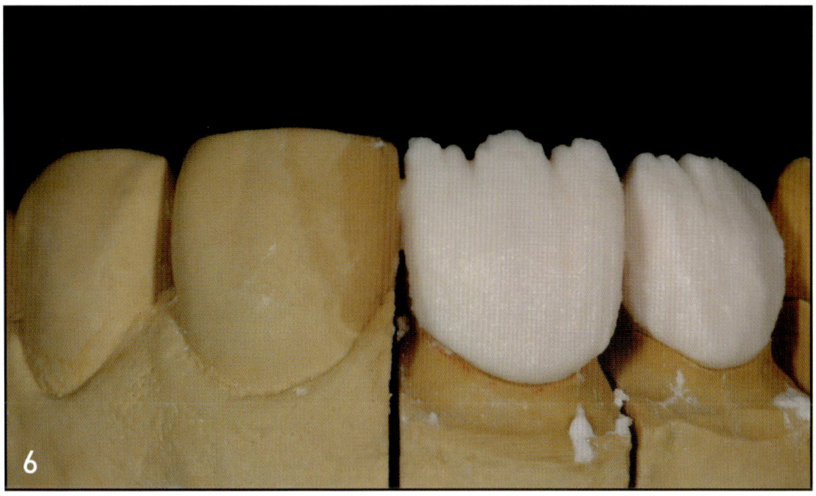
6

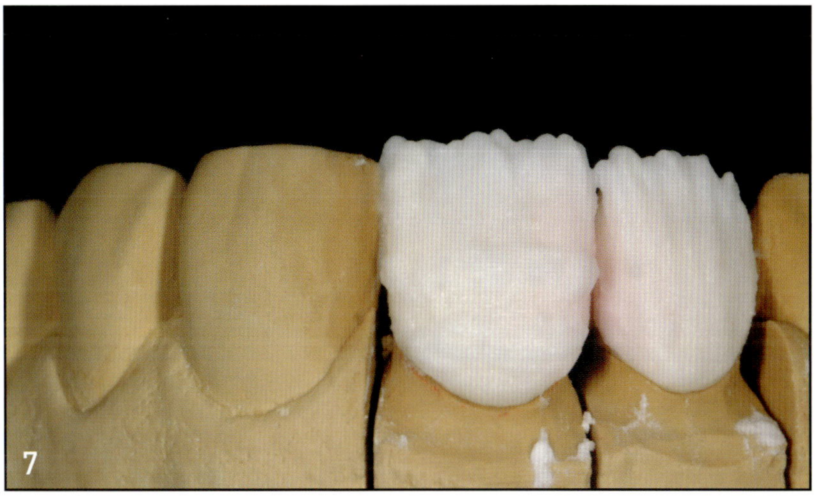
7

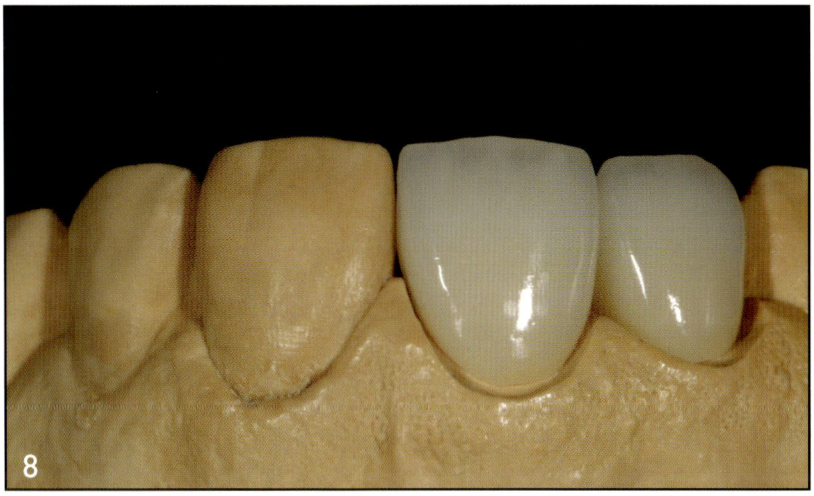
8

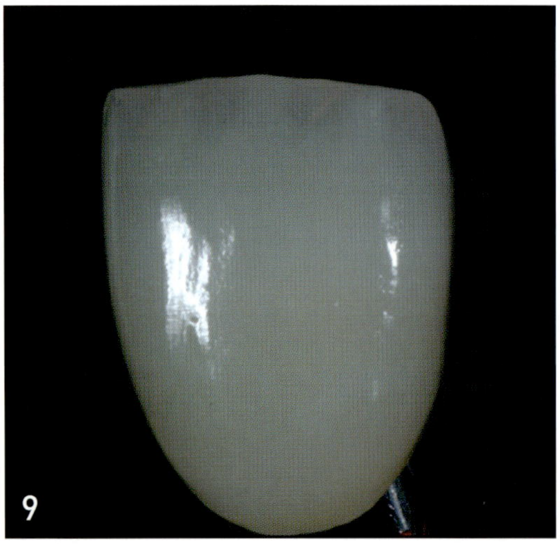

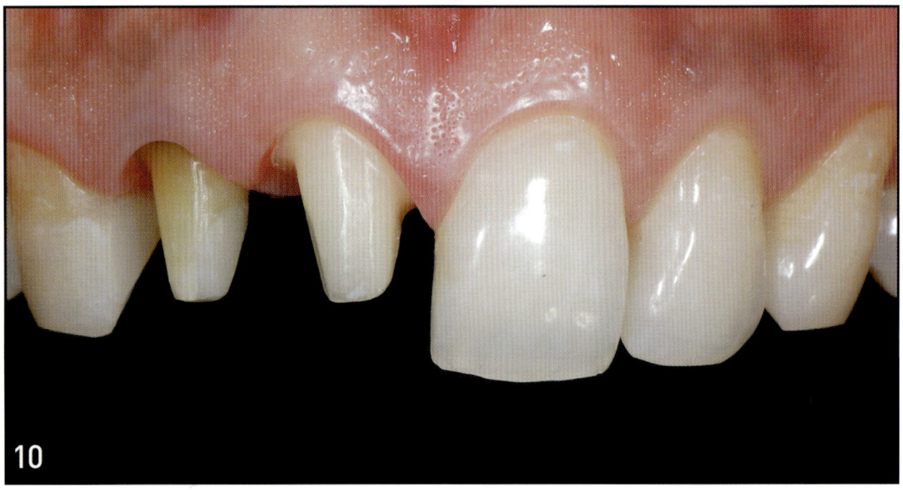

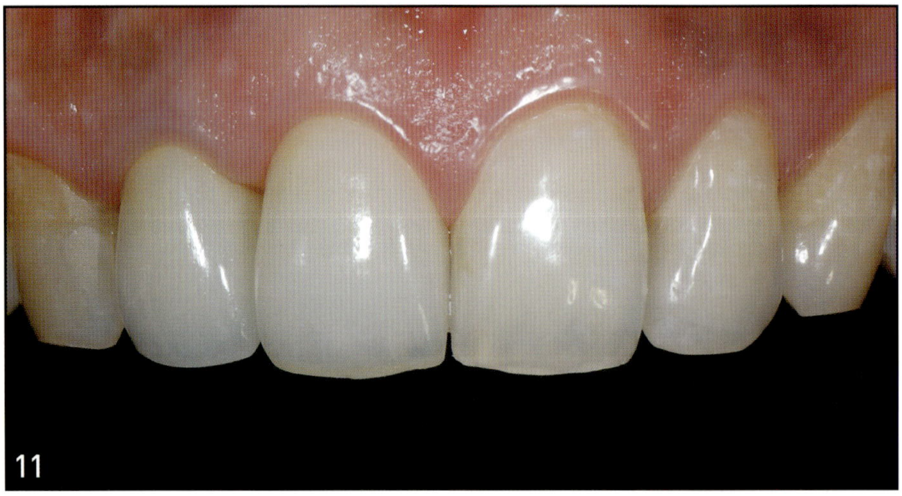

Case 14

- CEREC IPS e.max CAD Crown(e.max Stain Technique 사용)
- 전치부 심미적 불만으로 내원

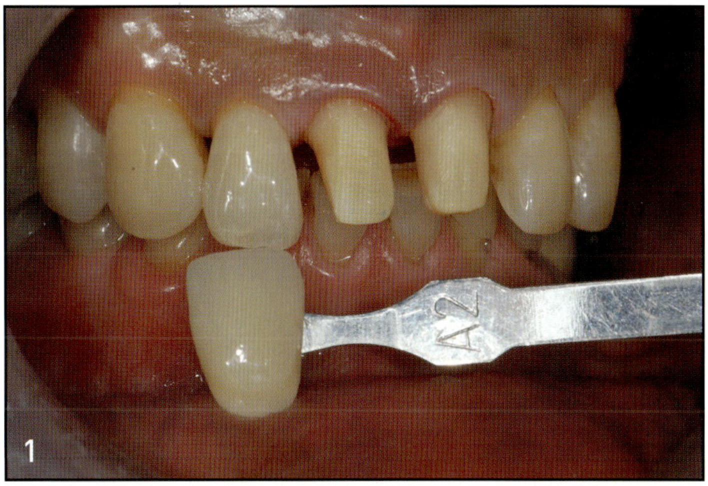

1

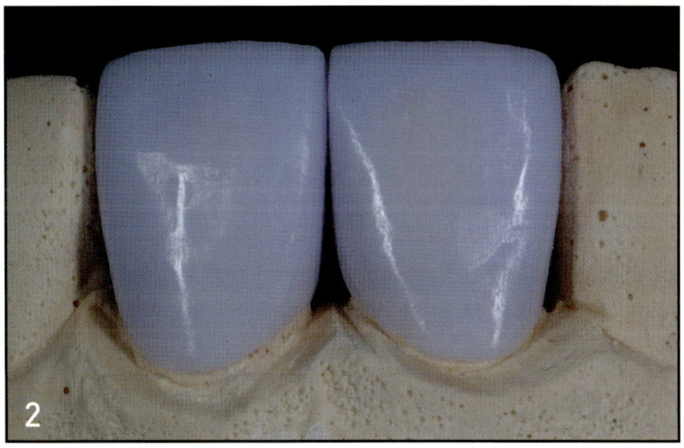

2

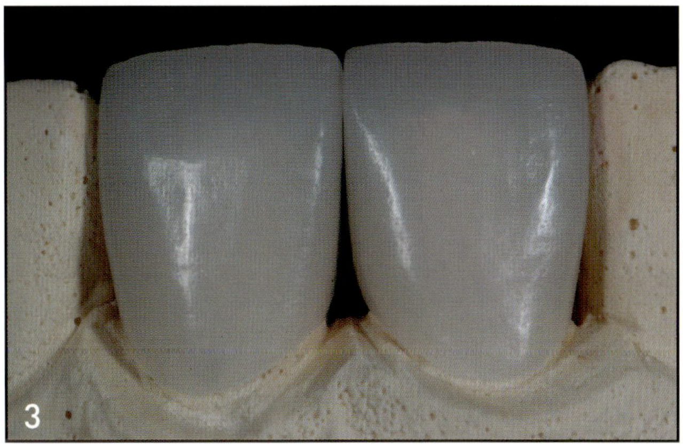

3

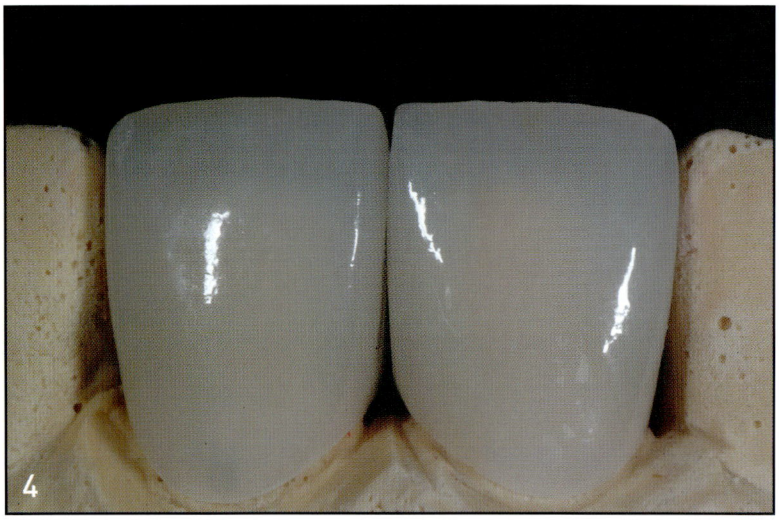

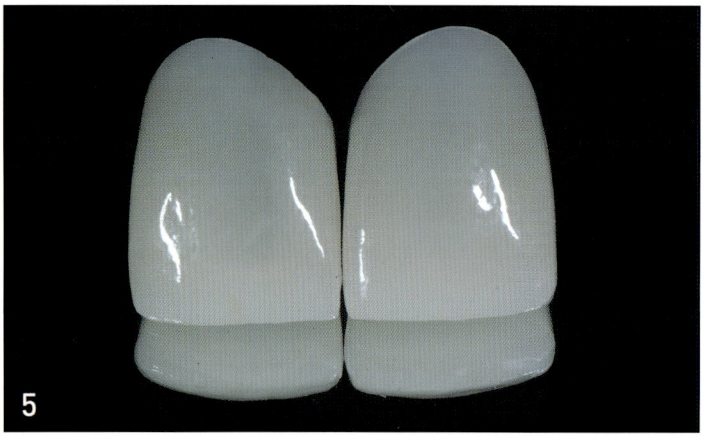

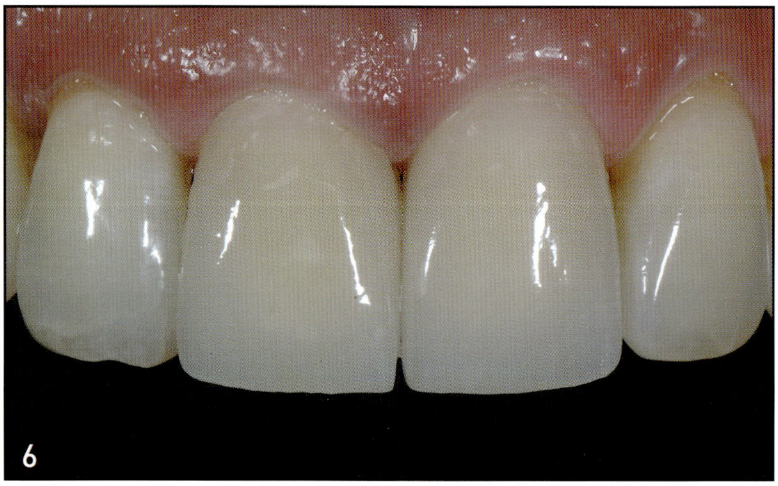

Case 15

- CEREC IPS e.max CAD Crown(e.max Stain Technique 사용)
- 소구치 구 보철물 불만으로 내원

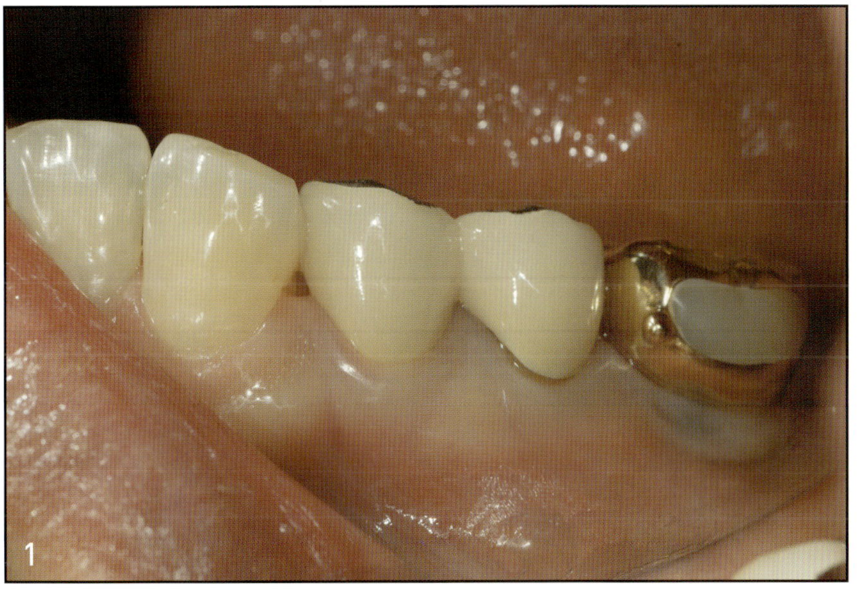

1

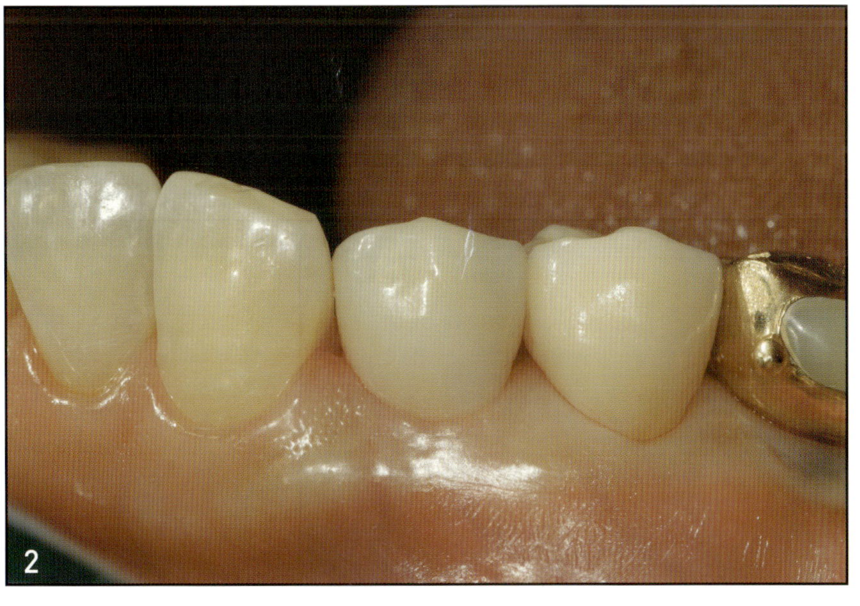

2

Troubleshootting 비법

문제	Presintering시 파절
원인	물리적 힘이나 외부적 충격
해결방법	Handpiece Speed를 10,000rpm이하로 설정. 적절한 Connector Design 부여
기타	적재적소의 도구사용

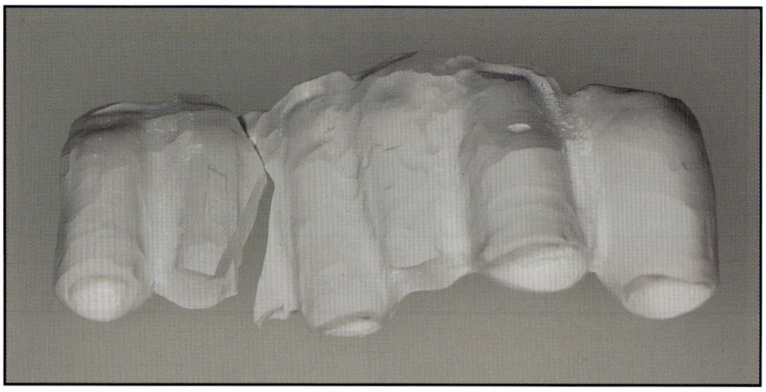

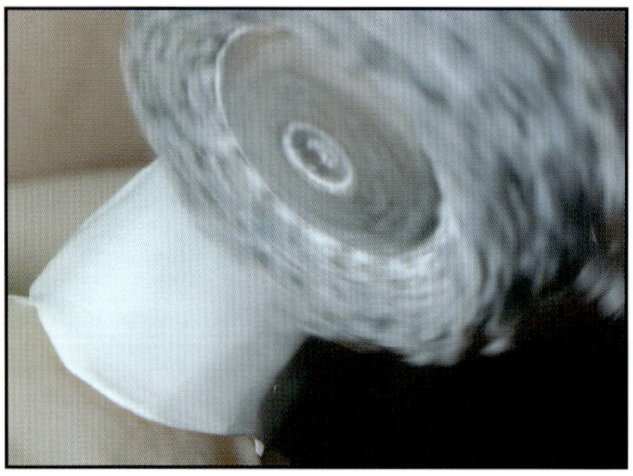

Milling후 표면처리(Denture Polisher)

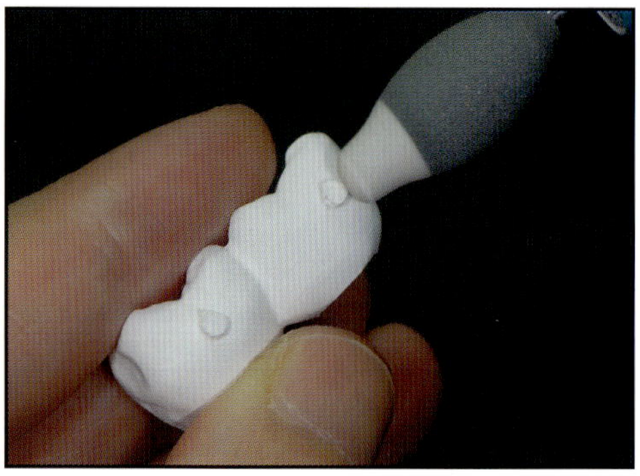

Milling후 다듬기(독일 SUN사 BWG)

문제	Sintering 후 Crack과 파절
원인	급냉, 급소환, 건조부족, 불꽃이 튈 정도의 Grinding
해결방법	- 건조시간은 최소 1시간이상. 절대적 서냉. - Embrasure Grinding시 적절한 수분 Control
기타	- Muffle에서 추출 시 반드시 실온 때 꺼낸다. - 충분한 Sintering시간(제조사에 따라 상이하나 대략 11시간 내외)을 부여한다. - 본 축성 전 반드시 대기상태 1,000°C에서 5분 계류하여 Zr 내부 구조를 재배열하여 Micro Crack을 방지한다.

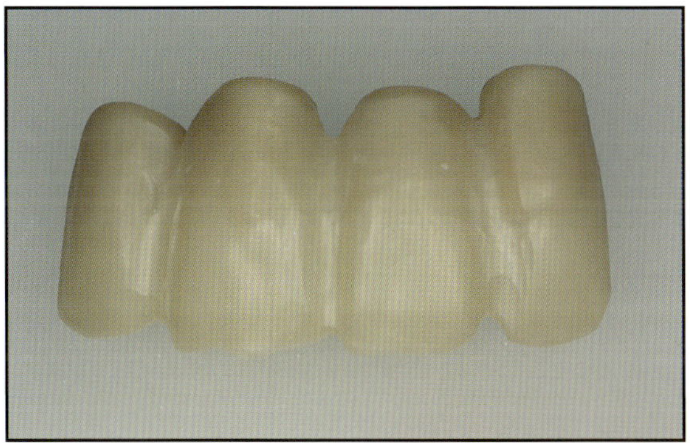

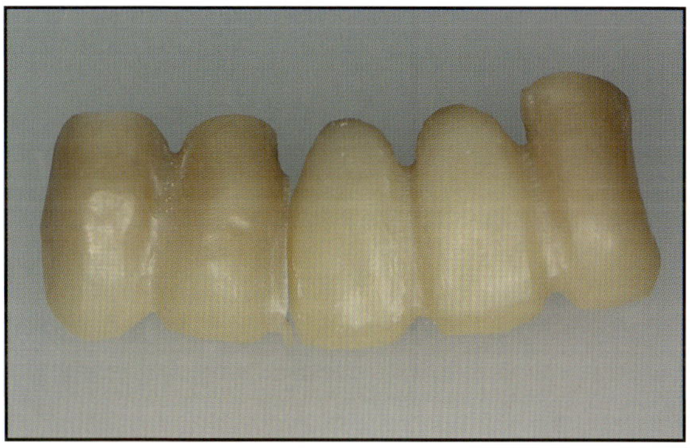

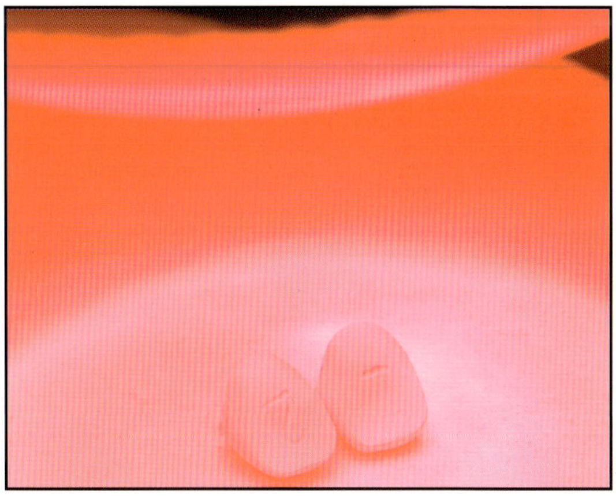

적외선 Dry

Troubleshootting 비법

문제	Glazing후 파절
원인	급냉, Contouring 시 내부 Core를 Disk로 Grinding
해결방법	절대적 서냉. Design시 충분한 축성공간 확보(약0.8mm)
기타	분당상승온도(˚C/min)는 30~40 Contouring시 Low Speed(10.000rpm 이하)

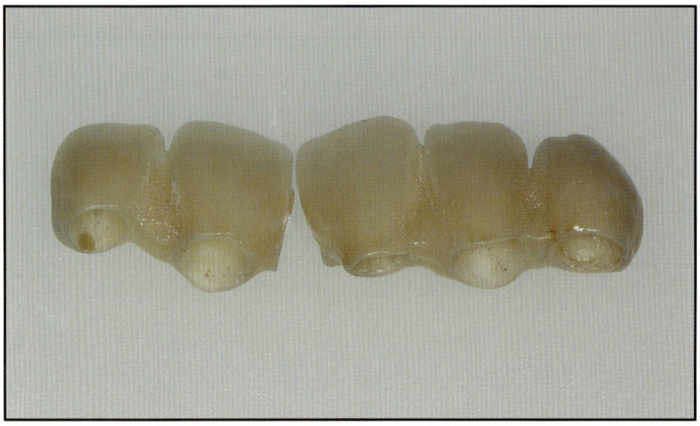

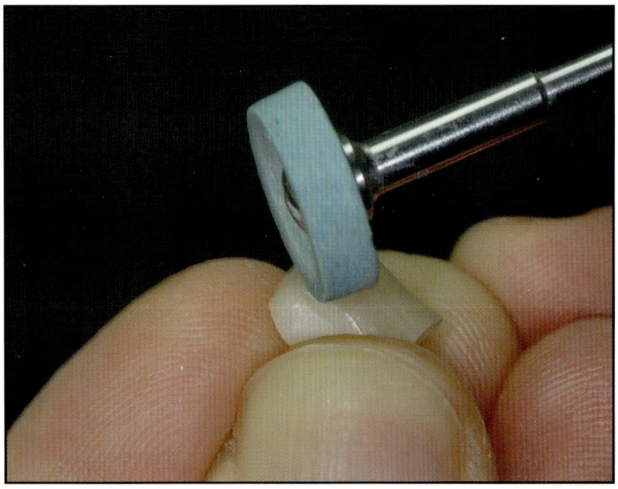

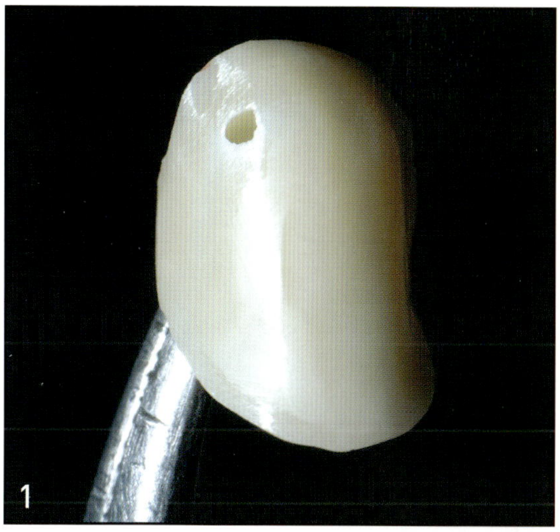

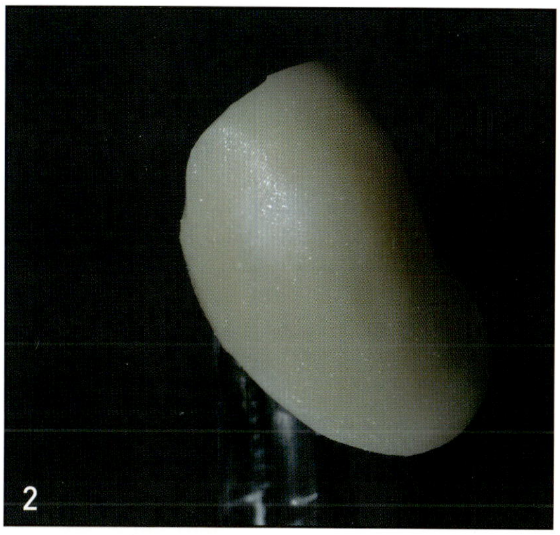

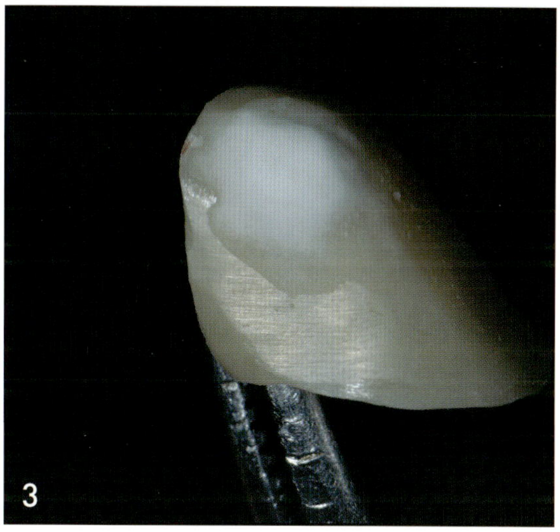

Zr Core 가 얇거나 구멍이 났을 경우 Margin Porcelain Powder을 사용한다.
Dentin Powder를 사용하면 추후 Build-up시 내부에서 녹아내려 내부로 유입된다.

Zirconia Polishing Materials

1. Milling후 다듬기(독일 SUN사)
2. Core 두께 다듬기(TOPFLEX)
3. Core 두께와Margin 다듬기(Shofu사)

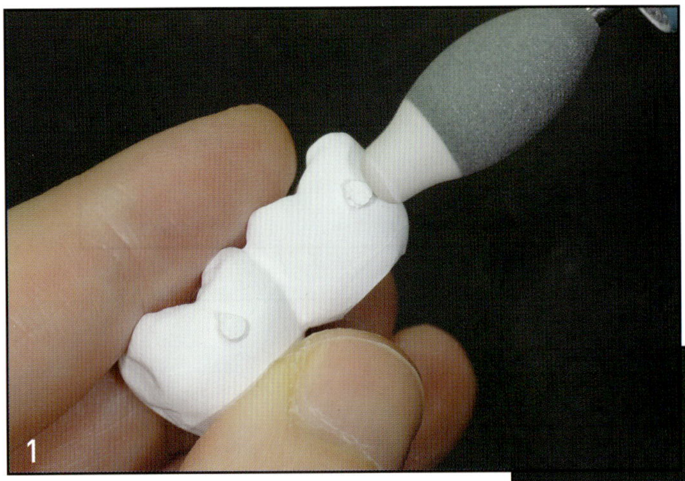

1

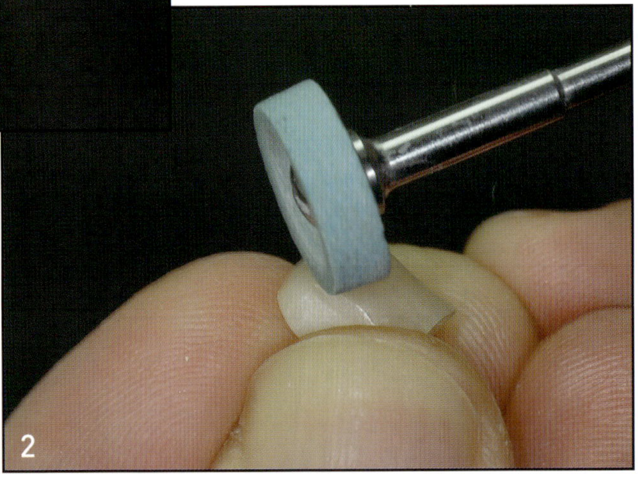

2

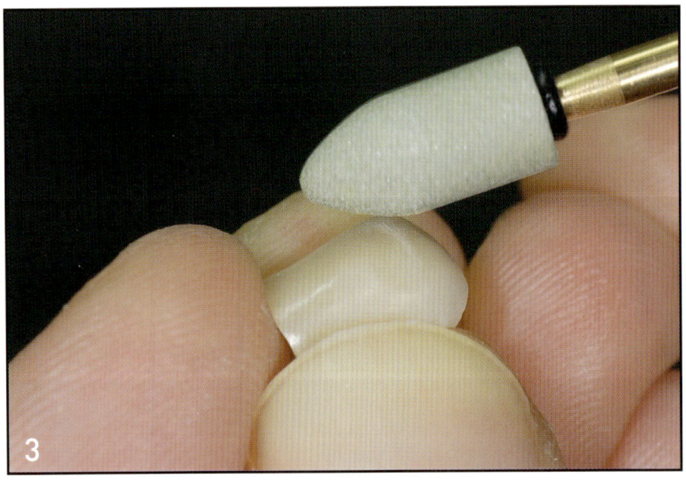

3

4. Core Margin 적합붙이기(Shofu사 Core Master Coarse)
5. Core 표면및 Margin Coarse 다듬기(독일 SUN사)
6. Core 표면 Fine 다듬기(독일 SUN사)

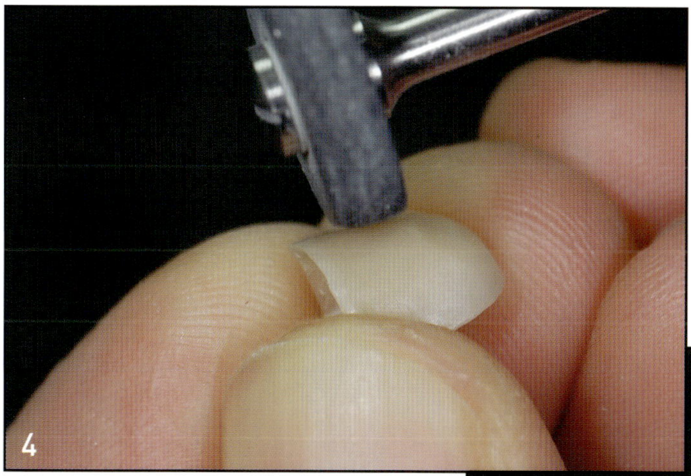

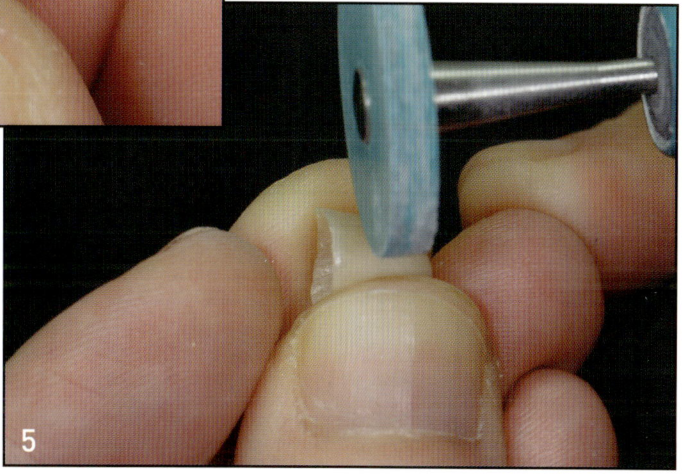

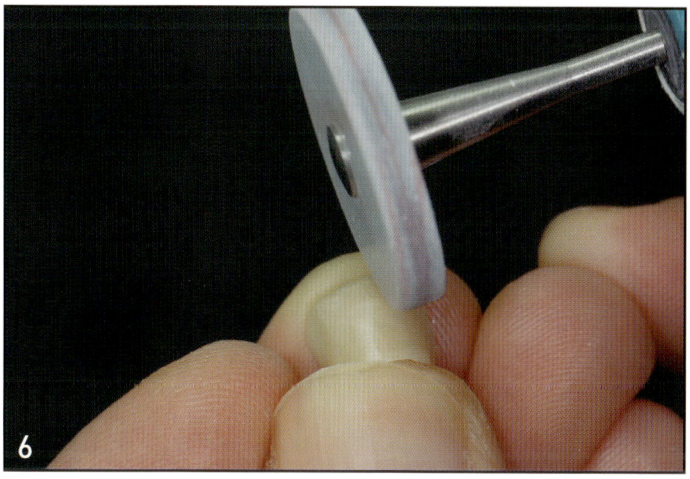

7. Embrasure 다듬기(EVE사)
8. Core 광택내기(독일 SUN사)
9. Embrasure 광택내기(EVE사)

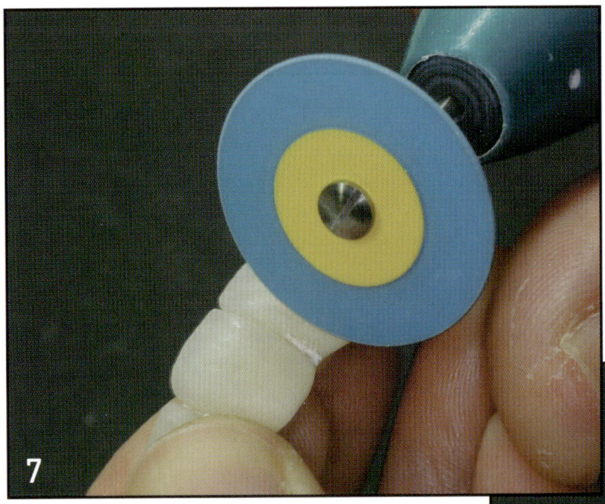

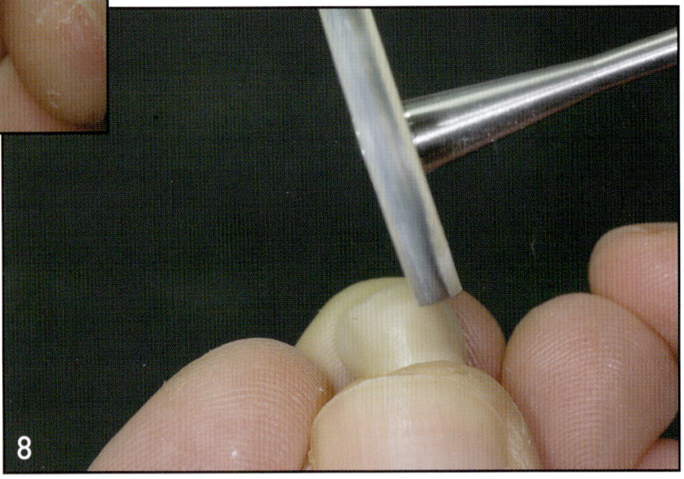

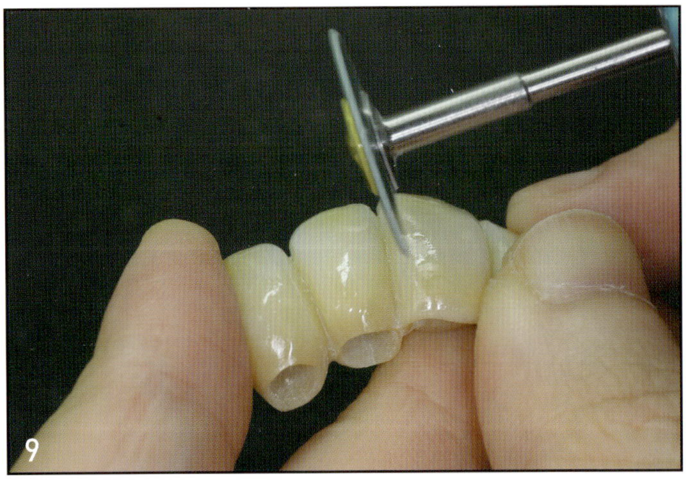

저 자 약 력(Profile)

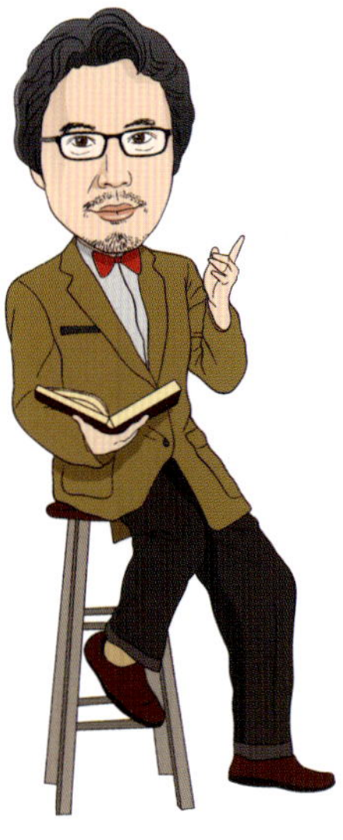

박 치 민

Edward, Chi-Min Park
(D.L.T., Master Ceramist)

- 동우대학 졸업
- 일본 와세다 치과기공 트레이닝센타 졸업, 同 Instructor
- 前 대한치과도재기공학회장
- 現, Park's Dental Studio 대표
- 저　서 : Challenges to The Nature
- 번역서 : Harmony

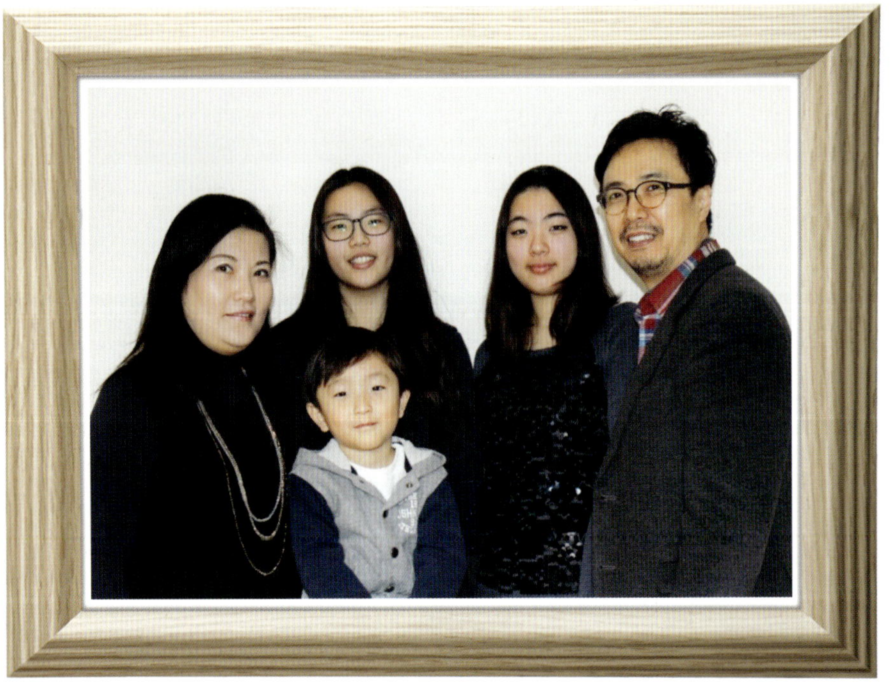

The Zirconia & Silicate Ceramics

Minimal Technique for Esthetic Zirconia CAD/CAM

CAD/CAM을 통한 심미보철 제작 비법

인 쇄	2014년 7월 7일	
발 행	2014년 7월 10일	
저 자	박 치 민	판권 소유
발 행 인	안 영 택	
편 집	황 진 선	
발 행 처	**명 문 출 판 사**	
등 록	제 6-0212호	

서울시 동대문구 답십리로63길 90번지 TEL : 02)2248-7586, 2246-7804

FAX: 02)2248-0598 http : //www.teethbook.co.kr

ISBN 978-89-6808-111-8 **정가 : 70,000원**